KB188719

8체질의학

핵심 원리와 체질침 치료법

주원장한의원 원장 주석원

통나무

도올 김용옥 선생으로부터
8체질의학의 근본을 배웠다.

동호 권도원 선생으로부터
8체질의학의 구조를 파악했다.

동무 이제마 선생으로부터
심신의 연속성을 깨달았다.

주원장한의원에 내원한 많은 환자들로부터
그것을 증험했다.

이 책은 전적으로 이분들로부터
가르침을 받은 것이다.

나는 이를 수학의 언어를 빌어 기술(describe)했을 뿐이다.

제4장: **복합처방의 원리** 213

주원장의 글을 서序함

도올 김용옥

주석원은 나의 제자이다. 지금 현재 서울 서초구 교대역 부근에서 주원장한의원이라는 일반의원을 운영하면서 많은 병자를 치료하고 있다. 고통에 시달리는 많은 사람들이 그의 의술로 고통에서 해방되는 신묘한 체험을 하고 있다.

주석원은 고려대학교에서 기계공학을 공부한 공학도였다. 그래서 내가 그에게 공학을 가르칠 일은 없었다. 그런데 그는 공학도로서 만족할 수 없는 철학적 사유가 깊어서 나를 찾아왔다. 나는 도올서원에서 그에게 중국고전을 가르쳤는데 매우 우수한 편에 속했다. 그러나 그의 특출함은 "노래솜씨"에 있었다. 이태리 가곡을 부르는 것은 아니지만, 흔히 우리가 익히 들어 알고 있는 팝송을 잘 불렀다. 그가 기타를 치면서 노래를 부르면 주변의 모든 서원생도들이 빛을 잃었고, 자신의 실력과시를 포기한 채 넋잃고 그의 노래를 들었다. 비틀즈 존 레논의 「이매진」이나, 돈 맥클린Don McLean의 「빈센트」를 그가 부르면, 듣고 있는 와중에는 정말 감동을 받아 소유에 대한 욕망이 사라지고, 별이 빛나는 밤에 고흐와 더불어 론강을 거닐고 있는 착각에 빠질 정도였다. 그의 「스타리 스타리 나잇」은 실제로 돈 맥클린이 부르는 노래보다도 더 우수하고 감동적이라는 게 정평이었다. 그 말에 아무도 토를 달지 않았다.

서원생도들이 한 백 명쯤 되었는데 어느날, 서로에게 질문을 던지고 답하는 토론시간이 있었다. 당연히 재생들이 그에게 질문을 던졌다.

"어떻게 그렇게 노래를 잘 부르오?"

이에 대한 주석원의 대답은 매우 충격적이었다. 모두를 경악케 만들었다.

"누구든지 노래를 잘 부를 수 있소. 그러나 반드시 연습을 해야 하오. 내가 한 노래를 부르고자 하면, 그 노래를 정밀하게 공을 들여 일천 번은 불러야 그 노래를 남에게 들려줄 수 있소. 천 번 부르지 않은 노래는 나는 남 앞에 공표하지 않소. 그리고 성대와 성량에 따라 질적인 고하는 있을 수 있으나, 천 번 이상을 진지하게 불러본 노래는 누구의 노래이든 들어줄 만하오."

자기는 공학도이면서도 고려대학 애기능 뒷산에 올라 노래연습을 죽으라고 했다는 것이다. 사실 그의 얘기는 무리한 주문이 아니었으나, 보통 유행가 하나를 익히는 데 최소한 1천 번은 불러야 한다는 그의 원론적 이야기는 듣는 사람 모두에게 충격으로 다가왔다. 사소한 것이라도 전문적으로 달려들어야 한다는 삶의 자세를 생각할 때마다 나는 그때

도올서원에서 주석원이 말한 것을 떠올린다. 노래 한 곡에 1천 번을 연습하는 공학도 주석원!

그는 내 영향하에 한의대를 갔고, 졸업 후에는 내가 마침 도올한의원을 개원하였기에 그를 도올한의원 원장으로 앉혔다. 나는 생애에서 무슨 기관이든 "장長"이 되지 않는다는 원칙이 있었기 때문에 나의 조수였던 신출내기 의사를 "원장"으로 대접하고 나는 직급을 갖지 않는 의사로 일하였다. 내가 도올한의원을 접었을 때 환자들이 모두 그에게 갔고 그를 "주원장"이라 불렀기 때문에 그의 한의원이 주원장한의원이 된 것이다. "주원장"은 듣기에도 여러 의미가 겹쳐 어감이 나쁘지 않다.

고려대학교 철학과에서 칸트철학을 가르치시던 최동희 선생님은 북한의 여러 지방에서 명태조 주원장朱元璋이 자기 동네 출신인데 대륙에 가서 천자가 되었다는 설화가 매우 설득력 있게 전해 내려오고 있다는 말씀을 여러 번 하셨다. 『조선왕조 태조실록』을 읽다 보면 주원장의 측근에 고려인이 많이 있었다는 사실을 추측할 수도 있다. 하여튼 주석원은 치열한 정신과 포부를 가지고 사는 인물임에는 틀림이 없다.

서구문명은 르네쌍스 이래로 개화한 근대정신에 의하여 "과학Science"이라는 새로운 지식의 체계를 발전시켰다("싸이언스"라는 말이 본시 "앎"이라는 뜻이다). 그 지식의 체계의 핵심은 "이성Reason"이라는 인식방법에 있다. 이성은 본시 "계산한다ratio"라는 말에서 온 것이다. "계산"의 특징은 모든 자연의 대상을 수량화한다는 것이다. 량화의 특징은 질적인 느낌 같은 것을 수용하지 않는다는 데 있다. 데카르트는 이성주의rationalism적 진리의 특징을 "clear and distinct"(명석하고 판명하다)라고 규정했는데 양적이지 않은 애매모호함을 배제한다는 뜻이 깔려있다.

그러나 인류가 추구해온 진리의 근원적 대상은 카오스적인 혼돈상태로 남아있다. 그 카오스로부터 우리가 과학이라고 부르는 지식을 추상하여 실용화한 명석판명한 진리체계는 실상 그 궁극적 카오스에 비하면 극히 미소微小한 범위에 머무르고 있다.

인체가 생명체 중에서도 가장 고도화된 체계라는 것은 누구나 다 인정한다. 그런데 그 고차원의 우주를 이성주의적 명석판명함으로 다 환원시킨다는 것은 무서운 폭력일 수도 있으며, 또 그것이 효용성을 지닌다 할지라도 그 효용성은 극히 신체현상의 일부분에 머무르고 마는 것이다.

최근에 "알터너티브 메디신Alternative Medicine"(대체의학)이라는 말이 유행하고 있고, 미국이나 유럽의 여러 나라에서 "알터너티브 메디신"을 선호한다는 민간의 견해가 강력히 대두하고 있다. 그러나 "알터너티브"라는 말은 주主가 엄연히 있고, 그를 대체할 수 있는 부副의 역할을 인정할 수도 있다는 정도의 말이기 때문에, 알터너티브가 본체를 대체한다는 것은 있을 수 없다. 그만큼 모든 알터너티브는 실력과 조직과 논리를 아직 구비하고 있질 못한 것이다. 그런데 알터너티브가 계속 문제가 되는 이유는, 그 알터너티브가 상당히 효험이 있고, 합리주의에

근거한 서양의학의 치료방법의 한계가 드러나는 시점에서 놀라운 효력을 발휘하고 있다는 데 있다.

권도원 선생님은 완전히 새로운 의학체계를 창안하신 분이다. 그는 남들이 건드리지 못하는 인체의 카오스 속에서 나름대로 명석판명한 체계를 구축하려고 노력하신 분이다. 그러나 그의 체계는 매우 수학적인 방법론을 지니고 있음에도 불구하고 서구적인 명석판명과는 전혀 다른 독자적인 명석판명을 제시하고 있다. 그의 삶을 규정할 수 있는 가장 좋은 표현은 아마도 이런 말일 것이다: "권도원은 체질의학Constitutional Medicine의 창시자이며, 20세기 조선에서 꽃을 피운 새로운 피타고라스a new Pythagoras이다."

권도원이라는 피타고라스가 어떻게 인체를 대상으로 새로운 수리數理를 발명했는가? 이런 질문에 대하여 대답을 구하고자 하는 사람은 주석원 군의 이 책을 읽어야 할 것이다. 노래 하나를 습득하는 데 1천 번을 되풀이하는 열심으로 침의 생리를 규명한 그의 노력을 우리는 귀하게 여겨야 할 것이다.

의학은 동·서의학이 합해져야만 온전한 의학이 될 수 있다. 뿐만 아니라 한의학 내에서도 류파나 학파를 운운하며 서로를 불인정하는 몰상식한 태도도 이제 뛰어넘어야 한다. 체질의학이나 일반장상론이 모두 소통될 수 있는 것이다.

권도원 선생의 체질의학이 세계적으로 알려지도록 만드는 최초의 계기에는 도올 김용옥이 있었다. 그리고 권도원 선생의 권유에 따라 한의과대학 6년을 다니는 과도한 결정을 내린 것도 권도원 체질의학에 대한 나의 집념이 결행을 격려했다. 그러나 도올 본인은 현재까지 한의학에 대한 본격적인 저술을 내놓고 있질 못하다. 나의 사상적 진로가 어떻게 그려질지는 나도 모른다. 그러나 후학들이 서로를 배타하지 않고 서로의 지식을 교환하고 서로를 격려하며 새로운 의학체계를 탄생시키는 새로운 길을 개척해야 할 것이다.

의사는 생명의 사활을 항상 마주보고 있다. 도그마나 의료체계나 과학적 지식을 초월하는 생명의 현존과 현실을 마주보고 있다. 항상 의사의 입장에서가 아니라 환자의 입장에서 그 인仁한 마음을 잃어버려서는 아니 된다. 주석원의 연구와 그 정확한 결실을 여기 펴내는 소이는 모두가 생명의 외경 앞에 겸손해야 한다는 것이다.

2025년 1월 5일
낙송암에서
도올 김용옥 쓰다

저
자
서
문

인간은 수학적 동물이다. 이것은 인간이 수학적으로 사고하고 행동
한다는 말이 아니다. 인간은 수학의 원리로 축조된 생명체란 말이다. 인
간은 수학 그 자체이다.

인체의 생명활동의 중추는 장부이다. 장부는 오행五行의 상생상극의
운동법칙을 따른다. 인체를 상징하는 이 장부의 오행적 구조 역시 필연
적으로 5일 수밖에 없는 수학적 원리에 입각해 있다. 장부는 서로 기를
주고받으며 인체의 생명활동을 일으키고 유지한다. 장부 간의 기의 교
환도 철저하게 수학적 원리에 의거하고 있다.

체질이란 인간에게 선천적으로 부여된 장부구조를 말한다. 이 장부
구조는 동적평형(dynamic equilibrium)을 유지하도록 치밀하게 짜여진,
좌우 대칭의 수학적 시스템(symmetrical mathematic system)이다. 이 구조
도 좌표 평면에서 정확히 수학적으로 위치 지울 수 있다. 체질의 종류
역시 체질의 장부구조의 정의에 따라 수학적으로 특정할 수 있다.

인체는 삶 속에서 질병(disease)을 일으킬 수 있다. 질병이란 체질의 동적 평형을 깨뜨리는 장부들 간에 발생한 과도한 불균형으로부터 초래된다. 이 과도한 불균형을 되돌려 원래의 생리적 상태(physiological state)로 되돌리는 과정, 즉 치료법(therapy) 또한 수학적 원리를 따른다. 인체의 시작부터 끝까지 모든 과정이 수학에서 시작하여 수학으로 끝난다. 인간은 수학적 동물이다.

이 책은 동호東湖 권도원權度沅(1921~2022) 선생의 1965년 논문 「체질 침의 연구*A Study of Constitution-Acupuncture*」를 분석하여 8체질의학의 원의를 캐들어 간 것이다. 필자는 그 과정에서 체질의학에 내재한 놀라운 수학의 원리를 발견할 수 있었다. 권도원 선생의 8체질의학의 탄생에 결정적 열쇠가 된 동무 이제마 선생의 사상의학과의 관련성도 『동의수세보원東醫壽世保元』의 원문을 통해 여실히 확인했다. 역사란 게 거저 주어지는 것이 아니라는 것 역시 깊이 깨달았다. 이제마 선생의 피와 땀이 그의 예언대로 100년 후 알찬 결실을 맺은 것이다. 아이러니는 체질의학이 이제마가 생각한 것과 매우 다른 모습으로 개화했다는 것이다. 이제마의 음양론적 인체가 권도원에게서 오행론적 인체로 근원적인 변신을 한 것이다. 그래서 사상의학과 8체질의학은 현재 매우 다르다. 시작점에서는 미세한 차이였는데 100년이 지난 후 지금 거대한 차이로 탈바꿈한 것이다. 생생지위역生生之謂易!

필자는 8체질의학에 숨어있는 수학의 원리를 처음부터 마지막까지 일관되게 찾아 밝히려고 각고의 노력을 했다. 루트비히 비트겐슈타인 Ludwig Wittgenstein(1889~1951)이 버트란드 러셀Bertrand Russell(1872~1970)

의 『수학의 원리*Principia Mathematica*』(알프레드 노스 화이트헤드Alfred North Whitehead, 1861~1947와 공저)를 읽고 철학에 빠졌다고 하는데, 필자는 8체질의학의 수학의 원리를 깨닫고 8체질의학에 걷잡을 수 없이 빠진 것이다.

그 결실로 필자는 2007년 『8체질의학의 원리』를 펴냈다. 그리고 17여 년이 흐른 2024년, 그동안 쌓인 임상경험을 통해 진화한 8체질의학에 대한 나의 생각이 반영된 개정판을 내어야 할 필요를 강력히 느꼈다. 그렇게 해서 이 책 『8체질의학_핵심 원리와 체질침 치료법』이 다시 태어난 것이다.

이 책은 기존에 밝힌 8체질의학의 원리와 더불어 실제 임상에 필요한 실용적 측면을 크게 강화했다. 환자의 치료에 긴요한 체질침 처방을 새로이 추가한 것이다. 이것은 8체질 전문가들이 임상에 절실하게 필요한 고성능 탄알 같은 것이다. 가뭄에 단비 같은 귀한 정보라고 생각한다. 덧붙여, 필자가 그동안 주원장한의원에서 차곡차곡 축적한 8체질의학 임상 사례도 다양하게 실었다. 실제 치료에서 8체질 의료가 어떻게 이뤄지는지 독자들은 두 눈으로 만끽할 수 있을 것이다.

서양의학은 진정한 의미로 과학적인 적이 없었던 것 같다. 과학의 탈은 썼지만 대부분의 이론이 의사과학(pseudo-science)일 뿐이다. 인체를 설명하는 일관된 원리가 없다. 질병의 치료에 관한 경험적 지식의 집적에 불과한 것처럼 보인다. 물리학자나 화학자 같은 정예로운 과학을 연구하는 과학자들의 입장에서 볼 때 서양의학의 이론은 '합리적 가설 설정─법칙의 발견─실험을 통한 검증'과 같은 엄밀한 기준의 과학에 미달하는 점이 매우 많다.

과학이라면 그 학문을 떠받치고 있는 대원리(Grand Theory)나 일반 원리(General Principle) 쯤은 있어야 하는 것이 아닌가? 뉴턴의 운동법칙이나 아인슈타인의 상대성이론, 혹은 양자역학의 불확정성의 원리 같은 간판 이론이 있어야 하는 게 아니냔 말이다.

필자가 여태까지 배운 서양의학의 원리는 세포설밖에 없는 것 같다. 서양의학의 모든 이론이 이 세포에 기초한 해부학, 조직학, 생리학, 병리학, 진단학, 약리학 등이다. 이런 건 과학의 측면에서 보면 원리라고 하기 어렵다. 인체의 물질적 혹은 물리적 형상에 대한 사실적 기술에 지나지 않기 때문이다. 인체에 관한 사실화에 다름 아니라는 말이다. 아무리 정밀한 사실화를 그려도 그것은 어쨌든 팩트의 나열인, 사실화일 뿐이다. 그렇게 미세 레벨로 끝없이 들어가면 뭔가 대단한 것이 나올 거라는 근거 없는 자신감의 소산인 것 같다. 하지만 거기엔 인체에 관한 일반 원리가 도무지 없다.

서양의학의 현주소를 보라. 인간 질병의 중추격인 만성내과질환의 치료에서 어떤 성적을 보이고 있는가. 서양의학은 까마득히 오래 전부터 실망스러운 답보상태에 머물러 있다. 고혈압, 당뇨병, 심장병, 갑상선질환, 면역계질환 등 핵심 내과 질환의 완전한 치유는 거의 기대할 수 없는 상황이다. 대부분 평생토록 수치나 수위를 조절하는 약물을 통한 보존적 치료에 머문 지 수 십년이 됐다.
인간의 질병에서 가장 중요한 위치의 하나를 차지하는 암의 치료 역시 요원하다. 핵심 치료제인 항암제는 그 심각한 부작용에 비해 실적이 생각보다 높지 않다. 요즘 추세는 암세포를 줄이는 것으로 암 수술을 위한 보조적 치료로 전환한 것 같다. 의학이 원리적 접근보다는 테크닉의 개발에 몰두한 느낌이다. 이렇게 서양의학에서 내과는 오랜 정체 상태에 빠져 있다. 첨단 과학 기자재의 도움을 받은 외과만이 그 명맥을 유지하고 있는 상황이다.

새로운 발견의 척도가 되는 『네이처*Nature*』나 『사이언스*Science*』 혹은 『란셋*Lancet*』이나 『셀*Cell*』 등 학술지의 의학 관련 논문의 상황은 또 어떠한가? 여기 게재되는 다수 논문의 주제란 게 대체로 무슨 병과 관련된 무슨 물질을 발견했다는 연구 따위밖에 없다. 돈이 되는 의약품 개발에 효용이 있는 고만고만한 수준의 연구개발 외엔 눈에 띄는 원리적 발견이 도무지 없다. 서양의학은 인체의 생명활동을 전관적으로 조명하는 일반 원리가 부재하다.

이에 반해 8체질의학은 인체에 관한 치밀한 수학적 원리(Mathematical Grand Therory)를 제시하고 있다. 인체가 이렇게 정교한 수학적 구조를 가지고 있고 수학적 원리에 입각하여 운행되고 있다는 사실은 아무도 상상하지 못했을 것이다. 8체질의학은 인간에 대한 새로운 에피스테메 (Épistémè)이다.

인류는 극심한 지구온난화로 인해 사상 최대의 위기에 직면하고 있다. 인간을 위한 현대과학이 인류를 자해하고 있는 것이다. 현대과학은 이제 그 존재 기반을 상실했다. 과학이라는 학문이 자본주의의 욕망의 극대화에만 기여하고 있는 실정이다. 그동안 과학은 물리학과 화학이 선도했다. 그들이 일으킨 산업혁명과 기술혁명이 지금 지구 자체를 집어삼키고 있다. 인간의 생물학적 터전을 무참히 삭제하고 있는 것이다. 그 결과 우리는 거대한 환경학적, 생태학적 위기에 직면해 있다. 그럼에도 세계는 여전히 돈잔치에만 몰두하고 있다. 우리에겐 새로운 과학이 절실히 필요하다. 새로운 과학은 생물학이 짊어질 수밖에 없다.

8체질의학이 이러한 새로운 과학의 선두주자로 나설 때다. 새로운 삶의 터전으로서 지구를 다시 만들기 위해서는 새로운 인간이 필요하기 때문이다. 체질이라는 수학적 구조 위에 우뚝 서 있는 새로운 생명과학의 인간 말이다.

새로운 인간은 체질이라는 '다름'의 구조 위에 성립하므로 자연스레 다양성의 가치를 소중히 여긴다. 새로운 인간은 너와 나의 다름과 '차이'를 인정하지 않을 수 없다. 말할 필요도 없이 우리 모두의 공존을 사랑할 수밖에 없다.

새로운 인간은 체질마다 적합한 음식이 다르므로 필연적으로 다양한 음식의 섭취가 요구되어 대규모 단일경작으로 처절하게 파괴되고 있는 생물다양성(Biodiversity)을 근원적으로 복원할 수 있는 인간학적 토대가 자체로 내장되어 있다.

새로운 인간은 체질마다 적성이 다르므로 다양한 분야의 개성 있는 인재를 양성할 수 있다.

새로운 인간은 체질에 잘 맞는 섭생을 통해 의료산업에 의존하지 않고 스스로 건강을 관리할 수 있다.

새로운 인간은 질병에 걸렸을 때 체질에 적합한 체질침이나 체질약과 같은 단순하면서도 효율적인 의료로 최적의 치료를 받을 수 있다. 따라서 대규모 의료기관과 의료산업, 금융자본(사적 의료보험) 등 이윤의 극대화를 추구하는 자본주의적 의료체계로부터 상대적으로 자유로울 수 있으며, 그래서 보다 인간적인 의료 혜택을 누릴 수 있다.

새로운 인간은 한철 해먹고 '화성'으로 떠나려는 떴다방 같은 현대 문명을 근원적으로 봉쇄하고 지속가능한(Sustainable) 지구를 구현할 수 있는 근본 모델을, 체질을 구성하는 오장육부의 원리 속에 이미 구비하고 있다. 우리는 체질의학이 제시하는 새로운 인간으로써 새로운 문명을 건설할 수밖에 없다.

체질의학은 개성 있는 다양한 인간의 공존과, 인간과 자연의 공존을 인체의 수학적 구조 속에 함장한 새로운 인간학적 생물학이다.

2025년 1월 을사乙巳의 해를 개벽하며
자열子兌 주석원朱碩元 삼가 서序

장부론
臟腑論

인체는 장부의 확장이다.
장부는 정보를 발한다.
장부는 메시지다.
인체도 메시지다.

장부론臟腑論

인체는 장부臟腑의 시스템이다. 인체의 생명활동이란 장부 간의 정보 전달을 의미한다. 인체의 모든 기관이나 조직은 장부에 속한다. 인체는 장부이다.[1]

장부는 육장六臟·육부六腑의 약칭이다. 육장은 간肝·심心·비脾·폐肺·신腎·심포心包이고, 육부는 담膽·소장小腸·위胃·대장大腸·방광膀胱·삼초三焦이다. 장과 부는 독립된 별개의 것이 아니라 장은 양陽으로서 부는 음陰으로서 음양적 상보관계를 이룬다. 다시 말해 간은 양, 담은 음으로서 상보관계를 이루고, 심은 양, 소장은 음으로서 상보관계를 이루며, 비는 양, 위는 음으로서, 폐는 양, 대장은 음으로서, 신은 양, 방광은 음으로서, 그리고 심포는 양, 삼초는 음으로서 상보관

---

1) 8체질의학의 창시자 권도원 선생(1921~2022)은 장부라는 말을 잘 쓰지 않고 장기(organ) 또는 내장이라는 말을 쓴다. 오장오부가 갖는 포괄적인 개념을 부정하는 것은 아닌듯하나 서양의학에서 말하는 내장으로서, 기관으로서 간주하는 면이 더 강한 것이다. 그래서 권도원 선생은 서양의학에서 말하는 것처럼 간肝은 간장, 심心은 심장, 비脾는 췌장(pancreas), 폐肺는 폐장, 신腎은 신장, 담膽은 담낭, 위胃는 위장이라고 부른다. 하지만 필자는 장부 개념이 특정 기관만을 지칭하는 서양의 장기 개념과 다르므로 특별한 경우를 제외하고는 예전 방식 그대로 명명할 것이다.

계를 이룬다.[2] 필자는 경우에 따라 장과 부를 묶어 '장부쌍'이라고 표현할 것이다(장부쌍에는 간담, 비위, 심소장, 폐대장, 신방광이 있다). 이러한 상보적 관계를 표리관계表裏關係라고도 한다.

이러한 장부 개념은 마차의 이미지와 비슷하다. 왼쪽 바퀴는 장이고 오른쪽 바퀴는 부로 된 마차(반대라도 상관없다). 장부라는 바퀴는 서로 반대의 자리에 각기 위치하면서 상호 긴밀하게 협조하여 인체라는 마차를 앞으로 질주하게 한다.

장부의 기능이란?

각 장부의 기능은 다음과 같다. 간·담은 목기木氣를 생성하여 목기가 필요한 타 장부에 전송함으로써 그 장부의 기능을 조절한다. 같은 방식으로 심·소장은 화기火氣를 생성하여 화기가 필요한 타 장부에 전송함으로써 그 장부의 기능을 조절하고, 비·위는 토기土氣를 생성하여 토기가 필요한 타 장부에 전송함으로써 그 장부의 기능을 조절하고, 폐·대장은 금기金氣를 생성하여 금기가 필요한 타 장부에 전송함으로써 그 장부의 기능을 조절하고, 신·방광은 수기水氣를 생성하여 수기가 필요한 타 장부에 전송함으로써 그 장부의 기능을 조절한다.[3] 여기에서 '조절한다(to regulate)'는 말은 중요하다. 예를 들어 간·담이 목기

---

2) 8체질의학에서 장과 부의 음양배속은 전통적 견해와 반대다. 즉 전통적으로 장이 음이고 부가 양이나, 8체질의학에서는 장이 양이고, 부가 음이다. 이에 대해서는 뒤에 논의한다.

3) 필자가 말하는 이 기능은 하나의 전제이자 선언이다. 말하자면 수학의 공리와 같은 것이다. 증명을 요구하지 않는다. 이것은 권도원 선생의 1965년 논문으로부터 깨달은 필자의 독창적 장부론이다.

를 조절한다는 말은 목기의 전송을 증가(양적 조절, positive regulation)시키기기도 하고 감소(음적 조절, negative regulation)시키기도 한다는 말이다. 따라서 기를 생성하여 타 장부를 조절한다는 말은 사실은 실제 기를 제조하여 타 장부로 전달하는 물리적인 과정이 아니라 무형의 정보전달 같은 상징적 현상으로 봐야 한다. 단지 이해를 돕기 위해 장부의 기의 생성·조절 기능을 물질적 흐름처럼 비유하는 것이다.

이렇게 장부가 자신의 기를 생성·조절한다는 개념은 여태까지의 한의학의 이론에 비추어 본다면 매우 독창적인 생각이다. 장부가 기를 생성·조절한다는 말은 장부와 오행과의 관계를 명료하게 밝힌 것이다. 그전까지 한의학에서는 장부가 오행에 속한다는 말만 했다. 간은 목에 속하고, 심은 화에 속하고, 비는 토에 속하고, 폐는 금에 속하고, 신은 수에 속한다. 그래서 어쨌다는 것인가?[4] 이렇게 배속만 해두고 그에 대한 구체적인 관계나 메커니즘에 대해선 상세한 의론醫論이 없다.

		목	화	토	금	수
장	양(음)	간	심	비	폐	신
부	음(양)	담	소장	위	대장	방광

【그림-1】 장부와 음양과 오행의 관계

간·담은 목기를, 심·소장은 화기를, 비·위는 토기를, 폐·대장은 금기를, 그리고 신·방광은 수기를 생성하고 조절한다. 괄호 안은 장과 부에 대한 전통적인 음양배속을 나타낸다. 8체질의학은 장과 부의 음양 관계를 역전시켰다.

장부가 오행의 어느 기에 배속된다는 말과 장부가 오행의 기를 생성·

---

4) 이를 한의학에서는 오행귀류五行歸類라고 한다. 인간과 만물을 오행의 속성에 배속하는 것이다.

조절한다는 말은 완전히 다른 말이다. 장부가 오행에 배속된다는 말은 오행 속에 장부가 들어가는 것이므로 장부가 오행에 종속되지만, 장부가 오행의 기를 생성·조절한다는 말은 장부로부터 기가 나오는 것이므로 기가 장부에 종속되는 것이다. 장부로부터 오행의 기가 나와 인체를 운행하는 것이므로 이 후자의 설명이 더 합리적인 설명이라고 생각한다.

결론으로, 간·담은 목기를 생성·조절하고, 심·소장은 화기를 생성·조절하며, 비·위는 토기를 생성·조절하고, 폐·대장은 금기를 생성·조절하며, 신·방광은 수기를 생성·조절하는 장부이다.

심포와 삼초

심포와 삼초는 다른 장부들('오장오부'라고 하자)과는 좀 다른 기능을 한다. 이들은 다른 장부들로부터 기를 받지 않는다(오장오부로부터 영향을 받지 않는다). 다만 오장오부의 상호 작용을 조화롭게 조절하는 역할만을 한다.

서의의 신경계에 추체외로錐體外路(extrapyramidal tract)라는, 중추신경계의 연수(medulla oblongata) 부위에 존재하는 신경 경로가 있다. 이는 같은 연수부위에 존재하는 추체로錐體路(pyramidal tract)라는 신경 경로와 구분되는, 운동신경과 관련된 특정 부위를 넓게 지칭하는 말이다. 추체로는 우리가 흔히 알고 있는 운동신경들(motor nerves)이 지나가는 부위이다. 그래서 이 경로를 통해 내려가는 운동신경들을 통해 우리는 의지적으로 하는 행동, 즉 술잔을 잡는다든지, 공을 찬다든지 하는 운동을 할 수 있게 되는 것이다. 하지만 이것만으로 우리가 운동을 조화롭게 할수 있는 것은 아니다. 우리가 술잔을 잡는다는 행위에는 여러 근육들의 운동을 동시에 필요로 한다. 따라서 이들을 조절하는 신경들도 여러 개가 함께 동원된다.

이에 따라 이러한 운동신경들의 상호 조화로운 조절이 요구된다. 추체외로계는 이 추체로계의 운동에 따른 근육의 긴장·이완 등의 운동을 반사적으로 또는 무의식적으로 조절하는 하나의 컨트롤 타워(control tower) 같은 것이다. 그래서 수많은 운동신경들이 동시적으로 복잡하게 얽힌 근육들의 운동이 목적에 어긋나지 않고 조화롭게 되도록 조절할 수 있는 것이다. 그런데 이 추체외로에 변성이나 기능적인 문제가 발생하면 이런 조화된 운동(coordinated motion)이 어렵게 되어 사람의 운동이 이상하게 나타난다. 근육의 강직과 의도하지 않은 떨림이 생기는 파킨슨병(Parkinson's disease)이나, 부자연스러운 이상한 춤을 추는 듯한 동작을 하는 무도병(chorea) 등이 그것이다. 이들이 바로 추체외로계의 운동 장애인 것이다.[5] 심포와 삼초는 비유를 하자면 다른 다섯 장부들의 상호 작용을 조율하는 인체 장부 시스템에서의 추체외로계 같은 것이다.

또 다른 서양의학의 개념을 빌린다면 심포와 삼초는 신경계나 내분비계와 비슷하다. 그래서 모든 장기와 조직의 활동이 인체라는 생명체의 생명 활동에 부합하도록 통솔하고 조화롭게 조율한다. 장부들 간에 무수히 많은 복잡한 기의 흐름들이 한쪽으로 치우치지 않고 소기한 생명 활동을 원활히 수행하도록 시시각각으로 조절하는 것이다.

하지만 심포와 삼초는 신경계나 내분비계라고 할 수 없다. 더더욱 추체외로계라고 할 수도 없다. 심포와 삼초는 이들처럼 실존하는 장기가 아니다. 그것은 무형의 기능으로서만 존재한다.[6] 오장오부는 상호 의

___

5) 이런 질병은 금음체질에 잘 나타나는 경향이 있다.

6) 『난경難經』「이십오난二十五難」에 심포와 삼초에 대한 다음과 같은 언급이

존하여 타 장부들로부터 기를 받아 각기 자신만의 기를 생성하는, 오행의 한 기와 관련된 제한된 기능이 있지만, 심포와 삼초는 그들처럼 타 장부에 의존하여 그들로부터 기를 받아서 자신의 기를 생성·조절하지는 않는다. 독립적으로 자신의 기를 생성하여 그를 통해 타 장부를 조절함으로써 오장오부가 조화로운 생명 활동을 이루게 하는 기능만을 갖는다. 그것은 인체를 주재하는 '보이지 않는 손'이다. 태양계에서 수성, 금성, 지구, 화성, 목성, 토성, 천왕성, 해왕성이라는 행성들에게 에너지를 주기만 하는 태양 같은 존재이다. 이 심포와 삼초를 뺀 나머지 장부를 이미 언급한 것처럼 오장五臟과 오부五腑라고 하자.

　오장과 오부에서 이렇게 목·화·토·금·수의 오기五氣를 생성한다는 것은 실제 눈으로 확인해 볼 수 없는 것이다. 물론 전자현미경 같은 고성능 정밀기계나 시티(CT, Computerized Tomography), 엠알아이(MRI, Magnetic Resonance Imaging) 같은 것으로도 결코 찾을 수 없는 것이다. 오기는 오장오부의 기능을 설명하는 하나의 전제이다.

　서양의학은 장기론

　서양의학은 기본적으로 '장기론(a theory on visceral organs)'이다. 장기라는 기관의 물질적 구조와 그 기능에 관한 것이다. 이 장기는 하위 개

있다: "경맥에 12개가 있다고 했는데, 오장육부는 11개뿐이니 나머지 한 경맥은 무엇입니까? 아! 그 한 경맥은 수소음手少陰(심)으로부터 분기된 심주心主(심포)라는 별맥이다. 이 심주와 삼초는 표리관계를 이루는데, 둘 다 이름만 있고 형태는 없다. 그래서 경맥에 12개가 있다고 한 것이다."(有十二經, 五藏六府十一耳, 其一經者, 何等經也? 然! 一經者, 手少陰, 與心主別脈也。心主與三焦爲表裏, 俱有名而無形, 故言經有十二也。)

념인 조직(tissue)으로 구성되어 있고, 또 이 조직은 가장 하위단위인 세포(cell)로 구성되어 있다(세포도 그 이하의 세포소기관으로 형성되어 있지만 일반적으로 생명현상의 기본 단위는 세포로 간주된다). 서양의 장기는 이러한 생명의 기본단위인 세포의 활동을 토대로 하여 자신만의 고유한 기능을 발휘하는 단위를 말한다. 이것은 철저하게 세포의 조직이라는 물질적 토대(materialistic foundation)를 근거로 하고, 그 위에서 생성되고 유통되는 수많은 물질(matter)들의 생화학적 반응을 주도하는 하나의 실체(substance)이다. 물질로 구성되어 있고, 물질을 받아들여 그 물질을 변화시키거나, 새로운 물질을 합성하는 물질의 기관이라는 것이다.

서양의학에서 간(liver)의 기능이란 간세포(hepatic cells)의 기능을 말한다. 간세포는 간으로 유입되는 물질의 독성을 해독하고, 생화학적인 반응을 통하여 인체의 생명활동에 필요한 물질로 변환 또는 합성해내는 기능을 한다. 다른 장기들도 마찬가지다. 심장(heart)은 심장에 분포된 신경세포의 전기적 전도 작용으로 심근세포(cardiac muscle cells)를 강하게 수축시키는 기계적 펌핑 작용을 통해 전신에 산소와 영양을 공급하고 노폐물을 회수하는 기능 등을 하며, 췌장(pancreas)은 외분비세포(exocrine cells)에서는 여러 소화효소를 만들어 소화 작용을 돕고, 내분비선(endocrine cells)에서는 인슐린(insulin)과 글루카곤(glucagon)등을 분비하여 혈당을 조절하는 기능 등을 하며, 폐(lungs)는 폐포세포(alveolar cells)를 통해 산소를 받아들이고 이산화탄소를 제거하는 가스교환(gas exchange) 등을 행하며, 신장(kidneys)에서는 신장의 사구체세포(glomerular cells)와 세뇨관세포(tubular cells)를 통해 체내에 쌓인 노폐물을 제거하여 혈액을 깨끗하게 걸러주고 동시에 전신의 전해질의 균형을 알맞게 유지하는 역할 등을 한다. 물론 이 외에도 다양한 기능을 하지만 가장 중추적인 기능을 말한다면 이와 같은 것이다. 이는 모두 각 기관의 세포의 연구를 통해 알게 된 매우 사실적 기술이다. "있는 그대로"를 기록했다는 뜻이다. 이런 것은 사실 엄밀한 의미의 과학과는 거리가 멀다. 역사도 사실을 기록하기는 마찬가지 아닌가? 과학이란 사실의 있는 그대로의 기술이 아니라 그 사실의 배면에 존재하는 법칙의 발견이다. 필자는 서양의학은 인체에서 일어나는 현상들을 관찰한 그대로 묘사했을 뿐이라고 생각한다. 그림으로 치면 사실화寫實畵라는 것이다. (이렇게 현상에 관한 정확한 기술도 물론 중요하고 유용하다.)

또, 서양의학의 장기들은 인체의 수많은 기관들의 하나일 뿐이다. 물론 타 기관들에 비해서 그 중요도가 높은 편이지만, 다 그런 것도 아니다. 예를 들어 담낭(gall bladder) 같은 장기는 없어도 무관하다는 정도까지 취급된다. 신장도 둘 중 하나는 떼어도 괜찮다는 입장이다. 오히려 눈이나 귀, 코, 입 같은 감각기관이나 고환, 난소 같은 생식기관 등이 더 중요하게 간주된다. 그러나 한의학에서 장부란 거의 절대적인 것이다. 한의학에서 장부란 인체 그 자체를 의미한다.

서양의학은 이러한 장기를 포함한 여러 기관들과 이들을 출입하는 물질들, 그리고 이들로부터 생성되는 물질들을 연구하는 학문이다. 그래서 필자는 서양의학을 '인체지리학(Human Geography)'이라고도 하고, '인체물류학(Human Logistics)'이라고도 하고, '인체지질학(Human Geology)'이라고도 한다. 철저하게 인체와 관련된 물질만을 탐구하는 학문이다. 기본적으로 인체를 정신(mind)과 육체(body)로 나눈, 르네 데카르트Rene Descartes(1596~1650) 이래의 이원론적 실체관(Cartesian theory of dualistic substance)에서 말하는 물질(matter)인 육체만을 탐구하는 체계라는 것이다. 아니, 요즘은 정신마저도 중추신경계의 대뇌 신경세포라

는 물질의 기능으로 보는 추세이다. 정신도 육체에 귀속되고 있는 것
이다.[7] 뇌과학(Brain science)이 바로 그런 학문일 것이다. 임마누엘 칸트
Immanuel Kant(1724~1804)는 그의 저서 『순수이성비판』에서 물자체物自
體(Ding an sich)는 알 수 없는 것이라고 하여 이성이 파악할 수 있는 한계
를 명확하게 그었는데, 현재 서양의학은 이 물자체를 분명하게 알 수 있
다는 신념에서 물질이라는 실체로, 실체로 무한정 몰입하고 있는 것 같
다. 아무리 미세하게 캐들어 가고 조각조각 분석해서 헤집어도 그것은
결국 인체에 대한 한 측면의 이미지에 불과한 것인데 말이다. 서양의학은

---

7) 이는 철학자 모리스 메를로-퐁티Maurice Merleau-Ponty(1908~1961)가 『지각의
   현상학Phénoménologie de la perception』에서 논구한 신체화한 의식(incarnated
   consciousness)이라는 측면에서 조망해 볼 수도 있을 것 같다. 실체로서의 정신
   을 폐기하고 몸 그 자체의 탐구로 읽을 수도 있기 때문이다. 이렇게 정신이 육체
   로부터 현현한다는 생각은 사실 현상(phenomenon)과 실재(reality)라는 플라톤
   식의 이원론적 사고가 원천적으로 부재했던 동양사상에서는 고대로부터 당연
   하게 여겨져 오던 것이다. (요즘 현대 서양철학은, 철저하게 변화 속에 있는 세계만을
   긍정하는 우리의 역易의 철학에 완전 심취한 것 같다.)
   　현 서양의학의 문제는 분석(analysis) 일변도의 방향이 문제라고 본다. 쪼개
   고 쪼개서 나온 미세 조각들을 퍼즐 맞추듯이 다 합치면 완벽한 인체의 그림이
   완성될 것이라는 환상 말이다. 『장자莊子』 잡편雜篇중 천하天下에서 장자의 친
   구 혜시惠施의 말 중에 지소무내至小無內란 구절이 있다. 지극히 작은 것은 안이
   없다는 말이다(원래 "至大無外, 至小無內"에서 나온 말. 지극히 큰 것은 바깥이 없고
   지극히 작은 것은 안이 없다). 지극히 작은 것만 추구하다 보면 결국 아무 것도 없
   는 허무만 남을 것이다. 인체는 부분의 종합만으로 해결될 수 없다. 현대 서양
   의학이 만성질환의 치료에서 이토록 답보상태만 계속하고 있는 상황을 보면
   이는 너무도 자명하다. 이제 인체를 종합적으로 보는 새로운 안목의 의학이 필
   요하다. 체질의 장부구조라는 거시적 인체 가설을 과감하게 세우고 이를 토대
   로 몸의 생물학적 원리를 수학적으로 수립하여 실제 임상에서 치밀하게 확인
   하고 검증하는 8체질의학처럼.

예술사조로 말하면 극사실주의(hyperrealism)를 추구하는 학문이다. 그 실체 속에 불변하는 이데아라도 있다는 듯 맹렬하게 돌진하고 있다. 정작 현대철학은 불변의 하늘만을 추구하던 전통 철학적 탐구의 맹점을 깊이 반성하고 동양사상으로 대거 회귀하여 변화를 긍정하는 대지의 철학을 시작한지 오랜데 말이다.

한의학은 장부론

한의학은 서양의학처럼 인체를 미시세계까지 들여다 볼 수 있는 수단을 개발하지 못하였으므로 이러한 세포의 연장태로서의 장부의 기능은 알아낼 수 없었다. 단지 인간의 느낌과 직관적인 통찰, 환자가 보이는 증상, 그리고 아주 기초적인 인체해부 등을 통해 서양의학과 일부 비슷한 면도 있지만 대체적으로는 근원적으로 다른 체계의 장부 개념을 정립했다. 우선 일반한의학에서 말하는 장부의 기능을 오장을 중심으로 대략 살펴보자.

먼저 간을 들여다보자. 한의학에서 간 하면 맨 먼저 떠오르는 말이 『영추靈樞』「본신편本神篇」에 나오는 '간장혈肝藏血'이라는 말이다. 직역하면 간이 혈을 간직한다는 말이다. 한의학에서는 이를 간이 혈을 저장하고 혈류를 조절한다는 뜻으로 해석한다. 이는 다분히 소박한 수준의 해부학적 지식의 소산처럼 보인다.

간이 첫눈에 시뻘건 핏덩어리처럼 보인다는 것은 누구나 느끼는 원초적인 사실이다. 하지만 이 장혈藏血, 즉 혈을 저장하고 혈량을 조절한다는 것에 대해 더 나아가는 구체적인 언급은 별로 없다. 대신 간에 대해서는 '간주소설肝主疎泄'이라는 말이 더 빈번하게 언급되는 말이다. 소설이란 인체의 기혈의 흐름을 잘 소통시킨다는 의미를 갖는 말이다.

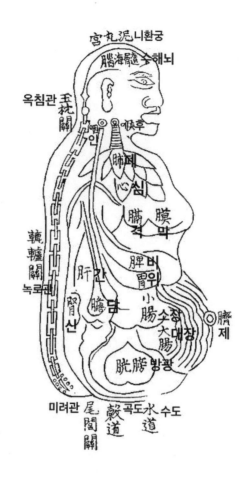

【그림-2】 전통한의학의 인체해부도

이 그림은 『동의보감』에 수록된 신형장부도身形藏府圖라는 인체해부도이다.
지금의 서양의학의 인체해부도에 비하면 상당히 소략하지만, 오장오부의 대
강의 위치와 구조는 일치한다. 또한 오장오부에는 속하지 않으나 중요한 기
관 또는 부위도 묘사되어 있다. 니환궁泥丸宮은 백회혈 또는 상단전, 수해뇌
髓海腦는 뇌, 인咽은 식도의 초입부, 후喉는 기관의 초입부, 옥침관玉枕關은
후두융기부위, 녹로관轆轤關은 등뼈부위, 미려관尾閭關은 천골부위, 제臍는
배꼽, 수도水道는 요도, 곡도穀道는 항문이다.

이는 간에만 국한해서 말하는 것이 아니라, 전신의 모든 장부와 조직, 그리고 정신적인 부분까지도 아우르는 매우 광범위한 외연을 갖는 말이다. 간에 발생하는 질병의 양상이 대개 오른쪽 옆구리의 그득한 불편감, 복부팽만, 그리고 심하면 간이 붓거나 심지어 경화되는 증상의 경향이 많다는 것을 경험의 집적으로 알게 됨으로써, 간에 잘 발생하는 질병이 뭔가 소통이 잘 되지 않는 것으로 인한 것임을 직감하여, 역으로 간의 기능이 인체 기혈의 소통을 주관한다고 추론한 것으로 생각된다. 즉 병리를 통한 생리의 추리인 것이다.

　또 심心을 언급할 때는 『소문素問』 「선명오기편宣明五氣篇」에 나오는 '심장신心藏神'이라는 말이 빠지지 않는다. 심이 정신을 간직한다는 말로서, 그 뜻을 풀면 심에 정신이 깃들어 있다는 말이다. 또 심주신명心主神明이라는 말도 자주 거론된다. 역시 심이 신명, 정신적인 면을 주관한다는 말이다. 이러한 말들은 심장의 제1의 기능이 인체의 정신적 활동을 주관하는 것임을 천명한 것이다. 이는 서의에서 말하는 심장의 혈액 펌프로서의 기능과는 상당히 거리가 먼 얘기이다. 이 정신 작용으로서의 심의 기능은 서양의학에서는 현재 뇌가 맡는 것이다. 서의에서도 비슷한 견해가 없었던 것은 아니나, 과학의 발달로 뇌신경세포의 기능을 세세히 알게 된 결과 한의학과 같은 견해는 폐기된 것이다. 사랑을 상징하는 말로 '하아트heart'라는 표현을 쓰는 것으로 봐서 서양에서도 처음에는 심장을 정신의 중추로 봤던 측면이 있었던 것은 확실한 것 같다. 하지만 이제는 시나 음악 같은 예술 장르에서나 쓰일 뿐, 심장은 지금은 펌프일 뿐이다. 그런데 한의학에서는 이 과학이라는 수단이 없었으므로 정신기능에 대한 뇌세포의 기능을 알 리가 만무했고, 그래서 심은 정신활동의 중추로 계속 이어져 왔던 것이다.

서의의 심의 기능과 유사한 것을 찾자면 혈액순환과 관련된 말로서 '심주혈맥心主血脈'이라는 말이 있다. 심이 혈관을 주관한다는 말이다. 하지만 심장의 펌핑 작용보다는 혈액순환을 돕는 맥관계(vascular system)를 관할한다는 의미에 더 가깝다.

한의학에서 비脾는 '비주운화脾主運化'라는 말로서 대표되는 기능을 갖는다. 운화란 움직이고 변화시킨다는 의미를 갖는다. 이는 비가 체내에 받아들인 음식물을 변화시키는 소화의 작용과 그 결과로서 얻어진 정미한 기를 전신에 전송한다는 순환의 작용을 포괄하는 기능을 한다는 말이다.[8] 비는 현재 서의에서 말하는 췌장(pancreas)에 해당되는 장이다.[9] 췌장의 소화효소 분비기능을 고려할 때 이는 현대적인 관점과

---

8)『소문素問』「경맥별론經脈別論」: "음식이 위胃로 들어가면 소화작용을 거쳐 정미한 기가 넘쳐난다. 이것이 비脾로 가면 비의 기가 그것을 분해하여 위쪽에 위치한 폐에 들어가게 한다(飮入於胃, 游溢精氣, 上輸於脾, 脾氣散精, 上歸於肺)." 소화를 거쳐 폐를 경유한 후 순환계로 영양물질이 들어가는 과정을 소략하게 말하고 있다. 소화기계와 순환기계의 관계에 대한 통찰이 놀랍게도 이미 이삼천 년 전부터 있었다.

9) 비脾를 비장脾臟(spleen)이라고 보는 견해가 있으나 이는 명백하게 잘못된 것이다. 비장은 지라라고도 하는데 이는 림프구를 만들고 노쇠한 적혈구를 파괴하는 기능을 하는, 한의학에서 말하는 비와는 전혀 관계없는 기능의 장기인 것이다. 일본의 학자들이 서양의학을 들여올 때 스플린(spleen)을 비장으로 오역하였는데, 이 명백한 번역상의 오류를 우리가 아직도 답습하고 있는 것이다(심지어는 중국도 따라하고 있다. 중의학의 영어본에 죄다 비를 'spleen'으로 표현하고 있다). 이들은 또 판크레아스(pancreas)를 번역하면서 기존의 한자를 쓰지 않고 자신들이 한자를 만들어 썼는데, 그것이 바로 췌장膵臟이다. 한의학에서 말하는 비의 기능이 서의에서 말하는 판크레아스와 가장 가까운 것을 감안하면, 비는 췌장이 될 수밖에 없다. 판크레아스를 비脾라고 했으면 그만인데, 일이 우습게 되어버린 것이다. 번역을 담당한 일본의 학자들이 제대로 한의학을 이해하지 못한 수준의 사람들이었던 것 같은데, 이 사람들을 그대로 따라 한 우리는 또 무엇이란 말인가?

상당히 유사한 견해를 말한 것이다. 물론 전신에 이러한 소화작용의 결과로 얻어진 정미한 기를 전달하는 순환의 개념은 서의의 췌장의 기능을 넘어서는 것이지만 말이다.

혈액순환과 밀접한 비의 기능을 표현한 다른 말로는 '비통혈脾統血'이 있다. 비가 혈액이 맥 외로 이탈하지 않도록 통솔한다는 말이다. 여기에서 말하는 비의 기능은 현대의학의 췌장과는 전혀 관련이 없는 것이다.

'폐주기肺主氣'는 한의학에서 말하는 폐의 대표 기능의 하나이다. 이는 말 그대로 폐가 공기, 즉 호흡을 주관한다는 말이다. 물론 현대의학의 산소·이산화탄소의 가스교환의 정밀한 메커니즘을 알고서 말한 것은 아니다. 이는 단순히 우리의 명백한 경험을 아주 소략하게 표현한 선언적인 말이다. 산소·이산화탄소를 눈으로 식별할 수 없었던 당시의 사람들로서는 이 이상의 표현이 없었을 것이다.

폐주기라는 말과 관련해서 '폐주숙강肺主肅降'이라는 말도 항상 거론된다. 폐가 기를 거둬들여 아래로 내리는 기능을 한다는 말이다. 폐가 상초上焦, 다시 말해 인체의 상부에 존재함으로 인해 이러한 표현이 나온 것으로 보인다. 기는 인체에서 끊임없이 상승과 하강을 반복하는 순환을 하는데, 상승한 기가 흩어지지 않도록 다시 거둬들여 아래로 내려주는 기능을 이 폐가 담당한다고 생각한 것이다. 한의학에서 폐는 인체를 덮고 있는 차가운 성질의 덮개, 즉 솥뚜껑의 이미지를 갖고 있다.

'신주수腎主水'는 신腎이 인체의 수기를 주관한다는 말이다. 인체 수액대사의 총체적 기능을 신에 부여한 것이다. 그러나 한의학에서는 이러한 수액대사의 기능보다는 신의 생식기능을 더 강조하는 경향이 있다. '신장정腎藏精'은 이러한 생식기능으로서의 신의 기능을 명료하게 말한 것이다. 신은 정精을 저장하고 있다는 것이다. 정이란 생명의 원기를 함장한 씨앗과 같은 것으로서, 정자의 의미를 포함하고 있는 말이다. 이때의 신腎은 현대의학의 개념으로는 고환에 해당하는 말이다. 동양에서도 남성의 거세나 환관 제도가 있었던 것을 보면 이미 고환과 생식 기능과의 관련을 분명히 알았음에도 불구하고 이렇게 신에 생식기능을 부여한 것은 다분히 의도적이다. 장부론의 관점에서 고환은 신에 부속되는 기관밖에 되지 않았던 것이다.

한의학에서 장부는 서양의학에서 말하는 장기만 지칭하는 것이 아니라 그 장부와 관련된 부속 기관이나 조직까지도 포괄하는 하나의 기능계를 말한다. 간肝은 간장(liver)뿐만 아니라 근筋, 손톱, 눈 등을 포괄하고, 더 크게는 부에 속하는 담(gall bladder)까지도 포괄하며, 심心은 심장(heart)뿐만 아니라 혈맥, 뇌, 혀 등을 포괄하고, 크게는 소장(small intestines)까지 포괄하며, 비脾는 췌장뿐만 아니라 기육肌肉, 입 등을 포괄하고, 크게는 위(stomach)까지 포괄하며, 폐는 폐장(lungs)뿐만 아니라 피부, 코, 모발 등을 포괄하고, 크게는 대장(large intestines)까지 포괄하며, 신은 신장(kidneys)뿐만 아니라 뼈, 골수, 귀, 생식기 등을 포괄하고, 크게는 방광(urinary bladder)까지 포괄한다. 그래서 한의학에서는 이러한 기능계의 개념을 반영하여 간을 간계肝系, 심을 심계心系, 비를 비계脾系, 폐를 폐계肺系, 신을 신계腎系라고 부르기도 한다.

한의학은 기능론

한의학의 장부론은 이렇게 초보적인 해부학의 지식을 토대로 하면서 인간의 느낌이나 직관적인 통찰, 그리고 임상적인 경험 등을 통해 종합된, 어떤 면에서는 실증적이면서도 어떤 면에서는 상당히 추상적인 이론 체계이다. 장부라는 실재實在의 장기에 대해 경험과 통찰을 통해 알 수 있는 기능을 그들의 독특한 세계관과 결합하여 체계적으로 수립한 것이다. 그것은 철저한 기능론이다. 실재하는 것들의 기능에 관한 것이다. 그것은 때로 장부 그 자체뿐만 아니라 다른 기관이나 조직을 포괄하는 경우도 많다. 앞에서 신이 생식기계인 고환의 기능을 포함하는 장이라는 점에서 일례를 볼 수 있다. 간이 기혈의 소통이라는 순환계의 의미가 있고, 심이 정신활동인 뇌의 작용을 의미하며, 비도 소화작용 뿐만 아니라 순환의 일부를 담당하며, 폐가 상승한 기를 하강시킨다는 이러한 말들은 어쩌면 전혀 해부학적인 장부의 실체와는 무관한 얘기일 수도 있다. 한의학에서 말하는 장부란 결국 실재實在하는 장부의 실체적實體的 탐구라기보다는, 오행이라는 상징적인 연역체계에 따른 기능론인 것이다. 그것은 실체인 장기에 뿌리박은 것이면서 동시에 그것을 뛰어넘는 상징적인 기능론인 것이다.

따라서 거기에는 실재하는 주체인 장부 그 자체에 대한 실체적實體的, 본체적本體的 탐구는 별로 없다. 이것은 의도한 것이 아니라 본의 아니게도 본체를 탐구할 수 있는 과학적 수단이 당시에는 거의 없었던 까닭이다. 동양에서도 만약 서양의 과학과 같은 분야의 발전이 있었더라면 당연히 본체의 탐구로 몰입했을 것이다. 현미경으로 눈에 직접 세포가 보이고 그 활동이 명료하게 드러나는데 어떤 바보가 앉아서 오행을 논하고 음양이나 읊조리고 있겠는가? 직접 들여다보고 가열찬 연구를 하지 않았겠는가? 하지만 동양에는 그런 수단이 아직 없었고 그래서 기능론의 전통을 고수할 수밖에 없었던 것이다. 그것은 불행이기도 했지만 본체론의 함정에 매몰되어 또 다시 인체라는 유기체의 거시적 통찰의 세계를 망각하는 우를 피할 수 있는 기사회생의 행운을 가져다 준 계기이기도 했다.

비주승, 위주강

한의학의 이러한 오행의 장부의 기능론은 이제 음양론과 결합하면서 그 특유의 관계론의 꽃을 피운다. 한의학에 다음과 같은 유명한 말이 있다: "비주승脾主升, 위주강胃主降."10) 비는 상승을 주관하고 위는 하강을 주관한다. 이 무슨 수수께끼 같은 말인가?

우리는 살기 위해 매일 밥을 먹는다. 밥을 먹으면 그것은 소화를 거친다. 입에서 거칠게 기계적으로 분쇄되고, 위에서 위산과 펩신pepsin(단백질을 펩티드로 분해한다) 등에 의해 죽처럼 으깨지고(solubilization), 십이지장과 소장에서 소화효소에 의해 미세하게 분해되어 이 모든 과정을 거친 음식물들은 마침내 체내로 입성한다.

남은 영양소와 수분마저 대장에서 흡수되면 외부의 이물질이었던 밥은 마침내 우리 몸 안으로 들어와 우리 몸의 성원이 된다. 그래서 흡수된 음식은 영양소로서 우리 몸을 돌리고, 효소나 호르몬과 같은 우리 몸의 중요한 물질로 거듭나며, 우리 인체 조직의 한 구성 성분이 되기도 한다. 결국 소화의 과정이란 밥이라는 외계물의 체내 입성 신고식인 것이다. 인체라는 삼엄한 성역에 들어오기 위해서는 고분자인 음식물이 철통같던 그 결합을 끊고 저분자나 이온의 미미한 존재로 무장해제 되어야 하는 것이다. 이 소화라는 음식물의 체내 입성 신고식의 시적 표현이 바로 비주승, 위주강인 것이다.

음식물이 체내로 들어오기 위해서는 이렇게 이빨에 의해 토막이 나고,

---

10) 비주승청, 위주강탁(脾主升淸, 胃主降濁)의 줄임말. 소화작용에 의하여 만들어진 정미한 기를 청淸(청기)이라고 하고, 정미한 기가 추출되고 남은 산물을 탁濁(탁기)이라고 한 것이다. 이 청기를 체내로 흡수하여 전신에 보내는 작용이 비주승청이고, 탁기를 아래로 전달하여 배출하는 작용이 위주강탁이다.

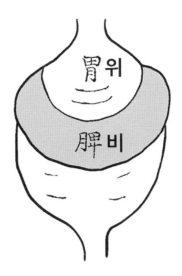

【그림-3】 전통한의학의 비·위의 이미지

전통적인 비·위의 이미지의 한 예를 보여준다. 위가 자루처럼 가운데 있고
주위에 비가 이를 감싸고 있다. 이것은 실재 해부학적 실체로서의 비·위와
는 상당히 다른 이미지이다. 위가 음식을 부숙시키면서 아래로 보낼 적에, 비
가 이를 소화시켜 그로부터 얻어진 정미한 기를 전신에 보내는 기능적인 면
에서의 이미지를 표상한 것이다.

페하(pH) 2 정도의 강산인 위산에 의해 죽이 되고, 그것도 모자라 소화
효소에 의해 먼지보다도 더 미세하게 분해된다. 그러면서 동시에 위장
관(gastrointestinal tract, GI tract)의 리드미컬한 연동운동(peristalsis)과 분절
운동(segmentation)에 의해 절묘한 타이밍으로 아래로 순차적으로 잘 운
반이 되어야 한다. 이렇게 미세하게 분해되어 위장관으로부터 체내[11]

---

11) 입에서부터 항문까지의 소화관 전체를 위장관이라고 하는데, 이 위장관은 몸
   속에 있는 것으로 여겨져 체내 같지만 엄밀하게 말하면 체외에 속한다. 입으로
   부터 항문까지는 외계와 연장선상에 있는 체외인 것이다. 입에서 항문까지 모든

로 들어올 수 있게 하는 화학적작용을 비주승이라고 하고, 그 분해속도와 절묘하게 맞아 떨어져 차근차근 아래로 음식물을 전달하는 물리적작용을 위주강이라고 한 것이다. 승강이라는 음양의 프리즘으로 소화의 전 과정을 멋들어지게 표현한 명구라고 생각한다.

　여기서 중요한 것은 비주승에서 말하는 비가 어느 한 장기, 즉 췌장(pancreas)만을 지칭하는 것은 아니라는 것이다. 마찬가지로 위주강에서 말하는 위가 요즘 우리가 말하는 식도 바로 아래의 그 위장(stomach)만을 말하는 것이 아니라는 것이다. 비란 전 소화과정에서 일어나는 모든 화학적작용을 다 포괄하는 기능을 상징하는 말이고, 위란 전 소화과정에서 일어나는 모든 물리적작용을 다 포괄하는 기능을 상징하는 말이다. 따라서 비에는 구강의 아밀라아제(amylase)와 같은 효소의 작용, 위의 펩신(pepsin)이나 위산(gastric acid)의 분해작용, 췌장의 각종 소화효소의 작용, 간·담의 담즙분비작용(bile secretion), 십이지장과 소장의 또 다른 소화효소의 작용, 그리고 대장의 흡수작용(absorption)까지도 모두 포괄하는 기능이 들어가며, 위에는 역시 구강의 씹기, 즉 저작운동

점막이 상피세포로 구성되어 있다는 사실이 이를 입증한다. 소화작용을 거친 음식물이 위장관의 상피세포를 통해 흡수된 이후에야 비로소 체내로 진입한 것이다. 위장관에서 흡수된 영양물질은 간문맥을 통해 간으로 들어가 해독되고 필요한 물질로 합성된 다음, 심장으로 보내져 전신을 순환하게 된다. 이렇게 위장관으로부터 흡수되어 간을 통과한 물질만이 명실상부하게 체내의 구성원으로서 자격을 획득한 것이다. 즉 간을 통과하기 전의 물질은 아직도 이물질인 것이다. 따라서 간에서 해독되고 재합성되지 않은 모든 물질은 이물질로 간주되어 면역시스템(Immune system)의 공격을 받는다. 인체를 이해하기 위해선 이 체내와 체외의 명료한 인식이 요구된다. 체내와 체외의 문제는 도올 김용옥 선생의 강의에서 계발 받은 것이다.

(mastication), 식도의 연하작용(swallowing), 위장의 연동운동(paristalsis), 그리고 소장·대장의 연동과 분절운동, 심지어는 직장·항문의 배변작용(defecation)까지 모두 포함하는 기능이 들어가는 것이다. 따라서 비와 위를 어느 특정한 한 장기로 생각하는 것은 한의학을 잘 이해하지 못한, 심각한 왜곡이요 오해라 하지 않을 수 없다. 이렇게 한의학의 인체관은 서양의학의 인체관과 심히 다른 면이 있다.

심신상교

한의학의 음양론은 칼 융Carl Gustav Jung(1875~1961)이 말하는 집단무의식 속의 원형(Archetype)을 연상케 한다. 원형이란 인류가 공유하는 원초적이고 근본적인 이미지나 상징으로서, 개인의 경험을 넘어선 공통된 무의식이라고 할 수 있다. 이는 인간의 수많은 경험들의 무한 반복이 인간의 정신 속에 새겨놓은 그림 같은 것이다. 음양이란 지구의 자전으로부터 발생한 밤과 낮, 즉 빛과 어둠의 수억 만 번의 무한반복이 우리 몸의 구석구석, 세포 하나하나에 새겨놓은 원형적 상징이다. 인류의 모든 역사, 아니 모든 생명의 진화의 역사, 아니 지구의 탄생부터 지금까지의 전 지질시대의 역사가 그 안에 녹아있다.[12] 장부에 있어서 이 음양론의 정화가 바로 심心과 신腎의 사랑, 심신상교心腎相交가 아닌가 생각한다.

심은 불(火)이다. 신은 물(水)이다. 심은 저 하늘에서 이글거리는 태양이요, 신은 이 땅을 적시고 있는 강과 바다의 물이다. 강과 바다의 넘실

---

12) 캘빈 S. 홀, 버논 J. 노드비 공저, 김형섭 역, 『융심리학입문*A Primer Of Jungian Psychology*』(서울: 문예출판사, 2006), pp.60-69.

거리는 물은 태양의 열기를 받아 하늘로 오른다. 보이지 않은 물, 즉 수 증기가 되어 승천하는 것이다. 수증기란 물이 불로 바뀐 것이다. 하늘에 오른 수증기는 차가운 기류를 만나 다시 원래의 모습인 물로 바뀐다. 그 물은 비가 되어 다시 땅으로 돌아온다. 태양의 열기로 타들어가던 대지가 그 물의 젖을 먹고 다시 꿈틀거리기 시작한다. 대지에 생명의 싹을 틔운다. 대지는 다시 촉촉한 엄마의 품이 되고, 새 생명을 잉태하는 자궁이 된다. 심은 불이요, 신은 물이다. 대지의 물이 하늘의 불과 교감하여 대자연의 순환이 이뤄지듯이, 우리 몸의 물도 우리 몸의 불과 교감하여 생명의 순환이 이뤄진다. 이것이 바로 수승화강水昇火降이 말하는 바다. 물은 위에 있어야 하고, 불은 아래에 있어야 한다. 물은 위에서 내려오는 것이고, 불은 아래에서 타오르는 것이기 때문이다. 그 물의 원천이 신이요, 그 불의 원천이 심이다. 심과 신은 이렇게 서로 교류해야 하는 것이다.

신의 수기는 위로 상승한다. 따라서 신의 수기는 순수한 물로만 되어 있으면 안 된다. 물 속에 불이 있어야 한다. 그 불은 심으로부터 온 것이다. 그 불이 있어야 신의 수기가 상승할 수 있는 것이다. 『주역』의 감괘坎卦는 물을 상징한다. 감괘의 괘상은 '☵'이다. 이 감괘를 들여다보라. 맨 위와 맨 아래는 음효陰爻 '- -'인데, 그 가운데는 양효陽爻 '—'이다. 양은 불이요, 음은 물이다. 물속에 불이 숨어있는 것이다. 물속에 불이 있어야 살아있는 물이다. 속에 불이 없는 물은 죽은 물이다. 그것은 한없이 나락으로 떨어지고 말 죽음의 물인 것이다.

반대로 『주역』의 리괘離卦는 불을 상징한다. 리괘의 괘상은 '☲'이다. 맨 위와 맨 아래는 양효 '—'이고, 가운데는 음효 '- -'이다. 이것은 반대로 불속에 물이 숨어 있다. 이렇게 불속에 물이 있어야 불이 아래의

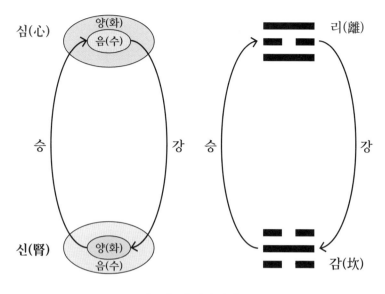

【그림-4】 수승화강

장부론적으로 신 속의 화인 신양腎陽의 상승과 심 속의 수인 심음心陰의
하강으로 표상된다. 감괘 속의 양효와 리괘 속의 음효가 이를 상징한다.

신으로 내려갈 수 있는 것이다. 이 심의 화 속의 물은 신의 수로부터 온
것이다. 이 물이 없으면 불은 한없이 저 하늘로 치솟기만 할 것이다. 이
러한 불도 생명이 없는 죽음의 불이다. 순환이 격절된 사신死神의 불인
것이다. 심의 화가 한없이 하늘로 치솟고, 신의 수가 끝없이 나락으로
떨어지는 것, 그것은 순환의 고리가 끊어진 죽음의 세계이다. 심과 신은
서로 교류하지 못하고 분리되어 떨어져나가고 마는 것이다(心腎不交, 심
신불교).

　신 속의 불, 그것이 바로 신양腎陽이다. 신 속의 양기라는 말이다. 한
의학에서는 이 신양을 원양元陽이라고도 한다. 인신의 으뜸이 되는 양

기라는 것이다. 신양은 인체의 화의 근원이 되는 생명의 양기로서 한의학에서 가장 중시되는 생리적 개념의 하나이다. 심 속의 물, 이것은 심음心陰이다. 심 속의 음기라는 말이다. 인체의 대지를 적시는 비의 상징이다. 심과 신은 이렇게 교류하고 순환한다.

여기서 잊지 말아야 하는 것은 여기 논하고 있는 수와 화는 오행의 수와 화와는 전혀 다른 것이라는 것이다. 여기의 수·화는 음양의 상징으로서의 수·화요, 오행의 수·화는 목·화·토·금·수의 상생·상극이라는 역학관계의 시스템을 구성하는 기능 단위로서의 수·화이다. (오행의 상생·상극에 대해서는 뒤에 자세하게 논한다.) 따라서 여기 음양의 수·화는 둘 중의 둘, 즉 전체이지만, 오행의 수·화는 다섯 중의 둘, 즉 전체의 부분인 것이다. 이렇게 음양이란 그 프리즘을 어디에 어떻게 갖다 대느냐에 따라 시스템의 해석이 얼마든지 달라질 수 있는 매우 유동적이고 상대적인 인간 인식의 작용인 반면, 오행이란 공통의 목적을 구현하는 한 시스템의 구성단위들의 집합체로서, 상생과 상극의 법칙에 따라 주어진 기능을 이행하는 사물 자체에 내재한 법칙 또는 그 법칙의 주체를 말한다.[13]

심신상교가 아니라 비신상교

이제마는 그의 저서 『동의수세보원東醫壽世保元』에서 사상인四象人을 정의하면서 태양인太陽人을 폐대간소자肺大肝小者(폐가 크고 간이 작은 사람), 태음인太陰人을 간대폐소자肝大肺小者(간이 크고 폐가 작은 사람), 소양인少陽人을 비대신소자脾大腎小者(비가 크고 신이 작은 사람), 소

---

13) 도올 김용옥, 『기철학산조』(서울: 통나무, 1992), pp.57-58.

음인少陰人을 신대비소자腎大脾小者(신이 크고 비가 작은 사람)라고 했다. 그는 인체를 폐·비·간·신의 사장四臟의 체계로 보는데, 그것은 위로부터 폐(上焦, 상초), 비(中上焦, 중상초), 간(中下焦, 중하초), 신(下焦, 하초)의 순서로 상하구조를 갖는다. 그리고 이 사장에 종속되어 차례로 위완胃脘, 위胃, 소장小腸, 대장大腸의 사부四腑와 다른 기관들이 배속된다. 이제마의 인체는 다음과 같다.

상초	폐(肺)
중상초	비(脾)
중하초	간(肝)
하초	신(腎)

【그림-5】 이제마의 인체관

위로부터 폐, 비, 간, 신이 상하구조로 존재하는 인체다. 폐에는 위완(식도), 혀, 귀, 뇌, 피부, 모발이 포함되며, 비에는 위, 유방, 눈, 흉추, 근이, 간에는 소장, 배꼽, 코, 요추, 기육이, 신에는 대장, 외생식기, 입, 방광, 뼈가 포함된다. 사상인 중 태양인과 태음인은 폐와 간의 대소의 짝으로, 소양인과 소음인은 비와 신의 대소의 짝으로 정의된다.

앞의 심과 신의 이론은 이제마의 사상의학에서는 소음인과 소양인의 생리와 병리를 설명하는 핵심 틀로 수용된다. 이제마에 있어서 심은 중앙지태극中央之太極이므로 체질을 구성하는 네 개의 장(四臟, 폐비간신)에서 배제되고, 중앙의 장으로서 다른 장부들을 관할하는 중재자의 장이 된다. 그래서 심신상교론의 심은 소양인(비대신소)과 소음인(신대비소)의 비脾로 대치되어 설명된다. 즉 화火의 주체로서의 장이 심이 아닌 비가 된 것이다.

이제마의 『동의수세보원』「소음인신수열표열병론少陰人腎受熱表熱病論」에 다음과 같은 논의가 있다. ([그림-5] 이제마의 인체관에서 비와 신의 상하관계에 주목하라. 아래 글의 방광은 하초의 신에 속한다.)

> 장중경張仲景(150~219)[14]이 논한 바 하초의 혈증(下焦血證)은 바로 소음인의 비脾의 양기가 한사에 의해 억압되었는데, 신腎의 양기 역시 한사에 의해 저항을 받아 비脾로 곧바로 오르지 못하고 방광에 몰려 쌓인 것 때문에 발생한 것이다.[15]

또「소양인비수한표한병론少陽人脾受寒表寒病論」에는 다음과 같은 말이 나온다.

> 장중경이 논한 바 소양병少陽病에 입이 쓰고, 목이 마르며, 눈이 어지럽고, 귀가 잘 들리지 않고, 가슴과 옆구리가 그득하며, 간혹 오한과 발열이 교대

---

14) 자字 중경, 본명 장기張機. 이제마의 사상의학에 큰 영향을 끼친 『상한잡병론傷寒雜病論』의 저자로 알려져 있다. 자세한 저자 정보와 문헌비평은 도올 김용옥 선생의 다음 책을 참조할 것. 『너와 나의 한의학』(서울: 통나무, 1993) 서문.

15) "張仲景所論下焦血證, 卽少陰人脾局陽氣爲寒邪所掩抑, 而腎局陽氣爲邪所拒, 不能直升連接於脾局, 鬱縮膀胱之證也." 이제마, 『동의수세보원』(서울: 행림출판, 1993), p.30. 장중경의 『상한론傷寒論』에 나오는 하초축혈증下焦蓄血證을 설명하는 것으로, 아랫배가 딱딱하고 그득하며, 소변이 저절로 나오고, 대변의 색깔이 검은 등의 증상이 있다(少腹硬滿, 小便自利, 大便黑等). 장중경의 하초축혈증에 관한 논의를 소음인의 병리를 해설하는 틀로서 수용하고 있다.

하는 증후는 바로 소양인의 신의 음기가 열사에 의해 빠져 있는데, 비의 음기 역시 열사에 의해 포위되어 아래로 신으로 내려가 이어지지 못하고 옆구리에 몰려서 고착된 병이다.[16)]

여기서 이제마는 소양인과 소음인의 병리를 설명하는 틀로서 비와 신의 관계를 음양의 승강으로 논하고 있다. (장중경의 하초의 혈증이나 소양병 등의 세세한 병증에 대한 설명은 이 글의 논지에서 벗어나므로 무시하고 논의를 따라오라.) 이는 앞의 심과 신의 수화의 승강과 그 이미지가 완전히 동일함을 알 수 있다. 단, 앞의 심과 신의 관계에서 심이 비로 대치된 것만 다를 뿐이다.

즉 소음인에 있어서는 심신론의 심화가 비양이 되고, 이 비양의 기운에 의해 신의 양기가 위로 상승하게 되어 음양승강의 순환이 일어나며, 소양인에 있어서는 심신론의 신수가 신의 음기가 되어 이 신음腎陰의 기운에 의해 비의 음기가 아래로 하강하게 되어 음양승강의 순환이 일어나게 되는 것이다.

다시 말해 소음인의 문제는 비양을 여하히 건재하게 유지하느냐 하는 것이 관건이 되고, 소양인의 문제는 신음을 여하히 건재하게 유지하느냐 하는 것이 관건이 된다. 그래서 소음인은 항상 비양을 충족시키기 위해 신양을 북돋는 것이 생리적 활동의 핵심이 되며, 소양인은 항상 신

---

16) "張仲景所論少陽病, 口苦 咽乾 目眩 耳聾, 胸脇滿, 或往來寒熱之證, 卽少陽人 腎局陰氣爲熱邪所陷, 而脾局陰氣爲熱邪所壅, 不能下降連接於腎局, 而凝聚膂 間, 膠固囚滯之病也。"이제마,『동의수세보원』(서울: 행림출판, 1993), p.75. 장중경의『상한론』의 병증 중의 하나인 소양병을 소양인의 병리를 설명하는 틀로서 수용하고 있다.

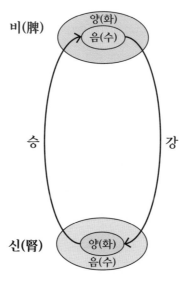

비(脾)

양(화)
음(수)

승

강

신(腎)

양(화)
음(수)

【그림-6】 비신상교脾腎相交

소음인과 소양인에 대한 장부의 생리적 순환은 이렇게 상징화된다. 소음인과
소양인의 장부대소에 따라 그 핵심축이 되는 장臟이 다를 뿐이다. 소음인은
신양이 상승하여야 하고, 소양인은 비음이 하강하여야 한다.

음을 충족시키기 위해 비음을 북돋는 것이 생리적 활동의 핵심이 된다.
이는 전통적으로 한의학사에서 수백 년의 해묵은 논쟁을 일으켜온 온
보론溫補論과 자음론滋陰論의 대결[17]을 체질이라는 틀에서 한방에 깨
끗하게 정리해 버린 것이라 할 수 있다. 즉 소음인의 문제는 온보파의
이론을 말한 것이고, 소양인의 문제는 자음파의 이론을 말한 것이다.

---

17) 온보론은 인체의 생명의 근원을 양기로 보고, 항상 양기가 부족해짐으로써 질
   병이 발생하므로 양기를 북돋는 온보溫補를 치법의 강령으로 삼아야 한다는
   이론이고, 자음론은 인체의 생명의 근원을 음기로 보고, 항상 음기가 부족해짐
   으로써 질병이 발생하므로 음기를 북돋는 자음滋陰을 치법의 강령으로 삼아야
   한다는 이론이다. 온보론의 영수는 장경악張景岳, 자음론의 영수는 주단계朱丹
   溪로 알려져 있다.

결국 이제마는 전통적인 심신교류의 이론을 그 자신의 체질론의 틀 속에서 소양인과 소음인의 생리와 병리를 설명하는 이론으로 새롭게 해석해 버린 것이다. 이제마에게는 장경악張景岳(1563~1640)과 주단계朱丹溪(1281~1358)가 하나만 알고 둘은 모르는 일곡지사일 뿐이다. 중국이 자랑하는 중국의학의 대가인 경악과 단계가 이제마에겐 정저지와井底之蛙 수준의 의가에 불과했던 것이다.

이러한 일반한의학의 이론이나 우리 동의의 사상의학에서 말하는 장부는 이렇게 기능론이며 관계론의 주체일 뿐이다. 심이니 신이니, 비니 신이니 하는 것들이 서양의학에서 말하는 그 심장이나 신장, 췌장과 같은 장기를 지칭하는 것 일수도 있으나, 그것은 하등의 중요한 의미를 갖지 못한다. 어차피 한의학에서 말하는 장부는 그것이 장기이건 아니건, 사물 그 자체, 즉 물자체物自體(Ding an sich)의 탐구는 아니기 때문이다. 그것은 음양의 인식의 틀이나 오행의 대상의 틀 속에서 마치 추상적으로 논해지는 상징적 사건(symbolic event)에 불과한 것이다.

서양의학은 본체론

서양의학은 본체론적(noumenal)이고 한의학은 기능론적(functional)이다. 이러한 가름은 1837년 체코의 해부학자 얀 에반젤리스타 푸르키녜Jan Evangelista Purkyně(1787~1869)의 현미경에 의한 인체의 세포의 발견이 결정적이었다고 생각한다. 이렇게 과학의 발달로 서양은 인체의 미시세계에 대한 비밀을 깊이 알게 되었고, 그것이 곧 서양의학의 발달로 이어진 것이다. 그 이전의 서양의학이란 사실 동양의학에 비한다면 생각보다 볼품없는 수준의 것이었다. 바로 앞의 여러 장부이론에서도 보았듯이 19세기까지의 동양의학의 수준은 그 이론의 정교함이나 방대

함에 있어서 서양의학은 따라올 수 없는 매우 고등한 것이었다. 르네상스 이후 활발해진 해부학의 성과에 힘입어 영국의 의학자 윌리엄 하비William Harvey(1578~1657)가 갈레노스Claudios Galenos(129~199)의 이론을 부정하고 심장의 펌프작용에 의해 피가 온몸을 순환한다는 새로운 혈액순환의 원리를 발표한 것이 겨우 17세기인 것을 감안한다면, 그들의 의학의 수준이 얼마나 보잘 것 없었나를 짐작할 수 있다. 이러한 혈액순환의 개념은, 변화(易)의 세계관이 상식이었던 동양의학의 전통에서는 이미 태곳적부터 현대의학의 수준에 버금가는 명료한 인식으로 있었던, 상식 중의 상식이었는데 말이다.

　　원래 현대과학이 발달하기 전의 서양철학의 본체론本體論(noumenon theory)이란 감관에 포착된 감각자료(sense-data)를 부정하고, 그 감각을 발하는 대상을 초월하여 존재하는, 불변의 본체인 이데아Idea를 탐구하는 것이었다. 현대과학은 이러한 전통을 충실히 따라 실재實在(reality)의 사물, 즉 실체實體(substance)의 탐구에 모든 정력을 쏟아 부어 왔다. 이제 서양의학은 세포(cell)를 넘어, 세포소기관(cell organelle)을 넘어 분자(molecule)라는 실체의 세계에 깊이 침잠하고 있다. 우리가 본격적으로 분자생물학(Molecular Biology)의 시대에 접어든 지도 벌써 오랜 세월이 지난 것 같다. 서양의학은 이 '분자의학Molecular Medicine'이 그 종착역이라는 데는 이론의 여지가 없어 보인다.[18] 그 밑의 원자의 세계는 유기체를 벗어나는 물리학의 영역이기 때문이다. 서양의 모든 사상에는 아직도 플라톤의 이데아가 서성거리고 있는 것 같다. 하지만 서양의학이 추구하는 분자의학이라는 것도 '본체noumena'처럼 보이지만 실제

---

18) 분자의학이란 필자가 만든 용어이다.

로는 하나의 미시적 '현상phenomena'일 뿐이며, 따라서 칸트의 말처럼 인간의 이성으로는 결코 알 수 없는 물자체의 세계일지도 모른다. 그것은 인간이 인체에 대해 그리는 매우 세밀한 이미지, 다시 말해 극사실화일 뿐이다.

이제마의 기능론

이런 서양의학에 비한다면 한의학은 본체론적 탐구가 전무하다. 간주소설肝主疎泄, 심장신心藏神, 비주운화脾主運化, 폐주기肺主氣, 그리고 신장정腎藏精, 이 모두가 그 장부 자체의 실체적 논의라기보다는 그 장부의 기능에 대한 상징적 표현에 불과하다. 비주승위주강, 심신상교, 비신상교, 이 모두가 장부 간의 치열한 관계론일 뿐이다. 이러한 음양오행에 기초한 시적 통찰 하에 장부 기능에 대한 임상의 이론과 실제의 방대한 변주곡이 한의학의 역사였던 것이다. 그리고 이러한 기능론의 극한이 바로 체질의학이다.

> 폐는 기액氣液(공기와 체액)을 내보내고, 간은 기액을 흡수한다. 따라서 간과 폐는 기액을 내고 들이는 문호이다. 비는 수곡水穀(물과 곡식)을 들이고, 신은 수곡을 내보낸다. 따라서 신과 비는 수곡을 내고 들이는 창고이다.[19]

이제마가 『동의수세보원』에서 폐·비·간·신의 생리에 대해 한 말이다. 폐와 간은 호흡에 관여하는 장부로 본 것이고, 비와 신은 음식의 소화에 관여하는 장부로 본 것이다. 그러나 역시 폐·비·간·신 자체에 대한 실체적 논의는 전혀 없다. 이제마의 이 말은 현대의학적인 상식

---

19) "肺以呼, 肝以吸, 肝肺者, 呼吸氣液之門戶也. 脾以納, 腎以出, 腎脾者, 出納水穀之府庫也。"이제마, 「사단론」, 『동의수세보원』(서울: 행림출판, 1993), p.9.

으로 보면 잘 납득이 가지 않는다.

이제마에게 있어서 호흡은 기액(공기와 체액)을 들여 마시고 내쉬는 작용이다. 그런데 내쉬는 작용(呼, 호)은 폐가 하고, 들여 마시는 작용(吸, 흡)은 간이 한다. 호와 흡을 모두 폐가 하고, 또 공기만을 대상으로 하는 것으로 아는 우리로서는 상당히 뜻밖의 얘기일 것이다. 간은 서양의학에서 영양소의 합성과 해독, 생체효소의 합성, 그리고 담즙의 분비 등의 기능을 하는 것으로 알려져 있으니 이제마의 이론은 수수께끼 같은 말이 아닐 수 없다. 그리고 비가 대개 위를 포함하는 개념이므로 수곡(물과 곡식)을 받아들인다는 것은 대체로 이해할 수 있지만, 신이 수곡을 내보낸다는 것 역시 이해하기 어려운 말이다. 신이 마치 소화기계의 대장大腸(large intestines)과 같은 기능을 일부 하는 것으로 보이기 때문이다.

이러한 이제마의 이론은 앞에서도 보았듯이 전통적인 장부론을 체질이라는 틀에서 재해석해서 세운 것이다. 비와 신의 관계로 대변되는 소음인과 소양인의 생리·병리는 수곡의 대사, 즉 소화기계의 틀로서 설명하고(앞에서 논의한 비신상교의 이론은 이것의 상론이라 할 수 있다), 폐와 간의 관계로 대변되는 태음인과 태양인의 생리·병리는 기액의 대사, 즉 호흡기계의 틀로서 설명하는 것이다. 이제마의 독특한 장부관이 드러나는 대목이다. 폐·비·간·신은 모두 실재하는 장기이지만 여기에서 말하는 폐·간의 기액 호흡과 비·신의 수곡 출납은 모두 상징적인 기능론인 것이다.

또 이제마에 있어서 폐·비·간·신은 앞에서 말한 것처럼 단순히 서양의학에서 말하는 폐(lungs), 췌장(pancreas), 간(liver), 신장(kidneys)만을 지칭하지 않는다. 그는 『동의수세보원』의 「장부론」에서 인체의 소화와 순환에 관해 다음과 같이 집약한다. 폐·비·간·신을 각기 하나의 기능적 시스템으로 보아, 폐에 식도, 혀, 귀, 뇌, 피부, 모발을 포함시키고(胃脘與舌·耳·頭腦·皮毛, 皆肺之黨也), 비에 위, 유방, 눈, 흉추, 근을 포함시키며(胃與兩乳·目·背膂·筋, 皆脾之黨也), 간에 소장, 배꼽, 코, 요추, 기육을 포함시키고(小腸與臍·鼻·腰脊·肉, 皆肝之黨也), 신에 대장, 외생식기, 입, 방광, 뼈를 포함시켜(大腸與前陰·口·膀胱·骨, 皆腎之黨也) 인체 생리의 모든 과정을 설명한다. 이는 결국 전신의 모든 장기와 조직을 폐·비·간·신의 틀로서 보는 것이다. 우리가 섭취한 음식물이 소화되어 전신에 순환하는 전 과정이 4가지의 기능계에 의해 이뤄진다는 것이다. 물론 일반한의학에도 장부에 대해 이러한 기능계의 관점이 있지만, 이제마는 자신의 사상인의 장부론적 관점에서 기존의 한의학과는 완전히 차별되게 폐·비·간·신을 바라보는 것이다. 이 역시 이제마만의 매우 독특한 인체관이라 할 수 있다.[20] 이제마의 이러한 장부론의 논의는 모두 실재하는 현상이라기보다는 매우 이상적인 모델이다. 이러한 모델을 가지고 인체의 생리를 체계적으로 설명하는 것이다.

하지만 이제마는 전통적인 음양론의 틀에서만 폐·비·간·신을 논할 뿐, 폐·비·간·신에 대한 오행의 이론은 전무하다. 오행이 스며있는 것은 폐와 간의 짝과 비와 신의 짝(각기 상극관계에 있는 장들의 짝)으로 설명되는 사상인의 체질의 정의에만 유일하게 존재할 뿐이다.[21] 그러나

---

20) 이제마, 『동의수세보원』(서울: 행림출판, 1993), pp.20-21.

21) 재미있는 것은 이제마가 이렇게 각 체질을 오행의 상극관계에 있는 짝으로서 정의하였지만, 오행의 상극관계에 대해선 일언반구도 없다는 것이다. 의도적으로 회피하였는지 아니면 자신의 상하 수직구조의 인체관으로부터 폐·비·간·신을 위아래로 배치하다보니 우연의 일치로 상극관계의 짝으로서 체질이

권도원 선생의 8체질의학은 이와는 완전히 다르다.

기능적 관계론의 정수, 8체질의학

8체질의학은 오행론에 입각한 장부론의 가장 정예로운 본보기이다. 물론 여기서도 오장오부 자체에 대해서는 전혀 논하지 않는다. 그것이 어떻게 생겼고, 어디에 있으며, 무엇으로 구성되어 있다는 말은 단 한마디도 없다. 오로지 장부의 기능에 대해서만 말하고 있을 뿐이다. 그 기능도 너무도 단순하다. 오장오부의 기능은 목·화·토·금·수의 오기를 생성하고 조절하는 것이다. 일반한의학에서 말하는 간주소설이니, 심장신이니, 비주운화니, 폐주기니, 신장정 같은 고전적 논의는 전무하다. 이런 것들은 장부를 이해하는 하나의 방편은 될 수 있으나, 이들을 하나로 꿰는 과학적인 법칙적 설명은 아니다.

8체질의학의 장부론은 오기를 생성하고 조절하는 장부 상호간의 관계법칙만을 말할 뿐이다. 오장오부는 실체로서 실재하는 것들이지만, 그들은 이렇게 오기를 생성·조절하는 기능의 주체로서만 의미가 있을 뿐 전혀 다른 중요한 의의를 지니지 못한다. 그래서 사실은 없어도 무관할 정도다. 그것이 갖는 상생상극의 관계로부터 나오는 오기들 간의 교류 법칙만이 중요한 것이다(뒤에 상론). 8체질의학의 장부론에는 관계론밖에 없다. 거기 어디에도 본체론은 눈꼽만큼도 존재하지 않는다.

아이작 뉴턴Isaac Newton(1642~1727)은 그의 역학을 기술하면서 파티

정의되었는지 불분명하다. 필자는 후자가 더 설득력이 있다고 본다. 폐·비·간·신과 짝이 되는 사부四腑, 즉 위완, 위, 소장, 대장을 보면 알 수 있다. 여기에는 해부학적 상하구조만 드러날 뿐, 상극관계는 조금도 고려되어 있지 않다. 이제마는 전혀 오행에는 관심이 없었다.

클particle(입자)이라는 개념을 제안했다. 이것은 질량은 있지만 크기가 없는 점과 같은 것이다. 크기가 있을 경우 그 물체가 힘을 받았을 때 회전효과가 발생하여 운동의 기술이 복잡해지기 때문이다. 그래서 우선 그런 회전효과가 무시되는 파티클을 대상으로 먼저 물체의 운동을 기술한 것이다. 그리고 또 질량(mass)이라는 가상의 개념을 도입했다. 그것은 운동계의 관성을 나타내는 하나의 상수(a constant) 같은 것이다. 여기에다 물체의 운동을 동적으로 기술하기 위해 미분법(differential calculus)을 창안했다. 이 미분법을 통해서 순간의 물체의 운동의 동적 정보인 순간변화율(instant change rate)을 계산해 낼 수 있었다. 이전에는 물체의 운동을 기하학적으로만 접근했기 때문에 어느 시점의 위치만을 알 수 있었을 뿐 그 움직이는 물체의 순간의 운동정보는 알 수 없었던 것이다. 그래서 뉴턴의 역학을 동역학(Dynamics)이라고 부른다. 동적인 세계관을 기술하는 역학이라는 말이다.

그는 물체의 운동의 정보를 운동량(momentum)이라 하고, 그것을 물체의 질량(m)과 속도(v)의 곱(積, product)으로 정의했다(운동량 = mv). 결국 이 운동량의 순간변화율(dmv / dt)이 바로 힘(force)으로서, 그 유명한 운동의 법칙 'F = ma'가 탄생하게 된 것이다(F는 힘, m은 질량, a는 가속도).[22]

인류사를 바꾼 뉴톤의 이 운동법칙이 가능하게 된 것은 어쩌면 이 파티클과 질량이라는 가상의 개념 때문이었는지도 모른다. 그런데 이 파티클이라는 것은 어떤 경우에도 결코 존재할 수가 없다. 크기가 없고 질량만 있는 존재는 결코 가능하지 않기 때문이다. 하지만 우리는

---

22) 보다 엄밀하게는 여기 식에서 속도, 힘, 가속도는 크기(magnitude)만 있는 스칼라 량(scalar quantities)이 아니라, 크기와 방향(direction)이 있는 벡터 량(vector quantities)이다.

이런 것들을 무시하고 가설을 세워 모델을 만든다. 이런 것을 이상화(idealization)라고 한다. 즉 어떤 계의 상태를 기술하기 위해 도입되는 하나의 관념적 모델 같은 것이다. 이렇게 현실에서는 결코 존재할 수 없는 것을 과감하게 가정하여 이상적 모델을 세우고, 그 가정 하에서 본인이 의도하는 이론을 논리적으로 또는 수학적으로 전개하는 것이 과학이다. 그리고 실험에 의해 그것이 실제와 합치하는지 증명을 구한다. 이렇게 모델을 세워 가정을 하고, 그 가정 하에 논리적으로 이론을 전개하고, 결국 그 결과로서 법칙을 이끌어 낸 다음, 마지막으로 그것을 정밀한 실험에 의해 검증하는 것, 이 전 과정이 바로 과학이요, 과학적 방법론인 것이다.

8체질 장부론은 인체과학의 최초의 과학적 모델

8체질의학의 장부론은 이러한 이상화된 모델의 전형을 보여준다. 8체질의학의 오장오부는 목·화·토·금·수를 생성·조절하는 하나의 조절센터들이다. 이들은 상생상극이라는 역학적 법칙 하에서만 그 조절작용을 한다. 그 이외에는 아무런 제약도 없다. 이런 장부는 실제로 존재하지 않는다. 그것은 관념으로서만 가능한 것이다.

이렇게 장부를 아주 간단한 하나의 기능의 주체로서만 정의하고 그들 상호간의 기의 교류의 법칙을 수학적으로 정연하게 세운 것이 바로 8체질의학이다. 이것은 완전히 이상화된 과학적 모델(an idealized scientific model)의 한 전형이다. 문제는 이 이상화된 모델로부터 어떠한 법칙을 세울 수 있으며, 그 법칙이 과연 인간에게 어떠한 유용성이 있느냐 하는 것이다. 말하자면 그것이 의학으로서 어떤 치료의 효과를 갖고 어떤 건강 증진의 효용을 발휘하느냐 하는 것이다.

해독작용을 하고 영양소를 합성하고 담즙을 생성하고 효소를 만드는 간에서 목기가 나온다니 그 무슨 정신 나간 이야기냐고 하는 사람은 사실 무지하기 이를 데 없는 사람이다. 그런 말을 하는 사람은 그럼 뉴턴이 말하는 파티클을 한번 가져와 보라! 이 세상 어디를 가도 뉴턴이 말하는 파티클을 찾을 수는 없을 것이다. 저 우주를 다 헤집어도 불가능할 것이다.

마찬가지로 경락이 있느냐 없느냐, 기가 있느냐 없느냐 하는 질문도 과학이라는 것이 무엇인지 전혀 모르는 사람의 질문과 하나도 다를 바가 없다. 그런 사람은 닐스 보어Niels Bohr(1885~1962)의 수소원자 모델이 진짜 수소원자와 같은지 꼭 확인해서 알려주기 바란다. 닐스 보어도 사기꾼이라고 날뛰지나 않을지 모르겠다. 이들은 우리가 알고 있는 모든 과학의 진리가 실제로는 전혀 존재할 수 없는 가설과 모델을 통해서 세워진 것들이라는 것을 도대체 모르는 사람들이다. 남을 비판하기 전에 자신이 얼마나 무지한 사람인가를 반성해야 할 것이다.

장부 간의 기의 교환법칙

장부는 기를 생성하고 조절한다. 오장과 오부가 각기 해당 기氣를 생성할 때는 반드시 다른 장부를 필요로 한다. 즉 타 장부의 도움 없이 독립적으로 목·화·토·금·수의 오기五氣를 생성하지 못한다. 예를 들어 간·담이 목기를 생성하기 위해서는 심·소장의 화기나, 비·위의 토기, 폐·대장의 금기, 또는 신·방광의 수기를 필요로 한다(다음의 그림-7 참조). 이러한 관계는 다른 네 쌍의 장부에도 동일하게 성립한다.

이렇게 인체의 모든 장부는 서로가 서로에게 의존되어 있는 존재이다. 이것은 마치 지구상의 모든 동식물이 각기 타 동식물에 의존하여 생존함으로써 생태계라는 거대한 체인을 형성하고 있는 것과 동일한 현상이다. 나라는 존재는 항상 타 존재를 필요로 하는 존재이다. 나는 결코 독존할 수 없다.

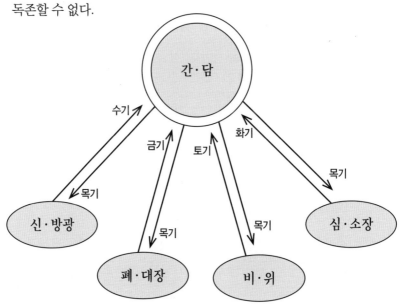

【그림-7】 간·담을 중심으로 나타낸 기의 흐름도[23]

간담은 목기를 생성하여 다른 장부들로 전송하고, 심소장의 화기, 비위의 토기, 폐대장의 금기, 신방광의 수기를 받아들여 자신의 고유의 생리적 기능을 수행한다.

[그림-7]이 간·담을 기준으로 간·담과 다른 네 쌍의 장부들 간에 교류되는 기들의 관계를 나타냈다면, 다음의 그림은 다섯 쌍의 장부들 상호간에, 즉 오장·오부간에 교류되는 모든 기들을 나타낸 것이다.

---

23) 권도원 선생의 1965년 논문의 그림을 재해석해서 나타낸 것이다. 다음을 참조할 것. Dowon Kuon, *A Study Of Constitution-acupuncture*, 1965, p.17.

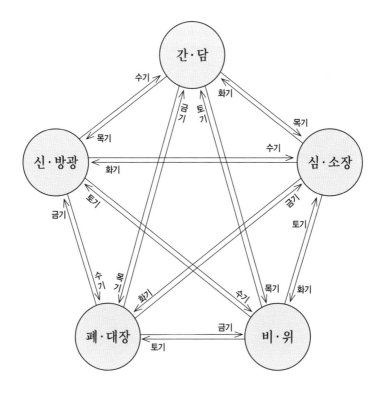

【그림-8】오장오부 상호간의 기의 흐름²⁴⁾

이 그림은 필자가 권도원 선생의 장부 및 경락론에서 얻은 힌트로부터 고안한 오장오부의 관계도이다. 이는 오장오부들 간의 기의 흐름을 묘사한 것으로, 뒤에 상론하는 한의학의 상생상극관계를 명료하게 설명하는 대단히 중요한 그림이다. 일반한의학의 단선적이고 일방향적인 상생상극관계의 오류를 광정하고, 한의학에 종종 노정되는 생리 및 병리 이론의 모순을 말끔하게 해결할 수 있는 결정적인 다이어그램이다. 흥미로운 것은 현 서양생물학의 가장 핵심적 이론인 유전자의 모델이 이중나선Double Helix의 구조인 것처럼, 여기

---

24) 1965년 논문을 재해석해서 나타냈다. Dowon Kuon, *A Study Of Constitution-acupuncture*, 1965, p.19.

장부들 간의 기의 흐름도 서로 기를 주고받는 이중경로Double Paths의 구조를 보인다는 것이다. 이 우주의 모든 사물들이 서로 간에 동등한 힘의 균형으로 상호 작용하는 뉴턴의 만유인력의 법칙처럼, 모든 장부들이 상호 간에 대등하게 각 장부의 기를 주고받는, 오장오부들 간의 상호작용의 법칙은 당연한 생리법칙이 아닐 수 없다. 이로써 일반한의학의 가장 큰 맹점의 하나인 일방향성의 기의 흐름의 모순과 경직성을 일거에 해결할 수 있게 되었다. 이 그림을 더욱 상세하게 하여 각 장부들 간의 기의 흐름을 정밀하게 나타낸 그림이 뒤에 [그림-17]에 도시되어 있다.

여기서 주의해야 할 것은 장과 부는 서로 긴밀하게 협조하지만 장계와 부계 간의 상호 기의 교환은 하지 않는다는 것이다. 장과 장 사이의 기의 흐름과 부와 부 사이의 기의 흐름은 서로 독립적이라는 말이다. 다시 말해 장의 기가 부로 가고, 부의 기가 장으로 가는 식으로 서로 섞이지는 않는다는 것이다. 장들 사이의 기의 순환은 장들 사이에서만 이루어지고, 부들 사이의 기의 순환은 부들 사이에서만 이루어진다.[25] 이것은 마치 마차의 좌우 바퀴가 결코 만나는 법이 없는 것과 동일하다. 그러면서도 인체라는 마차를 서로 협동하여 훌륭하게 운영해 나간다. 인체는 장과 부의 스테레오시스템이다.

---

25) 이는 체질침 시술을 할 때 경락의 혈들을 운용하는 방식에서 증명된다. 장계의 처방은 장계의 혈들만으로 구성되고, 부계의 처방은 부계의 혈들만으로 구성된다. 양자가 섞이는 경우는 없다. 예를 들어 금양체질金陽體質의 간肝을 보補하는 '단위처방'은 경거經渠, 중봉中封에 영법迎法을 적용하고, 음곡陰谷, 곡천曲泉에 수법隨法을 적용하는 것으로 구성되어 있고, 또 같은 체질의 담膽을 보하는 단위처방은 상양商陽, 규음竅陰에 영법을 적용하고, 통곡通谷, 협계俠谿에 수법을 적용하는 것으로 구성되어 있다(영수보사법迎隨補瀉法을 말함). 장계와 부계의 혈이 완전히 분리돼서 운용되고 있다. 다시 말해 '경거, 중봉, 통곡, 협계'와 같이 장계와 부계가 조합된 처방은 없다. 제3장 단위처방의 원리에서 상론한다.

상생지간과 상극지간

 장부들 간에는 서로가 서로에게 영향을 주고받으면서 전체적으로 인체라는 계의 평형을 유지하는 역학 법칙이 있다(상호 작용하는 영향력이란 관점에서 볼 때 뉴턴 역학처럼 역학적이다). 그것이 바로 상생相生과 상극相剋이라는 것이다. 상생상극이란 말은 사실 상당히 오해의 소지가 많은 말이다. 상생이란 말은 상대방을 생한다는 말로 해석되고, 상극이란 말은 상대방을 억제한다는 말로 곧잘 해석되기 때문이다. 이 말이 전적으로 틀린 말은 아니지만, 정확하게 말하자면 반만 맞는 말이다. 상생을 상대방을 생한다고 해석한다면 그것은 꼭 상대를 이롭게 하는 것으로만 들리고, 상극을 상대방을 억제한다고 해석한다면 그것은 상대를 해롭게 하는 것으로만 해석되기 쉽기 때문이다. 그것은 그렇지 않다.

 상생이란 정확하게 말하면 동조한다(to synchronize) 또는 공명한다(to resonate)는 말이다. 즉 상생관계에 있는 양자 중 일자가 증가하면 그에 동조하여 타자도 증가하고, 일자가 감소하면 그에 동조하여 타자도 감소하는 그런 관계이다. 상극은 이와 대조적으로 반대한다(to oppose) 또는 길항한다(to antagonize)는 말이다. 즉 일자가 증가하면 타자는 그 때문에 감소하고, 일자가 감소하면 타자는 증가하는 그런 관계이다. 따라서 상생이 무조건 상대를 강화시키지도 않고, 상극이 항상 상대를 억제하는 것도 아니다. 상생이 반대로 상대를 약화시킬 수도 있고, 상극이 상대를 강화시킬 수도 있다. 이것은 체질의학을 이해하는데 매우 중요한 말이다. 물론 한의학 전체를 이해하는데도 마찬가지로 매우 중요하다.

 또 전통적인 상생상극의 법칙과 8체질의학에서 바라보는 상생상극의 법칙 사이에는 큰 차이가 있다. 전통적으로 상생상극의 법칙은 그 운동의 방향이 주로 일방향성인데 반해, 체질의학에서는 철저하게 양방향성을 인정한다. 전통적 상생법칙은 목생화木生火, 화생토火生土, 토생금土生金, 금생수金生水, 수생목水生木으로서 '목 → 화 → 토 → 금 → 수 → 목'이라는 일방향성의 운동환을 말하며, 전통적 상극법칙은 목극토木剋土, 토극수土剋水, 수극화水剋火, 화극금火剋金, 금극목金剋木)으로서 '목 → 토 → 수 → 화 → 금 → 목'이라는 일방향성의 운동환을 말한다.

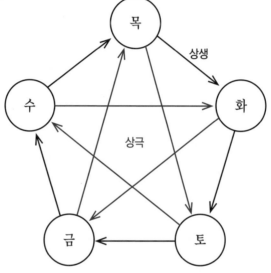

【그림-9】 전통적인 상생상극도

상생관계는 목→화→토→금→수→목의 일방향이고,
상극관계는 목→토→수→화→금→목의 일방향이다.

하지만 8체질의학에서는 양방향성을 모두 인정하므로 상당히 다른 양상을 나타낸다. 즉, 상생에 있어서는 목생화木生火, 화생토火生土, 토생금土生金, 금생수金生水, 수생목水生木 뿐만 아니라, 화생목火生木, 토생화土生火, 금생토金生土, 수생금水生金, 목생수木生水도 동일하게 존재하며, 상극에 있어서도 목극토木剋土, 토극수土剋水, 수극화水剋火,

화극금火剋金, 금극목金剋木 뿐만 아니라, 토극목土剋木, 수극토水剋土, 화극수火剋水, 금극화金剋火, 목극금木剋金도 동시에 존재한다. 따라서 상생의 환은 '목⇄화⇄토⇄금⇄수⇄목'과 같이 나타낼 수 있고, 상극의 환은 '목⇄토⇄수⇄화⇄금⇄목'과 같이 나타낼 수 있다.

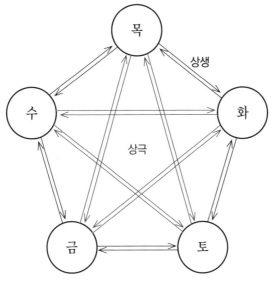

【그림-10】 8체질의학의 상생상극도

양방향의 상생상극도, 이는 한의학사에 있어서 최대의 혁명이다.

권도원 선생은 이러한 양방향성의 상생과 상극 관계를 '상생지간相生之間,' '상극지간相剋之間'이라고 한다. 양자 사이에서 쌍방향으로 동일하게 영향을 미치기 때문이다.[26] 이 역시 8체질의학을 이해하는데

---

26) "The word 'mutual' here in the present thesis means not that only one side performs either the accelerating or restraining actions, while the corresponding one is only acted by it, but that both sides performs the actions together." Dowon

없어서는 안 될 매우 중요한 개념이다. 이 개념이 없으면 뒤에 나오는 '단위처방Unit Formulae'27)을 도출할 수 없다. 이 개념 때문에 결정적으로 8체질의학이 가능하게 된 것이다.

이러한 양방향의 상생상극관계는 사실 앞에서 논한 오장오부 간의 기의 흐름에서 자연스럽게 도출되는 관계다. 오장오부가 각기 자기 장부의 기를 생성하기 위해서 타 장부들의 기를 받는 상호 의존적 관계에 있으므로, 상생상극관계가 양방향으로 미치는 것은 당연한 귀결이다. [그림-8]과 [그림-10]의 오장오부 상호간의 기의 흐름이 보여주듯이 오장오부 간에는 양방향의 이중경로가 활짝 열려있는 것이다.

일반한의학에서도 '상모相侮'라고 하여 금극목金剋木에 대하여 목극금木剋金과 같이 역방향의 상극관계에 대하여 간혹 논하고는 있지만, 이것은 특수한 병리적인 상황을 설명하기 위해 도입한 예외적인 것이다.28) 8체질의학에서와 같이 생리와 병리에 있어 기존 방향과 균등하게 역방향의 상생상극론을 본격적으로 논하는 것이 전혀 아니다.

그리고 역방향의 상생에 대해서는 일언반구도 없다. 단지『난경』「69난」(難經·六十九難)에 "허한 것은 그 어미를 보하고, 실한 것은 그 자식을 사한다. 먼저 보를 하고 그 다음에 사하는 것이 마땅하다(虛者補其母, 實者瀉其子。當先補之, 然後瀉之。)"라는 말이 나오는데, 여기 "실한 것은 그

Kuon, *A Study Of Constitution-acupuncture*, 1965, pp.24-25.

27) 이것은 필자가 만든 용어이다. 뒤에 '제3장 단위처방의 원리' 편에서 상론한다.

28) 이를 목화형금木火刑金(목의 화기가 금을 벌한다)이라고 한다. 목은 간을 상징하고, 금은 폐를 상징한다. 간화肝火가 몹시 왕성해져서 폐음肺陰을 상하여 폐에 열증이 생긴 것을 설명하는 병리이론이다(肝火犯肺). 일반적으로 기침과 함께 가슴과 옆구리가 아프며, 가슴이 답답하고 입이 쓰고 눈이 충혈 되며, 심하면 각혈까지 한다.

자식을 사한다"라는 말이 역방향의 상생으로 볼 수 있는 작은 단초이다.

실증을 보이는 장부를 그 자식을 사하여 다스리는 것은 역방향의 상생에 해당되는 것으로 볼 수 있는 것이다. 하지만, 상생을 일방향으로만 보기 때문에 그 자식을 사하는 것이 그 어미의 기의 유출(泄氣)을 유도하는 듯 모호한 태도를 취한다. 결국 자식이 어미의 기를 빼앗는 것이다. 이렇게 자식이 어미의 기를 빼앗는다는 표현은 어미에서 자식으로의 상생의 일방향만을 고수해야 하기 때문인 것이다. 이러한 것들을 보면 전통한의학에서도 양방향의 상생상극에 대한 모종의 느낌이 부분적으로는 있었던 것으로 보인다. 하지만 그것은 8체질의학과 같이 일반화되지 못하고 특수한 부분이론으로 그쳤다.

필자는 현재 일반한의학에서 일반적으로 인정하는 일방향의 상생상극관계는 잘못되었다고 생각한다. 어떻게 시스템을 이루고 있는 인체에 일방향의 관계만 성립할 수 있단 말인가?[29] 인체의 모든 조직과 기관은 각기 그물처럼 동시적으로 관련을 맺고 끊임없이 서로 작용을 주고받고 있다. 이 상호작용은 마치 뉴턴의 만유인력과 같은 것이다. 이것은 인체의 장부들 간의 상호작용에도 완전히 동일하게 적용될 수 있다. 상생지간과 상극지간이라는 양방향의 작용 개념은 인체생물학, 즉 의학에 있어서의 만유인력의 법칙이다.

---

29) 이러한 현실은 중국도 마찬가지이고, 한의학을 수입하고 있는 그 밖의 모든 나라가 다 마찬가지다. 학문 세계의 도그마도 참 무서운 면이 있다. 상생지간과 상극지간이라는 양방향의 오행관은 한의학에 있어서 결정적인 인식의 전환이다. 의학에서 일방향 일변도의 인체론은 물질적 이동의 측면에서만 인체를 탐구하는 서양의학에나 적용될 수 있는 것이다. 이러한 인체관에 입각한 서양의학의 한계는 이미 도처에서 노정되고 있다.

왜 하필 다섯인가

「오행의 수리물리적 모형」이라는 소광섭 교수(전 서울대학교, 이론물리학)의 독특한 논문이 있다. 물리학자로서 오행이라는 개념을 수리물리적으로 분석한 논문이다. 여기에서 그는 오행체계의 특성으로 몇 가지를 들었다. 먼저 순환성으로서, 상생이나 상극관계가 각기 하나의 닫힌 고리(a closed circuit)를 이루어 돌고 도는 순환의 특징이 있다고 했다. 두 번째로 생극대칭성生剋對稱性을 들었는데, 이는 상생과 상극의 겹고리 순환도(오각형과 안에 내접하는 별 모양)가 상생과 상극을 맞바꿔도 역시 동일한 구조, 즉 오각형과 별의 겹고리 순환도를 갖는다는 것이다.

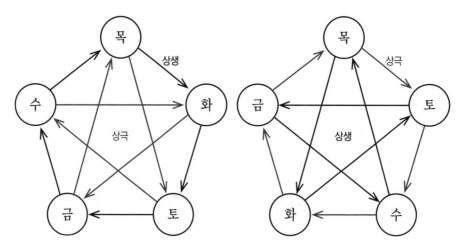

【그림-11】 생극대칭성

왼쪽은 전통적인 상생상극도이다. 목→화→토→금→수→목의 상생의 고리와 목→토→수→화→금→목의 상극의 고리가 공존한다. 이 상생상극도의 상생과 상극의 위치를 바꾸면 오른쪽의 그림이 된다. 바깥쪽에 목→토→수→화→금→목의 상극의 고리가 있고, 안쪽에 목→화→토→금→수→목의 상생의 고리가 있다. 이렇게 상생과 상극을 바꾸어도 역시 겹고리의 상생상극도가 탄생한다.

세 번째로 직접 작용성을 들어서, 오행의 각 행行이 다른 네 행과 상생 또는 상극으로 직접 작용하고 있다고 했다.

그리고 네 번째로 왜 하필 오행, 즉 다섯으로 구성되어 있는가에 대한 해답으로 위의 세 조건을 동시에 만족하는 최소 체계(minimal system)이기 때문이라고 했다. 짝수가 되면 생극대칭성과 순환성이 깨지고, 홀수가 되면 모든 행간의 직접 작용성에 위배된다는 것이다. 이는 오행체계의 해석에 상당히 중요한 관점을 제공하는 탁견이라고 생각한다. 어떻게 해서 동양인에게 오행이라는 우주관이 형성되었는지를 알 수 있는 참으로 예리한 분석이라고 생각한다.[30]

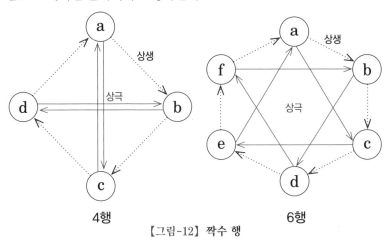

【그림-12】 짝수 행

4행의 경우 상생은 a→b→c→d→a의 고리를 이루나, 상극은 a⇌c와 b⇌d로 되어 고리가 둘로 분리된다. 6행의 경우도 상생은 a→b→c→d→e→f→a의 고리를 이루나, 상극은 a→c→e→a와 b→d→f→b로 역시 고리가 둘로 분리된다. 기본적으로 모든 짝수 행은 순환성과 생극대칭성을 위배한다.

---

30) 소광섭, 「오행의 수리물리적 모형」, 『과학과 철학 4집』(서울: 통나무, 1993), pp.39-45.

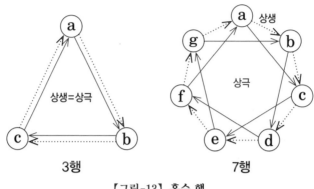

3행   7행

【그림-13】 홀수 행

3행의 경우는 상생과 상극이 모두 a→b→c→a가 되어 동일한 고
리밖에 형성하지 못하므로, 원천적으로 상생상극관계를 형성하지 못
한다. 5행 미만의 홀수 행의 경우는 상생상극관계가 불가능하다. 7행
의 경우 상생은 a→b→c→d→e→f→g→a로 고리를 이루고, 상극도
a→c→e→g→b→d→f→a로 역시 고리를 이뤄 둘 다 순환성이 존재한다.
하지만 모든 행들 서로 간에 직접적인 작용이 있어야 하는 조건을 만족하지
못한다. 예를 들어 a를 기준으로 a와 d, a와 e 사이에는 그림에서 보듯이
직접적인 상생작용과 상극작용이 존재하지 않는다. 5행을 초과하는 모든
홀수 행은 직접작용성을 만족하지 못하는 것이다. 따라서 가장 간단한 최소
체계를 구성하는데 불리하다.

오행이란 상생과 상극이 모든 행들 간에 직접작용하면서 동시에 상
생과 상극의 순환이 서로 대칭성을 갖는 최소 체계로서 고안된, 동양인
의 우주와 인체에 대한 가장 간단하면서도 매우 치밀한 과학적 모델인
것이다.

이 소광섭 교수의 관점은 동양인의 우주관을 이해하는 데 있어 매우
중요한 실마리를 제공한다. 한의학의 인체관을 이해하는 데 있어서도
역시 없어서는 안 될 근원적이며 핵심적인 심층구조를 제시한다. 우리

는 항상 오행을 당연한 전제로서 그냥 무비판적으로 수용하고, 거기에서 사고를 진행하는데 너무 익숙해져 있다. 그러나 왜 오행인가 하는 물음은 사실은 결코 간과해서는 안 되는 매우 중요한 문제의식이다.

대상의 법칙, 오행

오행은 단순히 몇 개의 범주로서 인간이 자신과 환경을 인식하는 방편적 도구가 아니다. 사물을 단순히 다섯 개로 분류한 그룹짓기가 절대 아니다. 목의 성질을 갖는 것들, 화의 성질을 갖는 것들, 토의 성질을 갖는 것들, 금의 성질을 갖는 것들, 그리고 수의 성질을 갖는 것들의 헤쳐모여가 아니다.[31] 그것은 또한 불교의 지수화풍地水火風이니, 그밖에 서양의 3원소설이니, 4원소설이니, 5원소설이니, 8원소설이니 하는 따위의 몇 가지 그럴싸한 요소로 분류하여 대상을 파악하는 얄팍한 환원주의적 세계관이 아니다. 그런 것은 전 세계 어디에 가나, 어느 문명권에나 존재하는 흔하디흔한 문화적 상식에 불과한 것들이다. 오행은 결코 다섯 개의 요소에서 모든 만물이 생겨났다는 식의 저차원적인 5원소설이 아니다. 그 따위 원소설이라면 화학주기율표를 장식하는 118원소설 외에는 몽땅 폐기처분되어야 할 것이다.

오행은 인간이, 대상인 사물의 운행의 질서를 다섯 가지의 형식의 기능

---

31) 대개 일반한의학에서 오행을 말하는 방법이 이런 식이다. 간은 목에 속하며, 목은 나무다. 목은 봄에 나무들이 쭉쭉 뻗어 생장해 나가듯이 '발산'의 기능을 갖는다. 목은 나무요, 바람이며, 동쪽이요, 인체에서는 간이고 눈이며 손톱이다 ……. 중풍이란 나무의 잔가지가 바람에 부러지듯 모세혈관이 터진 것이다. 나무는 곧 목이며 간이고 바람이다. 중풍이란 간풍이 체내에서 동한 것이다(肝風內動). 직관과 비유로 일관할 뿐 거기에는 어떤 과학적 법칙이 없다. 음양과 오행의 범주에 인체와 사물을 분류해 놓고 유비추리만을 늘어놓고 있는 것이다.

으로 찍어 낸 인식의 작용의 결과이다.[32] 그것은 이 세계를, 상생과 상극의 관계가 동시에 대칭적으로 성립하면서, 그 상생과 상극의 작용이 계의 각 구성 주체에 대하여 직접적인 작용만으로서 성립하는, 가능한 최소의 시스템으로서 고안해 낸 지극히 이상화된 과학적 모델(an idealized scientific model)인 것이다.

여기에는 계의 구성 주체에 대한 본체론적 관심이 전혀 없다. 목이 무엇으로 구성되어 있고, 화는 무엇으로 구성되어 있으며, 토는 무엇으로 구성되어 있고, 금은 무엇으로 구성되어 있으며, 수는 무엇으로 구성되어 있느냐 하는 그 자체에 대한 존재론적 물음은 전혀 무의미한 것이다. 또 목에는 무엇이 속하며, 화에는 무엇이 속하고, 토에는 무엇이 속하며, 금에는 무엇이 속하고, 수에는 무엇이 속하느냐 하는 분류학적인 관심도 하등의 본질적 의미를 갖지 못한다.

시스템의 구성 주체로서의 목·화·토·금·수는 차라리 잊는 것이 낫다. 그것은 A·B·C·D·E건 가·나·다·라·마건 아무래도 좋다. 오히려 이렇게 의미론적 색채가 없는 수학에서 말하는 변수(variable)로 놓는 것이 더 좋을 수도 있다. 그것은 심지어는 존재하지 않는 것이라도 아무런 문제가 없다. 아니, 차라리 존재하지 않는 것이라고 생각하는 것이 옳다. 그것은 오로지 기능으로서만 존재하는 것이기 때문이다. 그것은 존재가 아니라 기능이다. 그것은 그 계에서 어떠한 작용을 일으키느냐만 중요한 것이다. 목·화·토·금·수가 상호간에 어떠

---

32) 도올 김용옥, 『기철학산조』(서울: 통나무, 1992), pp.57-58. 도올 선생은 여기에서 음양은 인식의 법칙이요, 오행은 대상의 법칙이라고 했다. 필자는, 오행이 대상의 법칙이라고 해도 역시 인간의 인식의 작용의 결과이므로 이렇게 표현한 것이다. 대상을 오행이라는 체계로 인간이 인식했다는 말이다.

한 법칙을 가지고, 어떻게 서로 영향을 주고받으면서, 어떻게 계의 전체의 목적을 실현하느냐 하는 것만이 궁극적으로 의미를 갖는 것이다. 이렇게 시스템의 기능론적인 관점에서 오행을 바라보고, 또 오행의 그 다섯 됨의 필연성을 수리적으로 논증한 소광섭 교수의 이론은 그 중요함을 아무리 강조해도 결코 지나침이 없을 것이다.

다만, 여기에서 그가 상생상극을 전통적인 일방향의 관점만을 견지한 점은 역시 한계라고 해야 할 것이다. 그는 이 논문에서 시스템론을 적용하면서 상생의 환을 양의 되먹임(positive feedback), 상극의 환을 음의 되먹임(negative feedback)이라고 보고 있다. 틀린 말은 아니나, 실제 인체에서는 그렇게 목→화→토→금→수→목이나 목→토→수→화→금→목의 순서를 죽 밟으면서 생리나 병리 현상이 일어나지 않는다. 그 중 일부만 선별적으로 발생하고, 또 상생과 상극을 임의로 넘나들며 복합적으로 발생한다. 단순 자동제어시스템(automatic control system)처럼 주어진 단계를 맹목적으로 밟지 않는다는 것이다. 그런 식의 피드백은 동의의 인체에서는 일어나지 않는다. 이는 서의의 호르몬의 의한 조절 시스템(대개 네거티브 피드백)에나 맞는 말이다. 게다가 체질의학에서는 전술한 대로 상생상극이 양방향성이다. 소광섭 교수의 모형과는 상당히 다른 것이다. 필자는 이 양방향성이 체질의학에만 해당되는 말이 아니라고 생각한다. 그것은 보편성을 가진 한의학의 일반 이론이다.

소광섭 교수는 동 논문에서 오행의 목·화·토·금·수를 각각 상태변수 $S_1 \cdot S_2 \cdot S_3 \cdot S_4 \cdot S_5$로 놓고, 상태변수의 시간변화율을 다음과 같이 정의하여 미분방정식을 세웠다. 이것은 전통적인 일방향만의 상생상극관계에 의한 방정식이다.

$$dS_1/dt = \alpha S_5 - \beta S_4$$
$$dS_2/dt = \alpha S_1 - \beta S_5$$
$$dS_3/dt = \alpha S_2 - \beta S_1$$
$$dS_4/dt = \alpha S_3 - \beta S_2$$
$$dS_5/dt = \alpha S_4 - \beta S_3$$
$$(\alpha, \ \beta > 0, \ \text{상수})$$

오행에서 목에 속하는 S_1은 수에 속하는 S_5에 의해 상생작용을 받고, 금에 속하는 S_4에 의해 상극작용을 받는다. 그래서 S_1의 순간변화율을 구하면 $dS_1/dt = \alpha S_5 - \beta S_4$와 같은 식이 세워지는 것이다($\alpha$와 β는 비례상수이다). 나머지 $S_2 \cdot S_3 \cdot S_4 \cdot S_5$에 대한 순간변화율도 마찬가지의 일방향의 상생상극작용을 적용하면 위와 같은 미분방정식이 나온다. 미분방정식은 시스템을 어떻게 보느냐에 따라 다양한 방식으로 세울 수 있으나 여기서 소광섭 교수는 편의상 가장 간단한 방정식으로 접근한 것이다.

필자는 이 미분방정식이 양방향의 상생상극관계가 아닌, 일방향의 상생상극관계에 의해 세워진 것이므로 오행의 시스템을 온전하게 기술하지 못했다고 생각한다. 따라서 필자가 앞 절에서 논한 바 양방향의 상생상극을 고려한다면 소광섭 교수의 미분방정식은 다음과 같이 새롭게 세워져야 할 것이다.

$$dS_1/dt = \alpha S_2 - \beta S_3 - \gamma S_4 + \delta S_5$$
$$dS_2/dt = \alpha S_3 - \beta S_4 - \gamma S_5 + \delta S_1$$
$$dS_3/dt = \alpha S_4 - \beta S_5 - \gamma S_1 + \delta S_2$$

$$dS_4/dt = \alpha S_5 - \beta S_1 - \gamma S_2 + \delta S_3$$
$$dS_5/dt = \alpha S_1 - \beta S_2 - \gamma S_3 + \delta S_4$$
$$(\alpha, \beta, \gamma, \delta > 0, \text{상수})$$

위의 식에서 플러스부호를 갖는 상태변수는 상생작용에 의한 효과를 말하며, 마이너스부호를 갖는 상태변수는 상극작용에 의한 효과를 말하는 것이다. 따라서 S_1의 순간변화율($dS1/dt$)은 S_5와 S_2의 상생지간의 효과($\alpha S_2 + \delta S_5$)와, S_3와 S_4의 상극지간의 효과($-\beta S_3 - \gamma S_4$)를 동시에 받으므로, $dS_1/dt = \alpha S_2 - \beta S_3 - \gamma S_4 + \delta S_5$와 같이 방정식이 세워진다. 나머지 S_2, S_3, S_4, S_5의 순간변화율도 같은 요령으로 구한다. 그래서 결과적으로 위와 같은 5개의 변수로 구성된 미분방정식이 세워진 것이다. 이 미분방정식의 해를 구한다면, 주어진 조건에서 목·화·토·금·수의 다섯 기의 임의의 시간에 있어서의 상태를 각각 정확하게 예측할 수 있을 것이다.[33]

이렇게 양방향의 상생상극의 개념을 도입하여 오행의 시스템을 해석했더라면 그가 제안한 오행의 미분방정식 모형이 좀 더 실제에 가깝고 실용적인 모델이 될 수 있었을 것이다. 여기에 다섯 장부의 대소관계가 모두 반영된 8체질의학의 관점이 함께 적용됐더라면 더 바랄 나위 없었을 것이다.

장부란 이렇게 상생과 상극의 최소 체계로서의 오행 관계를 인체에 그대로 적용한 하나의 이상화된 시스템(idealized system)이다. 간·담이

---

33) 소광섭, 「오행의 수리물리적 모형」, 『과학과 철학 4집』(서울: 통나무, 1993), pp.46-56.

목기를 생성·조절하고, 심·소장이 화기를 생성·조절하며, 비·위가 토기를 생성·조절하고, 폐·대장이 금기를 생성·조절하며, 그리고 신·방광이 수기를 생성·조절하는 이러한 기능을 일컬어 일반한의학에서는 장부의 오행 속성이라고 애매하게 표현한 것이다. 이 속성이란 말에는 이러한 장부들의 기의 생성과 뒤에 설명하게 되는 장부들 간의 기의 구체적인 교환법칙 등의 과정이 거의 무시되어 있다. 그래서 너무나 당연히 알고 있는 것 같으면서도 가만히 들여다보면 아무런 알맹이가 없어서 한없이 뜬구름 잡는 것처럼 모호하게만 들린다. 과학은 정확성을 생명으로 한다.

상생상극의 법칙의 진짜 의미

모든 장부는 자기 장부의 기의 생성을 조절하기 위해서 타 장부의 기들을 이용한다. 따라서 한 장부의 기의 조절능력은 타 장부들의 기의 조절능력에 종속된다. 예를 들어 간·담의 목기의 조절 능력은 심·소장의 화기, 비·위의 토기, 폐·대장의 금기, 신·방광의 수기의 조절능력에 좌우되는 것이다. 신·방광의 수기의 생성이 증가하면 그 수기를 받아 간·담의 목기 생성이 증가할 것이다. 신·방광의 수기 생성이 감소하면 수기의 공급이 줄어들어 간·담의 목기 생성이 감소할 것이다.

그러므로 오행의 상생상극의 법칙은 장부 간에도 동일하게 적용된다. 즉 간생심肝生心, 심생비心生脾, 비생폐脾生肺, 폐생신肺生腎, 신생간腎生肝의 상생관계와, 간극비肝剋脾, 비극신脾剋腎, 신극심腎剋心, 심극폐心剋肺, 폐극간肺剋肝의 상극관계가 그것이다. 오장뿐만 아니라 오부에도 동일한 관계가 성립한다. 즉, 담생소장膽生小腸, 소장생위小腸生胃, 위생대장胃生大腸, 대장생방광大腸生膀胱, 방광생담膀胱生膽의 상생관계와 담극위膽剋胃 위극방광胃剋膀胱, 방광극소장膀胱剋小腸, 소장극대장小腸剋大腸, 대장극담大腸剋膽의 상극관계가 성립한다.

이러한 장부간의 상생상극 관계도 체질의학에서는 역시 양방향성이다. 따라서 앞의 전통적 상생상극 관계와 더불어 그 역방향, 즉 심생간心生肝, 비생심脾生心, 폐생비肺生脾, 신생폐腎生肺, 간생신肝生腎의 상생관계와, 비극간脾剋肝, 신극비腎剋脾, 심극신心剋腎, 폐극심肺剋心, 간극폐肝剋肺의 상극관계가 동시에 성립하며, 오부 간에도 역시 역방향인, 소장생담小腸生膽, 위생소장胃生小腸, 대장생위大腸生胃, 방광생대장膀胱生大腸, 담생방광膽生膀胱의 상생관계와 위극담胃剋膽, 방광극위膀胱剋胃, 소장극방광小腸剋膀胱, 대장극소장大腸剋小腸, 담극대장膽剋大腸의 상극관계가 동시에 성립한다.

일반한의학에서는 전통적으로 장부 간에 존재하는 이러한 상생상극 법칙을 오행의 상생상극 법칙에 그대로 대입하는 데서 그쳤지만, 8체질의학에서는 보다 구체적인 기氣들간의 교환법칙을 정밀하게 제시하고 있다. 일례로 간·담이 심·소장을 생생한다고 할 때 그 구체적인 기제는 간·담으로부터 생성된 목기木氣가 심·소장에 전달되어 심·소장의 화기火氣의 생성 능력을 향상시키는 것으로 설명할 수 있으며, 역으로 심·소장이 간·담을 생한다는 것도 심·소장으로부터 생성된 화기가 간·담에 전달되어 간·담의 목기의 생성 능력을 향상시키는 것으로 볼 수 있다([그림-7] 참조). 또 간·담이 비·위를 극剋한다고 하는 것은 간·담으로부터 생성된 목기木氣가 비·위에 전달되어 비·위의 토기土氣의 생성 기능을 억제하는 것으로 설명할 수 있으며, 역으로 비·위가 간·담을 극한다는 것도 비·위로부터 생성된 토기가 간·담에 전달되어 간·담의 목기의 생성 기능을 억제하는 것으로 풀이할 수 있다. 이와 동일한 방식으로 오장과 오부 사이의 모든 상생상극 관계를 설명할 수 있는 것이다([그림-8]).

경락의 핵심 기능

이러한 장부들 간의 기들의 교환은 경락經絡이라고 하는 경로를 통해서 이루어진다. 경락은 경맥經脈과 락맥絡脈을 통칭하는 말이다.[34] 인체의 모든 기의 흐름은 이 경맥과 락맥을 통해 이뤄지는 것이다. 경맥이란 인체에서 가장 중요한 경락으로서 인체의 경經, 즉 기준이 되는 맥이란 뜻이다. 락맥은 경맥에서 갈라져 나온 가지로, 경맥보다 가늘고 얕은 곳에 분포해 있다. 경맥이 간선이라면 락맥은 지선 같은 것이다. 따라서 경맥이 서양의학의 대동맥, 소동맥과 같은 굵은 혈관의 이미지라면, 락맥은 모세혈관과 같은 가는 혈관의 이미지를 갖는다. 락맥은 경맥에 종속되므로 역시 중요한 것은 경맥이다.

경맥에는 12경맥十二經脈이 존재한다. 이것은 좌우에 쌍으로 존재하므로 다해서 24경맥이 존재하는 셈이다. 각 경맥은 체내에서 하나의 장또는 부와 연결되어 있고, 그 경락이 지배하는 조직과 피부를 흐른다. 인체에 육장육부가 존재하므로 그래서 12경맥이 존재하는 것이다. 이 경맥은 크게 음경陰經과 양경陽經으로 나뉜다. 음경이란 대개 인체의 안쪽을 흐르는 경맥이고, 양경이란 인체의 바깥쪽을 흐르는 경맥이다(예외가 있다). 음경은 전통한의학에서 말하는 장에 속하는 경맥이고, 양경은 전통한의학에서 말하는 부에 속하는 경맥이다.

---

34) 이것은 간단한 구분이다. 경락을 더 세분하면 십이정경十二正經, 기경팔맥奇經八脈, 락맥絡脈, 경근經筋, 경별經別, 피부皮膚, 손락孫絡 등이 있다.

따라서 음경에는 간경肝經, 심경心經, 비경脾經, 폐경肺經, 신경腎經, 심포경心包經이 속하고, 양경에는 담경膽經, 소장경小腸經, 위경胃經, 대장경大腸經, 방광경膀胱經, 삼초경三焦經이 속한다.[35]

모든 경맥은 몸통과 사지말단을 연결한다. 손에 여섯 개의 경맥이 연결되어 있고, 발에 여섯 개의 경맥이 연결되어 있다. 즉, 손에 세 개의 음경(手三陰經, 수삼음경)과 세 개의 양경(手三陽經, 수삼양경)이 연결되고, 발에 세 개의 음경(足三陰經, 족삼음경)과 세 개의 양경(足三陽經, 족삼양경)이 연결된다. 수삼음경에는 폐경, 심경, 심포경이 있고, 수삼양경에는 대장경, 소장경, 삼초경이 있다. 족삼음경에는 간경, 비경, 신경이 있고, 족삼양경에는 담경, 위경, 방광경이 있다.

이 12경맥은 각기 하나의 장 또는 부와 연결되어 해당 장부를 조절하면서, 동시에 전체 경맥이 서로 연결되어 있어 하나의 커다란 순환의 고리를 이룬다. 이를 12경맥의 유주流注라고 한다. 이 12경맥에 기氣가 유

---

35) 하지만 권도원 선생에 따르면 8체질의학에서는 반대로 부가 음에 속하고, 장이 양에 속한다. 그에 따르면 인간이 진화 과정에서 직립함으로써 땅을 향하고 있던 음경락이 신체의 전면으로 드러나게 되고 하늘을 향하고 있던 양경락이 신체의 후면으로 밀려남으로써 음과 양의 역전현상이 일어났다는 것이다. 자신만의 독특한 경락론에 따라 음과 양을 바꾼 것이다. 하지만 이 음양역전이 실제 임상에서는 큰 의미를 갖지 못한다. 어차피 8체질의학은 이제마의 이론처럼 상하上下의 음양승강론이 아니라 수평水平의 오행생극론이기 때문이다. 필자의 이 말이 무엇을 의미하는지 지금은 잘 알 수 없을 것이다. 이는 뒤에 8체질의학의 처방이론을 보면 이해할 수 있다. 그래도 잠깐 팁을 준다면, 8체질 침 치료의 기본 단위인 '단위처방'의 구성 혈이 하나의 단위처방 안에서 장계와 혈과 부계의 혈이 결코 섞이지 않는다는 것이다. 장계는 장계대로, 부계는 부계대로 독립적으로 혈이 운용되므로 장이 양이건 음이건, 부가 양이건 음이건 서로 아무 상관이 없다는 말이다.

주하면서 각 경맥의 혈穴들을 통과한다. 이를 경혈經穴이라고 한다. 경혈이란 각 경맥의 기가 들어오고 나가는 통로 같은 것이다. 12경맥의 유주는 다음과 같다:

폐경(몸통→손끝) ···▶ 대장경(손끝→몸통) ···▶ 위경(몸통→발끝) ···▶
비경(발끝→몸통) ···▶ 심경(몸통→손끝) ···▶ 소장경(손끝→몸통) ···▶
방광경(몸통→발끝) ···▶ 신경(발바닥→몸통) ···▶ 심포경(몸통→손끝) ···▶
삼초경(손끝→몸통) ···▶ 담경(몸통→발끝) ···▶ 간경(발끝→몸통) ···▶
폐경

이 12경맥의 유주는 몸통과 사지 말단을 오가면서 폐경부터 간경까지 하나의 환을 이루어 전신을 영양하고 육장육부와 빠짐없이 연계되어 있다. 한마디로 말해 경락이란 장부에서 생성된 목·화·토·금·수(木·火·土·金·水)의 다섯 기氣들이 이동하는 경로인 셈이다. 즉 장부에서 생성된 오기가 경락을 통해 전신에 공급되고, 또 전신에 분포된 경락을 통하여 역으로 장부를 조절하기도 하는 것이다.

하지만 필자는 이러한 12경맥의 유주는 지극히 관념적인 것이라고 생각한다. 실제로 기의 흐름이 이렇게 결정된 루트를 순서대로 착착 밟지 않기 때문이다. 앞의 오행의 상생상극도에서 보듯이 기의 흐름은 장부들 사이에서 보이지 않는 직통라인을 통해 직접적으로 드나든다. 임상에서 체질침을 시술해보면 그 전달이 간에서 폐로 혹은 비에서 신으로 전광석화처럼 순간적으로 일어난다. 12경맥의 유주 계통을 하나하나 차근차근 밟아서 목표한 장부로 오고가는 것이 전혀 아니라는 것이다. 같은 맥락에서 방향성도 위에 도시한 것처럼 일방향도 아니다. 당연히 역방향의 유주도 수시로 일어난다. 또 12경맥유주의 경로에서 보듯이 장에서 부로, 부에서 장으로 이렇게 넘나들면서 공평하게 이어가지도 않는다. 장은 장끼리만 기를 주고받고, 부는 부끼리만 기를 주고받는다. 장과 부는 서로 전혀 교류 없이 영원히 평행선을 달리는 철로 같은 것이다.[36]

이러한 기의 전달과 조절작용은 구체적으로 인체의 경맥에 존재하는 대략 361개의 경혈이 맡는다. 하지만 장부들 간의 기의 흐름의 조절은 이 361개의 혈들이 다 동원되는 것은 아니다. 장부들만을 조절하는 특수 혈들이 있는 것이다. 그것이 바로 오수혈五輪穴이다. 그러면 경락상에서 장부의 기들이 어떻게 이동하는지 좀 더 상세하게 알아보자.

장부는 목·화·토·금·수(木·火·土·金·水)의 오기五氣를 생성한다. 이 장부들로부터 생성된 다섯 기氣는 각 장부 경락에 존재하는 수많은 혈들 중에 오직 오수혈五輪穴을 통해서만 교환된다. 오수혈이란 장부들 간의 기의 흐름을 제어하는 경락상의 특정한 혈들로서 목·화·토·금·수의 오행의 속성을 갖는 혈들을 말한다. 그래서 권도원 선생은 이를 "장부혈Visceral Points"이라고 한다. 이 혈들을 간단히 목혈木穴, 화혈火穴, 토혈土穴, 금혈金穴, 수혈水穴이라고 하자.[37] 하나의 장 또는 부에 속하는 경락臟腑經絡은 모두 이 다섯 혈을 각기 갖고 있다(총 60혈). 아래에 장부혈들을 구체적으로 도시圖示한다.

---

36) 이는 오수혈을 통한 장부들 간의 기의 교류에만 해당되는 이야기이다. 그래서 권도원 선생은 오수혈을 장부혈이라고 한다.

37) 오수혈은 인체의 주관절과 슬관절 이하에 존재하는 정·형·수·경·합(井·滎·輸·經·合)의 다섯 혈을 말한다. 이 혈들에는 각기 오행의 속성이 부여되어 있어 상생상극을 이용하여 장부를 보사하는데 사용할 수 있다. 장에 속하는 경락에서는 정·형·수·경·합혈이 차례로 목·화·토·금·수의 속성을 갖고, 부에 속하는 경락에서는 이와 달리 금·수·목·화·토의 속성을 갖는다.

장경臟經	목(1)	화(3)	토(5)	금(7)	수(9)
간경(Ⅰ)	**대돈**大敦	행간行間	태충太衝	중봉中封	곡천曲泉
심경(Ⅲ)	소충少衝	**소부**少府	신문神門	영도靈道	소해少海
비경(Ⅴ)	은백隱白	대도大都	**태백**太白	상구商丘	음릉천陰陵泉
폐경(Ⅶ)	소상少商	어제魚際	태연太淵	**경거**經渠	척택尺澤
신경(Ⅸ)	용천湧泉	연곡然谷	태계太谿	부류復溜	**음곡**陰谷
심포경(Ⅲ')	중충中衝	노궁勞宮	대릉大陵	간사間使	곡택曲澤

부경腑經	목(2)	화(4)	토(6)	금(8)	수(10)
담경(Ⅱ)	**임읍**臨泣	양보陽輔	양릉천陽陵泉	규음竅陰	협계俠谿
소장경(Ⅳ)	후계後谿	**양곡**陽谷	소해小海	소택少澤	전곡前谷
위경(Ⅵ)	함곡陷谷	해계解谿	**족삼리**足三里	여태厲兌	내정内庭
대장경(Ⅷ)	삼간三間	양계陽谿	곡지曲池	**상양**商陽	이간二間
방광경(Ⅹ)	속골束骨	곤륜崑崙	위중委中	지음至陰	**통곡**通谷
삼초경(Ⅳ')	중저中渚	지구支溝	천정天井	관충關衝	액문液門

【그림-14】 장부혈(오수혈)

이와 관련하여 다음과 같이 장부, 경락, 장부혈에 관한 기호규약이 있다. 이는 권도원 선생이 고안한 것이다.

【장부 및 경락의 기호】

간 = Ⅰ, 심 = Ⅲ, 비 = Ⅴ, 폐 = Ⅶ, 신 = Ⅸ, 심포 = Ⅲ'

담 = Ⅱ, 소장 = Ⅳ, 위 = Ⅵ, 대장 = Ⅷ, 방광 = Ⅹ, 삼초 = Ⅳ'

(권도원 선생은 로마숫자를 장부 기호로 쓰고, 여기에 프라임prime[']를 붙여 해당 장부의 경락의 기호로 삼아 양자를 구분하였으나, 필자는 로마숫자를 장부와 경락의 기호로 같이 사용할 것이다. 그리고 심포와 삼초의 경우에는 로마숫자에 프라임을 붙여 구분키로 한다.)

【장부혈의 기호】

장계臟系 -- 목혈 = 1, 화혈 = 3, 토혈 = 5, 금혈 = 7, 수혈 = 9

부계腑系 -- 목혈 = 2, 화혈 = 4, 토혈 = 6, 금혈 = 8, 수혈 = 10

　기호의 사용법은 다음과 같다: 예를 들어 장경의 Ⅲ5는 신문, Ⅸ3은 연곡, 부경의 Ⅵ8은 여태, Ⅹ10은 통곡이다(앞의 장부혈 표를 참조하라). 다른 것들도 마찬가지다. 행과 열에 맞춰 경락의 로마숫자와 오행의 아라비아숫자를 결합해서 쓰면 된다. 이것은 뒤에 단위처방이나 복합처방 등을 기록할 때 표기를 간략하게 하기 위해 사용된다.

　다음은 8체질의학에서 주로 쓰는 장부혈과 그것이 속한 경락상의 위치에 관해 위 기호를 사용해서 그린 그림이다. 심경(Ⅲ), 폐경(Ⅶ), 심포경(Ⅲ')은 몸통에서 손끝 방향으로 경락이 유주하고, 간경(Ⅰ), 비경(Ⅴ), 신경(Ⅸ)은 발끝에서 몸통 방향으로 경락이 유주한다. 그리고 소장경(Ⅳ), 대장경(Ⅷ), 삼초경(Ⅳ')은 손끝에서 몸통 방향으로 경락이 유주하고, 담경(Ⅱ), 위경(Ⅵ), 방광경(Ⅹ)은 몸통에서 발끝 방향으로 경락이 유주한다.

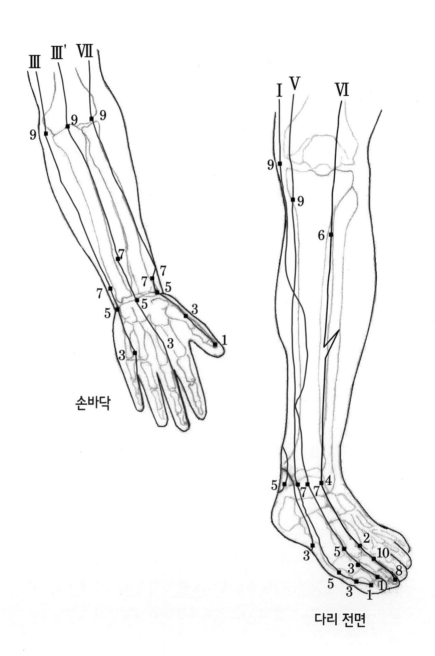

손바닥

다리 전면

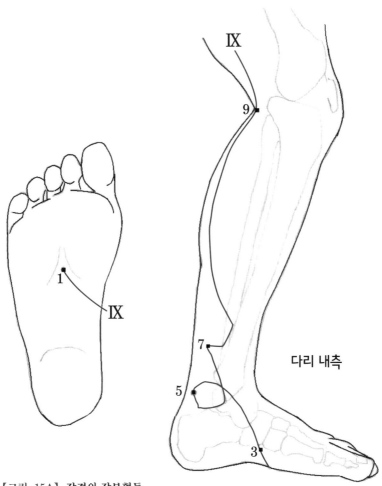

【그림-15A】 장경의 장부혈들

간경(Ⅰ), 심경(Ⅲ), 비경(Ⅴ), 폐경(Ⅶ), 신경(Ⅸ), 심포경(Ⅲ')에 속하는 장부혈들의 그림이다. 아라비아숫자는 각 혈의 오행의 속성을 나타내며, 사지 말단으로부터 목(1), 화(3), 토(5), 금(7), 수(9)의 속성을 지닌다. 심경의 목혈은 새끼손가락 손톱의 요골쪽 근부 모서리橈側爪甲根角에서 약 0.1촌 떨어진 부위에 존재하므로 [그림-15B]의 손등 그림의 새끼손가락 끝에 도시되어 있다. 또 심포경의 목혈은 가운데손가락 손톱의 요골쪽 근부 모서리에서 약 0.1촌 떨어진 부위에 존재하므로 [그림-15B]의 손등 그림의 가운데손가락 끝에 도시되어 있다.

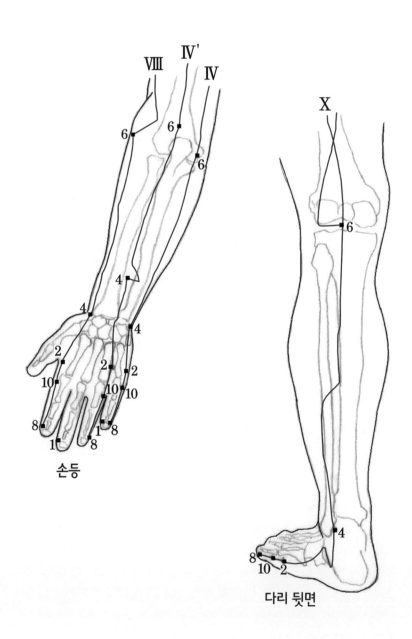

손등

다리 뒷면

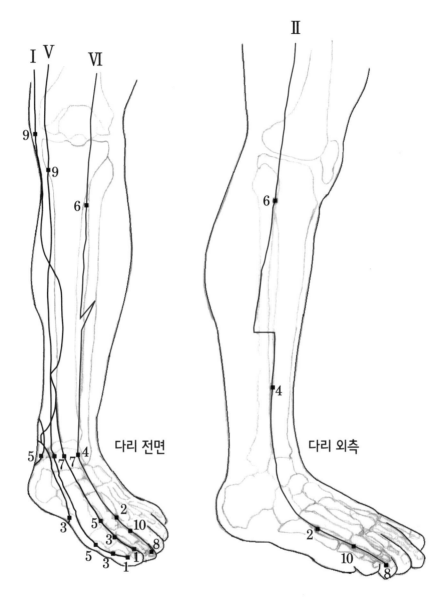

【그림-15B】 부경의 장부혈들

담경(Ⅱ), 소장경(Ⅳ), 위경(Ⅵ), 대장경(Ⅷ), 방광경(Ⅹ), 삼초경(Ⅳ')에 속하는 장부혈들의
그림이다. 사지 말단으로부터 금(8), 수(10), 목(2), 화(4), 토(6)의 속성을 지닌다.

각 경마다 존재하는 이 다섯 혈은 하나의 전송혈傳送穴(transmissive point)과 네 개의 수신혈受信穴(receiving point)로 구성된다. 전송혈이란 해당 장부의 오행 속성과 동일한 혈로서 그 장부에서 생성된 기를 다른 장부에 보내는 기능을 갖는 혈을 말하고, 수신혈이란 해당 장부의 속성과 다른 그 밖의 네 혈로서 타 장부로부터 생성된 기를 받아들이는 기능을 갖는 혈을 말한다.[38]

새로운 상생상극도의 탄생

간경肝經을 예로 들어 설명해 보자. 간肝은 목기를 생성·조절하는 장臟이다. 따라서 간의 목혈(대돈)이 전송혈이 되고, 다른 화·토·금·수의 네 혈(행간, 태충, 중봉, 곡천)은 수신혈이 된다. 간경의 목혈로부터 방출되는 목기는 타 장 경락의 수신혈 중 목혈을 통해 전달되고, 대신에 타 장부로부터 전달되어 온 화·토·금·수의 네 기는 각기 간경의 화·토·금·수의 네 혈을 통해 받아들여진다. 이것이 바로 앞의 [그림-7]에서 도시한 기의 흐름의 구체적인 내용이다.

---

38) 권도원 선생은 전송혈을 송혈送穴, 수신혈을 수혈受穴이라고 했는데, 필자는 수혈受穴이 오수혈의 수혈水穴과 혼동의 소지가 있어 이렇게 전송혈, 수신혈로 바꾼다. 전송혈과 수신혈에 대해서 그는 다음과 같이 말한다. "Among the five visceral points the self-point, which has the same number with that of the self-meridian, is the very transmissive point which has only the function for sending the influential factor of the self-organ to the other four organs. And the remaining four points are the receiving ones which have only the roles for getting for the self-organ the influential factors from the four other organs which are the same numbers with those of their own." Dowon Kuon, *A Study Of Constitution-acupuncture*, 1965, p.14.

즉 간·담에서 생성된 목기는 간·담경의 전송혈인 목혈을 통해 방출되어 다른 네 장부의 목혈, 즉 심·소장경의 수신혈인 목혈, 비·위경의 수신혈인 목혈, 폐·대장경의 수신혈인 목혈, 신·방광경의 수신혈인 목혈을 통해 해당 장부로 전달되고([그림-16] 참조), 심·소장경의 전송혈인 화혈을 통해 전달되어 온 화기는 간·담경의 수신혈인 화혈을 통해, 비·위경의 전송혈인 토혈을 통해 전달되어 온 토기는 간·담경의 수신혈인 토혈을 통해, 폐·대장경의 전송혈인 금혈을 통해 전달되어 온 금기는 간·담경의 수신혈인 금혈을 통해, 그리고 신·방광경의 전송혈인 수혈을 통해 전달되어 온 수기는 간·담경의 수신혈인 수혈을 통해 받아들이는 것이다.

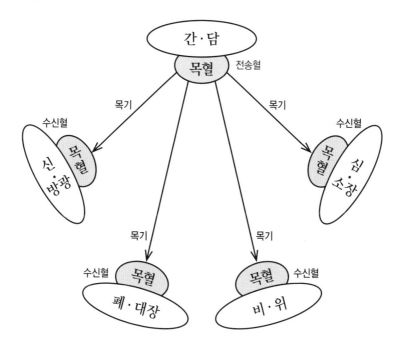

【그림-16】 간·담에서 타 장부들로 목기를 전송하는 방법

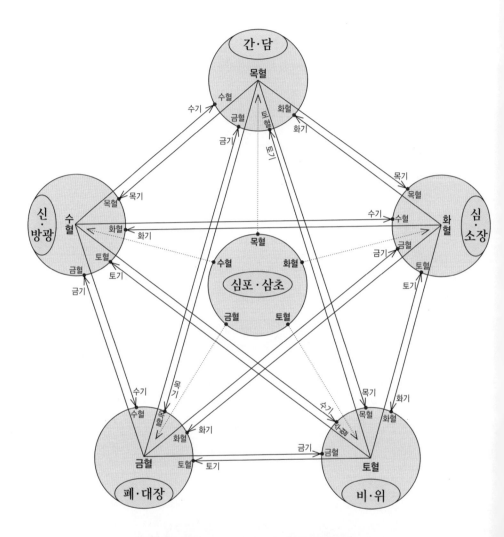

【그림-17】 오장오부 상호간의 기의 흐름도

이 그림은 앞의 [그림-8]의 상세도이다. 오행의 상생상극관계가 오장오부로
부터 생성된 오기들의 구체적 흐름으로 정밀하게 도시되어 있다. 한의학의
오행 상생상극이론의 결정판이다.

동시에 다른 네 쌍의 장부에서도 역시 동일한 방식으로 목·화·토·금·수의 다섯 기들을 주고받는다. 심·소장의 화기는 전송혈인 화혈을 통해서 다른 네 쌍의 장부의 수신혈인 화혈로 전송되고, 비·위의 토기는 전송혈인 토혈을 통해서 다른 네 쌍의 장부의 수신혈인 토혈로 전송되고, 폐·대장의 금기는 전송혈인 금혈을 통해서 다른 네 쌍의 장부의 수신혈인 금혈로 전송되고, 신·방광의 수기는 전송혈인 수혈을 통해서 다른 네 쌍의 장부의 수신혈인 수혈로 전송된다.

따라서 다섯 쌍의 장부들 간에 존재하는 기들의 흐름을 이와 같이 그대로 도시하면 기하학적으로 완전히 대칭인 이른바 상생상극지간도相生相尅之間圖가 그려진다([그림-8]과 [그림-17] 참조). 이렇게 하여 모든 장부들은 목·화·토·금·수의 어느 한 기를 생성하여 전송혈들을 통해 타 장부들에 보내 그 장부들을 활성화시키기도 하고 억제시키기도 한다.[39]

오장과 오부가 위와 같이 타 장부들과 기를 주고받으면서 각기 자신만의 고유한 기능을 발휘하는 데 반해, 심포와 삼초는 이들 오장오부의 개별적 작용을 인체라는 유기체의 전체적 관점에서 통합 조절하여 인체의 모든 기관이 최적으로 제어된 하나의 통일된 기능을 수행하도록 한다. 그럼으로써 오장과 오부의 개별적 작용이 어느 한쪽으로 치우치지

---

39) "Meridians are divided into two, namely those of Bhu and Chang, as viscera are so, as shown in Figure 1. In this two meridian systems all of the organs send their own influential factors through their own transmissive points to the others, and accelerate or restrain them. And through the receiving points they receive the influential factors from the other organs to be accelerated or restrained for themselves. This is called the 'mutual influence' of the internal organs." Dowon Kuon, *A Study Of Constitution-acupuncture*, 1965, pp.14-18.

않고 일정한 범위 내에서 전체와 조화를 이루도록 조율될 수 있는 것이다. [그림-17]에서는 이러한 심포와 삼초의 기능이 점선으로 도시되어 있다.

필자가 말하는 이와 같은 오행의 관계 속의 장부들의 상호작용이야말로 한의학에서 말하는 오행상생상극 관계론의 가장 정치精緻한 실내용이라고 생각한다.40)

---

40) 이러한 인체의 장부론은 프랑스의 철학자 모리스 메를로 퐁티Maurice Merleau-Ponty(1908~1961)의 개념인 '신체도식schéma corporel'을 연상케 한다. 그는 그의 저서『지각의 현상학Phénoménologie de la perception』에서 신체도식을 신체(몸)가 선의식적(의식 이전의) 차원에서 자율적으로 통합적인 운동을 할 수 있는 내재적 능력 같은 것이라고 했다. 이는 인체의 내적 지도(internal map) 같은 것으로, 몸이 그 움직임 및 환경과의 상호작용을 이해하고 조정하는 데 도움을 주는 안내자라는 것이다.『지각의 현상학』, 모리스 메를로 퐁티 저, 류의근 역 (서울: 문학과 지성사, 2023), pp.165-171.

필자의 장부론에서 논구한 장부들 상호간의 오행의 역학관계에 따른 인체 생명활동의 고도의 자율성이야말로 메를로 퐁티가 말한 신체도식의 인체생물학적 표현이라고 생각한다. 엄밀히 말해 그가 말하는 신체도식은 인체의 무의식적 공간인식과 움직임을 설명하기 위한 개념이다. 그것은 사실 필자의 오행 장부론이 제시하는 포괄적 인체관의 한 측면에 지나지 않는다고 할 수 있다. 하지만 그의 신체도식 개념이 필자의 오행 장부론을 이해하는 한 측면이 될 수 있다는 강한 인상을 받았다. 해부학에 기초한 서양의학이 위치적 공간성(spatiality of position)의 측면에서 축조된 것이라면, 오행 장부론은 신체도식처럼 상황적 공간성(spatiality of situation)의 측면에서 구축된 것과 유사하기 때문이다.

그는『지각의 현상학』에서 데카르트 식의 정신과 육체의 이분법적 사유에 대해 통렬하게 비판을 가하며, 인간의 몸이란 정신과 육체가 결코 분할될 수 없이 긴밀하게 연결돼 있으며(intertwined), 그러한 몸으로부터 육화肉化한 의식이 지각하는, 있는 그대로의 세계인 선객관적이고 선과학적인 현상적 장을 드러내고자 했다. 그에게 있어 정신과 육체란 하나의 실존적 사태를 이루는 서로 다른 층위(동전의 양면 같은 것)일 뿐이라고 주장했다. 천지와 인간을 오로지 기

치병필구어본, 근본조절

권도원 선생은 또한 장부간의 이러한 작용과 관련하여 정교한 경락
론을 펼친다. 그는 오장오부에서 생성되는 목·화·토·금·수의 다섯
기를 영향인자影響因子(influential factors)라고 하고, 이들이 장부간의 관
계를 조절할 때는 장부혈(오수혈)을 통해 왕래한다고 한다.

그리고 이 다섯 기들이 인체를 운영하기 위한 에너지로 이용될 때는
장경락과 부경락에서 각기 종합된 다음, 복합체를 형성하여 전신으로
나아간다.[41] 이렇게 장부간이 아닌 전신을 유행하는 복합체는 장부혈이
아닌 그 밖의 다른 경혈들을 통해서 드나든다고 그는 말한다.

그리고 장부들 간의 목·화·토·금·수의 다섯 기의 작용을 '상호
영향mutual influence'이라고 하고, 이 다섯 기들의 복합체의 전신 영양營
養의 작용을 '생기영향vital influence'이라고 한다. 장부혈과 그 밖의 경
혈들의 기능을 명료하게 구분한 것이다.

이와 같이 전신에 생명활동을 가능케 하는 복합체는 오행의 다섯 기
들로부터 나온 것이며, 오행의 다섯 기는 다시 장부들로부터 나온 것이

氣라는 하나의 개념으로 설명하는 도올 김용옥 선생의 기철학(몸철학)과 밀접
하게 닿아있는 사상이라고 생각한다.

41) "While meridians operate thus the mutual influence by the visceral points,
they also synthesize the influential factors of all the organs according to the
two separate systems of both Chang and Bhu." Dowon Kuon, *A Study Of
Constitution-acupuncture*, 1965, p.18. 이 구절은 약간 애매하다. 마치 경락에
서 목·화·토·금·수의 다섯 기를 합성하는 것처럼 들리기 때문이다. 장부에
서 다섯 기(영향인자, the influential factors)를 생성하여, 이를 가지고 장계와 부계
의 경락에서 각기 복합체를 합성한다고 보는 것이 정확할 것이다. 이 복합체를
권도원 선생은 5영향인자군(5影響因子群, the complex of 5 influential factors)이라고
했다.

므로, 인신에 발생한 질병은 결국 이 다섯 기들을 조절해야 하며, 이 다섯 기들을 조절하는 것이 장부를 조율하는 장부혈이므로, 따라서 반드시 이 장부혈을 통해야만 근본적인 치료를 할 수 있다고 밝힌다.

그래서 이 장부혈을 조절하는 것을 '근본조절radical regulation'이라고 하고, 그 밖의 혈들을 이용하는 방법은 '국소조절local regulation'이라고 했다.[42] 장부혈의 조절로서 모든 질병을 치료하는 8체질의학의 우수성을 정교한 이론으로 설득하고 있는 것이다.[43] 치병필구어본治病必救於本! 병을 치료할 때는 반드시 근본을 다스려라!

바디 이스 이미징Body is imaging[44]

이상의 장부에 관한 논의는 모두 기호에 의한 상징적 약속의 체계일 뿐이다. 인체에 실재하는 실체로서의 경락이 존재하여, 그 경락을 통해서 실체로서의 오행의 기들이 왔다 갔다 하는 것은 아니다. 경락이란 장부와 장부 간의 기의 교환을 가능하게 하는 가상의 경로 체계이다. 경락을 통해서 순환하는 목 · 화 · 토 · 금 · 수의 다섯 기도 가상의 심볼

---

42) 흔히 일반 한의원에서 시술하는 '체침'이라는 침법이 국소조절과 유사하다고 할 수 있다.

43) Dowon Kuon, *A Study Of Constitution-acupuncture*, 1965, p.18. 국소조절은 장부혈의 오행의 원리를 이용하지 않고, 대개 몸에 침을 꽂아 놓고 일정시간 유지하는 체침과 같은 침술을 말한다.

44) 도올 김용옥, 『동의수세보원』강론 제9회(도올서원, 1994. 5. 21.): "몸은 그림 그리기(Body is Imaging)." 모든 의학의 이론이란 그것이 아무리 정교한 언어의 포장으로 기술되어 있다 할지라도 결국 인체에 대해 인간이 그린 이미지에 불과하다는 것이다. 20세기 논리실증주의와 분석철학, 언어철학의 거장 루트비히 비트겐슈타인Ludwig Wittgenstein(1889~1951)의 전기철학의 명저 『논리철학논고*Tractatus Logico-Philosophicus*』의 '명제-그림 이론'을 연상케 한다.

(symbol)일 뿐이다. 경락이란 말하자면 장부 간의 신호전달체계(signal transduction pathway)45) 같은 것이다. 오장오부는 해부학적으로 실존하는 장기이지만, 동시에 목·화·토·금·수라는 정보를 전달하는 일종의 상징적 정보센터이다.

이 인체라는 상징적 체계에서의 정보 전달방식은 의외로 단순하다. 플러스(+)냐 마이너스(−)냐, 1이냐 0이냐, 정(正)이냐 부(負)냐, 온(On)이냐 오프(Off)냐 하는 것과 같다. 크기는 같고 방향이 반대인 양상兩相의 상징적인 조작일 뿐이다. 그것은 다시 말해 음·양이다.

인체는 듀얼리스틱dualistic하다. 질량(mass)을 가진 물질(Matter)인 조직으로 구성되어, 나아가 기관을 형성하고, 그 가운데에서 물질인 혈액의 흐름을 통해 인체라는 유기체의 생명활동을 영위하는, 눈에 보이는 물질의 체계로서의 인체가 그 하나요, 질량을 가진 물질로서 정량할 수 없는 상징(Symbol)의 체계인 장부로 구성되어, 상징적 정보인 기의 흐름을 통해 인체라는 유기체의 생명활동을 영위하는, 눈에 보이지 않는 상징의 체계로서의 인체가 또 다른 하나이다. 이 보이는 세계와 보이지 않는 세계의 투쟁이 바로 의학의 역사요, 나아가 인류의 역사일지도 모른다.

여기 8체질의학의 장부론에서 중요한 것은, 인체를 오행이라는 오장오부의 상징의 체계로 과감하게 가설을 세우고, 그 가설 하에서 오장오부 간의 연역적 관계 법칙을 발견했다는 것이다. 우리에겐 이제 이 보이는 세계와 보이지 않는 세계의 통합이라는 과제가 남아있다. 이것은 미래의 인체과학(의학)의 통일장이론(The Unified Field Theory)이 될 것이다.

---

45) 서양의학에서 말하는 신경전달물질이나 호르몬 등 화학적 매개물에 의한 정보전달 시스템을 말한다. Vander, Sherman, and Luciano, *Human Physiology, 9th edition*, (McGraw-Hill, 2004), pp.136-150.

체질의 정의

체질이란
서구의 기계적 인간관을
갈아엎을 새로운
에피스테메(Épistémè)이다.
그것은 새로운 인간에 관한
큰 그림(Big Picture)이다.

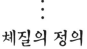

체질의 정의

인체는 장부臟腑의 시스템이다. 시스템이라 함은 계의 구성원 각자가 상호 긴밀한 영향을 주고받으면서 그들이 추구하는 공통의 목적을 구현하는 하나의 통일적 체계라는 말이다. 인체는 간·담, 심·소장, 비·위, 폐·대장, 신·방광이라는 다섯 쌍의 장부로 구성된 하나의 시스템이다. 이 다섯 장부 쌍을 앞에서 오장오부五臟五腑라고 하였다. 그리고 여기에 더하여 이 오장오부를 조절하고 통제하는 무형의 장부가 있다. 바로 심포·삼초다. 심포·삼초는 다른 장부들처럼 실제로 존재하는 장기가 아니다. 이는 다만 전체를 조율하는 보이지 않는 가상의 기능적 장부일 뿐이다.

생명은 차별의 세계

서양의학에서 밝힌 인체는 세포로 구성되어 있다. 세포는 세포막을 경계로 세포외액(extracellular fluid, ECF)에 의해 둘러싸여 있다. 그리고 세포 내에는 세포내액(intracellular fluid, ICF)이 있다. 세포내액과 세포외액 사이에는 전해질의 농도 차가 항상 존재한다. 세포 내로 들어오는 나트륨이온을 생화학에너지(ATP)를 소비하면서 세포 외로 힘들여 퍼내는 능동수송(Active Transport)이 있기 때문이다. 그래서 항상 세포내액은 나트륨이온의 농도가 낮게 유지되고, 세포외액은 나트륨이온의 농도가 높게 유지된다.[1] 하지만 나트륨이온은 호시탐탐 세포 내로 들어오려는 기회를 노린다. 세포내외간의 농도 기울기(concentration gradient)로 인해 세포 바깥에 높은 농도로 존재하는 나트륨이온이 쉽게 세포내로 확산해 들어올 수 있는 높은 에너지 준위(higher potential)에 있기 때문이다. 세포 내와 세포 외는 이렇게 비평형의 농도차가 유지되고 있다. 능동수송을 통해서 비평형의 상태를 유지하려는 노력 때문에 그러한 것이다. 바로 이러한 차별이 생명 현상을 가능케 한다. 인체가 죽음을 맞이하면 이러한 능동수송이 멈추고 세포 외의 나트륨이온은 마음껏 세포내로 들어온다. 그래서 세포내외의 농도는 평형에 도달한다. 무차별이 된 것이다. 세포 내외의 전해질 농도의 평형이란 곧 죽음을 의미한다. 평형의 상태에서는 물질과 에너지의 이동이 없어 대사활동이 정지하기 때문이다. 무차별의 세계란 곧 죽음이다.[2]

인체의 장부들 간에는 서로 간에 기의 교환이 있다. 간·담에서는 목기를 생성하여 다른 네 장부 쌍에 전송하며, 심·소장에서는 화기를, 비·위에서는 토기를, 폐·대장에서는 금기를, 그리고 신·방광에서는 수기를 생성하여 다른 네 장부 쌍에 전송한다. 이렇게 장부 쌍들 간에 기의 흐름이 존재한다는 것은 장부 쌍들 사이에 준위(이를 '장부준위Zang-Fu

---

[1] 이것은 정확히는 소디움-포타시움 펌프(Na-K pump)라는 효소에 의한 능동수송이다. 따라서 칼륨이라는 전해질도 세포내외를 가로지르는 이동이 있으나 논의의 편의상 여기서는 생략한다. 한편, 세포외액의 전해질의 농도는 바다의 조건과 흡사하다고 평가된다. 이는 인간이 어류로부터 진화했다는 하나의 증거라고 한다. 임신했을 때 양수도 이와 비슷한 조건이라고 한다. 우리 몸은 아직도 바다에서 살고 있다!

[2] 도올 김용옥, 『동의수세보원』강론 제9회(1994. 5. 21. 도올서원): "생명이란 차별에서 탄생했다."

potential'라고 정의하자)의 차이가 존재한다는 것을 의미한다. 어떤 장부 쌍은 그 준위가 높고 어떤 장부 쌍은 그 준위가 낮다. 장부 쌍들의 준위가 동일하다면 그 순간 기의 흐름은 정지할 것이다.[3] 그리고 기의 흐름이 정지하면 인체의 생리적 대사활동도 정지할 것이다. 그것은 바로 죽음을 의미한다. 인체가 살아서 활동한다는 사실은 끊임없이 장부들 간의 기의 흐름을 존속케 하는 장부 쌍들 사이의 영향력의 대소를 만드는 준위차(potential difference)가 존재한다는 것을 의미한다. 세포의 내외 사이에 전해질의 농도의 차이가 존재해야 세포들 간의 신진대사활동이 일어나듯이, 장부 쌍들 사이에 영향력의 준위차가 존재해야 장부들 간의 기의 흐름이 존속하게 되는 것이다. 이러한 불평등 또는 비평형이 전제되어야 그것이 온전한 생명일 수 있다.[4] 생명이란 이렇게 비평형의 전제조건을 가지고 끊임없이 평형을 지향하는 역易, 즉 변화의 존재인 것이다.

열역학 제2법칙은 다음과 같이 말한다: "엔트로피(Entropy)는 증가한다."[5] 엔트로피의 증가란 혼란도의 증가를 말한다. 혼란도의 증가란 불

---

3) 전기회로에서는 전위차에 따라 고전위에서 저전위로 전류가 흐르지만, 인체의 장부시스템에서는 장부준위의 차에 따라 고준위의 장부에서 저준위의 장부로 장부 기가 흐른다.

4) 도올 김용옥, 『기철학산조』(서울: 통나무, 1992), p.33. "태초란 바로 기의 均이 不均으로 바뀐 사건이라고 할 수 있다." 앞에서 논한 세포 내외의 전해질의 농도 차와 같은 맥락이라고 볼 수 있다.

5) 독일의 물리학자이자 수학자 루돌프 클라우지우스Rudolf Clausius(1822~1888)가 발견한 열역학(thermodynamics)의 법칙. 엔트로피는 다음과 같은 상태함수로 표현된다: $dS = dQ/T$ (S는 엔트로피, Q는 열, T는 절대온도). 클라우지우스는 고립계(isolated system)에서 엔트로피의 변화량 ΔS를 수식으로 유도하여, 언제나 $\Delta S > 0$ 이라는 관계가 성립함을 수학적으로 증명했다. 이것이 열역학 제2법칙인 엔트로피 증가 법칙이다.

균일의 상태에서 균일의 상태로 나아가는 것을 말한다. 불균일이란 계에 농도의 차이, 즉 차별이 있다는 말이다. 균일이란 농도의 차이가 없어져 평형, 즉 무차별에 도달했다는 말이다. 엔트로피의 증가는 차별에서 무차별로 진행하는 지속적인 경향성을 말한다. 생명체가 죽으면 그 몸이 흩어진다. 그것은 엔트로피의 증가를 의미한다. 흩어짐의 궁극은 균일이다. 산산이 흩어져 균일한 무차별의 상태로 진입하는 것, 그것은 바로 죽음이다. 엔트로피의 증가란 죽음으로 나아가는 길인 것이다.

하지만 생명의 법칙에 있어서는 '엔트로피는 감소한다.'[6] 엔트로피가 감소한다는 말은 무차별에서 차별로 다시 되돌리는 것을 말한다. 평등에서 불평등으로 회귀하는 것이다. 평형에서 비평형으로 역행하는 것이다. 열역학 제2법칙은 화학이나 물리와 같은 생명이 없는 물질계에 잘 들어맞는 말이다. 하지만 생명체는 매순간 끊임없이 엔트로피의 감소를 추구한다. 그렇기 때문에 몇 십조의 세포들이 흩어지지 않고 서로 끈끈한 연대를 유지하면서 무려 80~90년 가까이 기나긴 세월을 하나의 시

---

6) 엔트로피 증가법칙은 고립계(isolated system)에서 성립하는 법칙이다. 인체와 같은 생명체는 사실 고립계가 아니다. 인체는 인풋과 아웃풋이 쉴 새 없이 진행되는 열린계이다. 따라서 엄밀한 의미에서 엔트로피 감소라고 말하기 어렵다. 단지 일시적으로 엔트로피 감소와 같은 현상이 일어나는 것이다. 하지만 인체를 둘러싼 외계와 같이 고려하면 엔트로피는 역시 증가한다. 정확하게 말하면 인체는 순간순간 엔트로피가 꾸준히 감소도 하면서 꾸준히 증가도 한다. 그런데 평생의 총계를 내 보면 감소 폭이 증가 폭보다 적다. 그래서 대세는 엔트로피 증가 쪽인 것이다. 생명체도 궁극적으로는 엔트로피의 증가 법칙을 거스르지는 못한다. 흔히 생로병사란 말 자체가 엔트로피 증가법칙과 동의어라고 할 수 있다. 우리가 태어나서 늙고 병들어 죽는다는 사실이야말로 엔트로피 증가 법칙을 웅변하고 있는 것이다. 그래도 부분적이라도, 그리고 일시적이라도 엔트로피가 감소한다는 사실 자체는 참으로 경이로운 것이다. 생명체를 제외한 그 어느 것도 엔트로피 감소 현상을 보이는 것은 없기 때문이다.

스템으로 존속할 수 있는 것이다. 생명체는 물리와 화학이라는 물질의 법칙을 거스르면서 탄생하였다. 엔트로피의 증가에 항거하면서 이 우주에 단 하나인 지구에 생명의 꽃을 피웠다. 생명이 다하는 그 날까지 생명체는 엔트로피 증가에 항거한다. 이 항거야말로 생명체의 탄생과 존속의 제1의 전제조건이다. 그것은 생명체가 생명체일 수 있는 초기조건(initial condition)이다. 엔트로피 감소의 끈을 놓는 순간 생명체는 죽음을 맞이한다.[7)]

체질은 생명의 전제조건

오장오부 사이에 존재하는 장부 간의 준위차는 인체가 생명체이기 위해서 전제되어야 하는 제1의 조건이다. 그것은 인체의 초기조건이다! 오장오부 사이에는 애초에 차이가 있어야 한다. 이 불평등이 있기 때문에 인체라는 생명현상이 존재하는 것이다. 인체는 이러한 불평등의 조건으로부터 시작한다. 어떤 장부는 준위가 높고 어떤 장부는 준위가 낮다.

인류사에서 장부의 준위차에 대한 모든 논의를 출발시킨 조종인 조선의 이제마는 이러한 장부 사이의 준위차의 형성이 후천적인 결과라는 미묘한 뉘앙스를 풍긴다. 그의 말을 직접 들어보자.

> 태양인은 애성哀性(슬퍼하는 본성)이 멀리 발산하는(遠散) 반면, 노정怒情(분노하는 감정)은 매우 급하다(促急). 애성이 멀리 발산하면 기氣가 폐로 들어가 폐가 더욱 왕성하게 되고, 노정이 매우 급하면 기가 간을 격동시켜 간이 더욱 깎이게 된다. 태양인의 장의 형국이 폐가 크고 간이 작게 되는 것은 이

---

7) 도올 김용옥, 『기철학산조』(서울: 통나무, 1992), p.33. 이러한 생명의 엔트로피 감소의 현상 역시 태초의 기의 균에서 불균으로의 변화와 같은 맥락이라고 생각한다.

때문이다.8)

　이 말은 이제마의 『동의수세보원』에서 가장 유명한 말의 하나로 꼽힌다. 사상인 중 태양인의 경우만 인용했다. 여기에서 이제마는 그의 독창적인 성정론性情論을 펼친다. 예로부터 인간의 본체라 여겨지던 인의예지仁義禮智의 도덕적 본성(性, 理)과, 인간의 변화무쌍한 희로애락애오욕喜怒哀樂愛惡慾의 칠정七情이라는 감정(情, 氣)의 이원적 분할을 모두 희로애락이라는 "성정연속체"의 단일 범주에서 통합하여, 기상천외하게도 인간의 장부와 관련 속에서 논하고 있는 것이다.9) 이러한 성정론의

---

8) "太陽人哀性遠散, 而怒情促急。哀性遠散, 則氣注肺而肺益盛, 怒情促急, 則氣激肝而肝益削。太陽之臟局, 所以成形於肺大肝小也。"이제마, 『동의수세보원』(서울: 행림출판, 1993), p.9. 여기서 이제마가 말하는 장의 대소는 필자가 말하는 장부들 간의 준위차를 말한다. 여기서 특기할 것은 이제마는 네 장의 조합만으로 사상인, 즉 체질을 논했다는 것이다. 그의 체질 분류에 부계는 장계에 귀속되는 것이다.

9) 이제마에게 있어서 성性과 정情은 희로애락喜怒哀樂이라는 하나의 범주에 속한다. 도덕적 본성(性)이 따로 있고, 희로애락이라는 감정(情)이 따로 있는 게 아니다. 희로애락이 성이 되기도 하고 정이 되기도 할 뿐이다. 동일한 희로애락이 그 사람의 삶의 상황에서 성이 되기도 하고 정이 되기도 하는 것이다. 그래서 이제마는 같은 노怒에 대해서도 노성怒性 혹은 노정怒情이라는 말을 한다. 희로애락이 어떤 상태로 발현되느냐에 따라 성정이 구분되는 것이다. 그는 이를 체질과 연관하여 독특하고 창의적인 성정론을 펼친다. 예를 들어 태양인은 원산遠散하는 애성哀性과 촉급促急한 노정怒情의 체질이다. 이러한 이제마의 성정론으로부터 나는 성정연속체(Nature-Emotion Continuum)라는 말을 고안했다. 아인슈타인의 상대성이론에서 말하는 시공연속체(Time-Space Continuum)에서 영감을 받았다. 철학적으로 이제마는 기나긴 조선사상사의 이기론쟁理氣論爭에서 퇴계退溪가 아닌 고봉高峰의 입장을 취하고 있다. 철저히 기일원론氣一元論의 손을 잡아 준 것이다. 이제마는 도올 김용옥 선생의 기철

상세한 토론은 이 글의 논지에서 벗어나므로 더 이상의 상론은 피하겠으나 이 글과 관련해서만 말한다면 이제마에게 있어서 태양太陽, 소양少陽, 태음太陰, 소음少陰의 사상인의 장부대소(장부들 간의 준위차와 유사한 개념)는 이러한 희로애락의 지나친 성盛과 쇠衰로 인해 진행성으로 형성된 결과라는 것이다. 예컨대 삶의 과정에서 반복적으로 축적되어 온 애성哀性의 원산遠散과 노정怒情의 촉급促急이 태양인의 경우에 폐대肺大와 간소肝小의 장부대소를 낳은 것이다.

필자는 그러나, 이제마가 이렇게 선천 · 후천의 개념을 명료하게 가지고 체질의 형성을 논한 것으로 보지는 않는다. 그리고 이제마의 『동의수세보원』 전체의 맥락으로 볼 때 체질의 선천성은 의심할 수 없는 사실이다. 하지만 여기 문장의 논리적 맥락으로는 분명 체질이 희로애락이 절도에 들어맞지 않은 삶으로 인해 형성된 진행성의 결과라는 것을 말하고 있다.

이제마가 이렇게 후천적인 듯한 뉘앙스로 체질의 장부대소의 형성을 말한 것은 결국 인체의 장부대소구조의 심화가 성정의 지나친 발현으로부터 발생한다는 것을 강조하기 위한 것으로 풀이된다. 이제마에게 있어서 체질이란, 성정을 다스리는 심신의 수양을 통해 유교의 이상인 중화의 상태로 나아가기 위한 하나의 전제조건, 칸트 철학의 용어를 빌린다면 실천이성의 요청(Postulate der praktischen Vernunft)인 셈이다. 그래서 그는 『동의수세보원』에서 가장 중요한 장의 하나라고 할 수 있는 「사단론」을 그 유명한 『중용』의 중화론中和論으로 끝마치고 있는 것이다.[10]

학과 궤를 같이 하고 있다.

10) "哀怒喜樂之未發, 謂之中, 發而皆中節, 謂之和. 哀怒喜樂未發, 而恒戒者, 此非

이제마는 「사단론」에서 사상인이라는 불균형의 인간의 불가피성을 논하면서도, 동시에 균형을 이룬 조화된 인간으로의 지향을 인간이면 누구나 다 추구해야할 가장 중요한 삶의 자세로서 천명하고 있는 것이다.

체질이란 차별

권도원 선생의 8체질의학에 있어서 장부의 차별은 확고하게 태어날 때부터 타고난 하나의 본성과 같은 것이다. 그것은 기본적으로 전제되는 인간의 기본 조건이다. 그것이 체질이고 장부대소이다. 체질은 생명 현상의 출발선인 것이다. 인간의 태초에 차별이 있었다!

인체의 장부 쌍들 사이에는 전술한 것처럼 각 장부의 준위, 즉 장부기의 흐름을 일으키는 준위의 높낮이가 있다('장부준위'). 이는 이제마가 말하는 장부대소와 유사한 개념이다(하지만 세부적으로 들어가면 필자의 장부준위와 이제마의 장부대소 개념은 차이가 있다. 뒤에 상술). 장부 쌍들 사이에 장부준위의 차이가 전제돼 있으므로 장부 쌍들에서 생성되는 오행의 다섯 기들 사이에도 그에 비례해서 그 준위의 차이가 있다(이를 장부준위와 구별하여 '오행준위'라고 하자). 따라서 장부 쌍들 사이의 역학관계나 상호작용의 패턴은 이 오행의 다섯 기들 사이의 역학관계나 상호작용의 패턴으로 환원될 수 있다. 다섯 장부 쌍들 사이의 상호작용이 바로 이 다섯 기들 사이의 상호작용으로 치환되는 것이다. 여기에서 장부는 체體요 오행은 용用이다.[11]

漸近於中者乎? 哀怒喜樂已發, 而自反者, 此非漸近於節者乎?" 이제마, 『동의수세보원』(서울: 행림출판, 1993), p.13.

11) 체용론體用論이라고 한다. 체體는 사물 그 자체를 말하고, 용用은 그 사물의 기능을 말한다. 체와 용을 같이 말하고 있지만 그 무게는 체보다는 용에 두고 있다.

오행의 다섯 기들 사이에는 상호작용이 끊임없이 일어난다. 이들 상호 간에 작용하는 역학적 연산법칙이 있는데, 그것이 바로 앞서 말한 상생 상극相生相剋이다. 이는 오행의 다섯 기가 각기 상대방에 대하여 갖는 역학적 관계론이라 할 수 있다. 이제 이 다섯 기들이 갖는 영향력의 세기 즉 오행준위에 따라 임의의 배열을 산술적으로 가정해 보자.

전술한 바와 같이 인체의 장부 쌍들 사이에 장부준위가 다르듯이, 인체를 운행하는 오행의 기들도 그에 비례하여 오행준위가 다르다. 이 다섯 기들(A, B, C, D, E로 표기하자)을 이러한 오행준위의 차이에 따라 배열할 수 있다. 이를 이차평면에서 수학적으로 표현하면 다음과 같다.

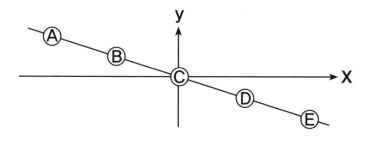

【그림-18】 오행배열도

x축은 원점에 존재하는 중앙기 C로부터의 거리, y축은 오행준위를 의미한다.

___

모든 사물은 그 기능으로써 본분을 다하고 있다는 말이다. 여기 장부론도 마찬가지다. 장부를 말하고 있지만, 실체적으로 장부를 분석해서 성분이 어떻고 구성이 어떻고 이런 말은 한마디도 없다. 체에 대한 탐구는 거의 전무한 것이다. 오로지 그것의 기능, 상호간의 관계, 그리고 작용법칙만을 말하고 있을 뿐이다. 동양사상의 대표적인 특징의 하나라고 생각한다.

x축은 중앙기 C로부터의 거리를 의미하며 이 거리가 멀수록 마치 원심력처럼 해당 오행배열을 갖는 인체에서 그 영향력이 지배적(dominant)이다. 따라서 C의 좌측에서는 A가 B보다 영향력이 지배적이며, C의 우측에서는 E가 D보다 영향력이 지배적이다. 이 말은 C의 좌측과 C의 우측의 오행의 기의 영향력이 서로 등가적(equivalent)이라는 것을 의미한다. 단지 그 부호가 서로 반대일 뿐인 것이다. 즉 A와 B는 양의 방향에서 영향력을 행사하며, D와 E는 음의 방향에서 동일하게 영향력을 행사하는 것이다. 필자는 y축의 양의 방향에서 영향력을 갖는 A와 B의 활동 영역을 '양필드Yang Field'라고 하고, y축의 음의 방향에서 영향력을 갖는 D와 E의 활동 영역을 '음필드Yin Field'라고 정의하겠다.

y축은 오행준위를 의미하며 이는 오행의 배열에서 가지는 지배력의 크기를 나타낸다. A의 좌표는 원점의 중앙기 C를 중심으로 E의 좌표와 대칭이고, B의 좌표 역시 중앙기 C를 중심으로 D의 좌표와 대칭이다. 이로부터 A와 E의 좌표 값과 B와 D의 좌표 값은 서로 크기가 같고 부호는 반대인 관계가 성립한다.

따라서 A의 좌표를 (Ax, Ay), B의 좌표를 (Bx, By), C의 좌표를 (0, 0), D의 좌표를 (Dx, Dy) 그리고 E의 좌표를 (Ex, Ey)라고 하면 수학적으로 Ex = -Ax, Ey = -Ay 그리고 Dx = -Bx, Dy = -By의 관계가 성립한다.

체질의학에는 다음과 같은 대전제가 있다: '인체는 선천적으로 특정한 배열을 지속적으로 유지하는 오장오부의 시스템이다.' 이로부터 오장오부에서 생성된 오행의 기의 배열에도 특정한 패턴이 있다. 이 패턴은 일생을 두고 변하지 않는다. 그것은 인체에 발생하는 생리나 병리에 특징적 경향성을 형성케 한다. 이것이 바로 체질이다.

그럼 이와 같은 전제 위에서 위 오행배열도의 규칙에 따라 다섯 기들을 차례로 배열해 보자. 이것은 각기 중복되지 않는 임의의 목·화·토·금·수의 다섯 기를 무작위로 나열한 것이라 할 수 있다. 따라서 다섯 개의 다른 사물을 배열하는 순열(permutation)과 동일하다.

A·B·C·D·E (경우에 따라 ABCDE로 약칭) …… (1)

체질이란 위와 같이 오행의 다섯 기들을 그 영향력에 따라 배열한 것을 말한다. 이 다섯 기들의 배열순서가 장부 쌍들의 배열순서와 동일하기 때문이다.[12] 다시 말하지만 체질이란 인체에 존재하는 다섯 장부 쌍들(오장오부)의 배열이다.[13] 그것은 앞서 말한 것처럼 장부로부터 생성된 오행의 기들의 불평등구조와 동일하다. 이 구조를 이름 하여 '오행구조식五行構造式'이라고 하자. 그리고 이에 따른 다섯 장부 쌍들의 배열은 '장부구조식臟腑構造式'이라고 하자.[14]

---

12) "The comparison of the mutual strength and weakness of the influential factors of the complex agrees with that of the organ functions of the same temperament." Dowon Kuon, *A Study Of Constitution-acupuncture*, 1965, p.18

13) 권도원 선생은 1965년도 논문에서 『동의수세보원』에 대해 논하면서 이 배열에 대해 선천적불균형이라고 했다. 여기에 8체질 개념의 원형이 보인다. "And the constitutions of the four types mean the four congenital unbalanced structures of the internal organ functions, and the names for them are respectively called Tae-yang-in(Hespera), So-yang-in(Saturna), Tae-um-in(Jupita) and So-um-in(Mercuria)." Dowon Kuon, *A Study Of Constitution-acupuncture*, 1965, p.4.

14) 필자는 최근까지 체질의 장부구조식을 'A>B>C>D>E'와 같이 표현했었다. 이런 표현은 A가 B보다 세고, B가 C보다 세고, C가 D보다 세고, D가 E보다 세다는 식의 장부 간의 일방적 우열 관계를 보여준다. 이것은 체질에 대한 매우 잘못된 인식을 줄 수 있다. 인체에 대한 영향력의 관점에서 보자면 C를 중

오행구조식은 앞서 말한 것처럼 중앙기인 C를 중심으로 좌측의 A와 우측의 E가 대칭을 이루고, 좌측의 B와 우측의 D가 대칭구조를 이룬다. 여기서 A와 B는 오행준위(y 좌표 값)가 양陽에 속하고 D와 E는 오행준위가 음陰에 속한다. A와 B가 N극의 속성을 갖는다면 D와 E는 S극의 속성을 갖는다. A와 B가 좌선성이라면 D와 E는 우선성이다. 이러한 대칭적인 양가적 측면을 필자는 양필드와 음필드라고 정의한 것이다.

A와 B는 양필드의 구성원이고, D와 E는 음필드의 구성원이다. C를 중심으로 A와 E는 크기가 같고 방향이 반대인 하나의 짝이 되고, 또 B와 D도 역시 크기가 같고 방향이 반대인 짝이 된다([그림-18]에서 좌표로 도시한 오행배열도 참조).

체질의 구조는 이렇게 양극성 시스템(dipolar system)이다. A와 B, 그리고 D와 E가 수평인 x축을 향해 서로 수렴(convergence)하여 시스템의 동적평형15)을 추구하기도 하고(생리적 상태), 혹은 서로 반대 방향으로 발산(divergence)하여 동적평형을 위배하기도 한다(병리적 상태). A, B, C, D, E를 잇는 선이 x축에 가까울수록 동적평형에 근접해지며, 멀어질수록 동적평형에서 멀어진다.

심으로 좌측의 장부 A·B와 우측의 장부 E·D는 동일한 비중을 갖는다. 서로 동등한 지위를 갖는 길항관계인 것이다. 그래서 필자는 양필드와 음필드의 개념을 도입하여 좌우의 대칭성을 명료하게 드러낸 것이다.

15) 원래 동적평형이란 화학반응의 개념으로, 정반응과 역반응의 반응속도가 동일한 상태를 의미한다. 평형상태이지만 양방향으로 끊임없이 반응이 왕래하는 동적상태에 있다는 말이다. 필자는 이와 좀 다르게 체질이라는 장부대소구조의 비평형의 상태에서 끊임없이 평형의 상태로 나아가려고 하는 몸의 경향성을 동적평형이라고 한 것이다. 엄밀하게 말하면 이는 동적평형이 아니다. 동적평형의 지향이라고 해야 더 정확할 것이다.

앞에서 좌표로 도시한 오행준위는 이와 같은 동적평형의 관점에 따르면 다음과 같은 부등식을 갖는다.

$$A \text{ 준위의 절대값} > B \text{ 준위의 절대값}$$
$$D \text{ 준위의 절대값} < E \text{ 준위의 절대값}$$

이 말은 양필드에서는 대체로 A가 B보다 더 주도적인(dominant) 영향력을 가지며, 음필드에서는 대체로 E가 D보다 더 주도적인 영향력을 가진다는 의미다(간혹 B가 A보다 더 주도적이거나 D가 E보다 더 주도적인 예외도 있다). 여기서 중요한 것은 양필드와 음필드는 대등한 영향력을 갖는 대칭적 필드라는 점이다. 따라서 양필드의 오행의 기가 음필드의 오행의 기보다 강하다든지 혹은 더 주도적이다든지 하는 말은 성립하지 않는다(예를 들어 말하자면 A가 E보다 세지 않다는 말이다. 단지 양필드에서는 A가 B보다 지배적인 경향이 있고, 음필드에서는 E가 D보다 지배적인 경향이 있다). 그리고 같은 체질이라도 양필드의 기(A 또는 B)의 영향력이 지배적인 경우가 있고, 음필드의 기(E 또는 D)의 영향력이 지배적인 경우가 있다(생리적인 혹은 병리적인 상황에서 영향력이 더 드러나는 필드가 있다는 것이다). 하지만 어느 쪽이 더 주도적인가에는 정칙이 없다. 이는 주사위 던지기처럼 우연의 세계다.

예를 들어 같은 금양체질(폐비심신간)에서 어떤 사람은 양필드의 장인 폐가 지배적인 생리나 병리 현상을 일으키고, 어떤 사람은 음필드의 장인 간이 지배적인 생리나 병리 현상을 일으킨다. 전자는 폐를 포함한 호흡기능에 자주 증세를 일으키는 경향을 가지며, 후자는 간을 포함한 해독기능에 자주 증세를 일으키는 경향을 가진다.

체질의 종류

이제 (1)과 같은 오행의 기들의 배열의 종류에 대해서 알아보자. 이 배열의 경우의 수가 바로 체질의 종류를 의미하게 될 것이다.

수학적으로 목·화·토·금·수라는 오행의 기들을 (1)과 같이 배열하는 방법의 수는 5! = 5 × 4 × 3 × 2 × 1 = 120 이다. 즉 120가지의 경우의 수가 존재한다. 그럼 이 120가지가 모두 체질의 종류를 나타내는 수일까?

인체는 유한한 크기를 갖는 하나의 유기체이다. 따라서 거기에는 반드시 유기체라는 생명의 조건이 요구된다. 앞의 120가지 모두가 다 체질의 종류가 될 수는 없다. 그것은 생명이 없는 물리계에서나 가능한 일이다. 따라서 이 120가지 중에 이러한 생명체라는 전제조건에 합당한 것만이 체질로서 의미가 있는 것이다.

생명체는 항상성을 지향한다

생명체의 제1의 조건은 무엇인가? 그것은 항상성(homeostasis)의 유지다. 그러면 항상성은 어떻게 유지되는가? 그것은 동적평형(dynamic equilibrium)을 통해서다. 따라서 오행의 다섯 기들의 배열도 무작위일 수 없다. 인체의 항상성의 유지라는 생명체의 제1의 전제조건을 만족하는 배열만이 체질의 종류로서 의미가 있는 것이다. 즉 계에 평형을 가져다줄 수 있는 배열만이 올바른 체질의 구조가 된다(평형을 깨는 배열은 생명체의 조건에 합당하지 않으므로 존속할 수가 없다. 진화적으로도 당연히 불리하다).

오행구조식에서 계에 평형을 가져오려면 어떻게 해야 할까? A와 B는 수평, 즉 x축 방향으로 수렴하여 오행준위가 감소하여야 하고, E와 D도 수평, 즉 x축 방향으로 수렴하여 오행준위가 증가하여야 한다. 여기서 x

축은 계가 완전평형 상태에 도달한 이상적인 상태이다. 하지만 인체는 어떠한 경우에도 이 x축에 도달할 수는 없다. 영원히 이 x축에 도달하려고 줄기차게 달려감(수렴, convergence) 뿐이다.

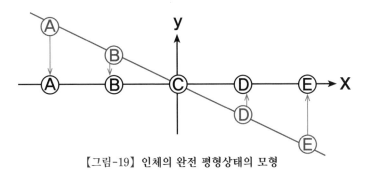

【그림-19】 인체의 완전 평형상태의 모형

인체는 끊임없이 평형상태에 도달하려고 한다.

여기서 수렴이라고 하는 말은 매우 중요하다. 이 말은 영원히 근접한다는 뜻이다. 도달하지 못하고 한없이 가까워지려는 과정만 있을 뿐이라는 말이다. 우리가 항상 건강과 불건강의 굴레를 왕래하는 이유가 여기있다고 할 수 있다.

수렴이라는 말에서 도출되는 또 하나 중요한 점은 이 오행의 배열(ABCDE)의 막대기는 x축을 넘어설 수 없다는 것이다. 양필드는 양의 영역에서만 머물고 음필드는 음의 영역에서만 머문다. 다시 말해 양필드가 음필드가 되고 음필드가 양필드가 되는 경우는 결코 없다는 말이다. 이는 마치 우주 만물의 그 어느 것도, 아무리 빨라도 시속 30만 킬로미터의 광속(절대속도)을 절대 초과할 수 없는 것과 마찬가지다. 즉 체질이란결코 바뀔 수 없는 우리 몸의 '절대구조Absolute Structure'라는 말이다. 따라서 학문적으로 '체질개선'이라는 말은 불가능한 표현이다.

인체는 체질, 즉 장부대소 즉 장부준위차라는 불평등의 구조, 다시 말해 비평형의 상태를 전제로 한다. 그리고 그 비평형의 상태가 끊임없이 평형(동적평형)을 지향하는 것이 바로 생명 현상이다. 비평형에서 평형으로, 비평형에서 평형으로![16] 이렇게 평형 상태를 지향하기 위해서 비평형 상태가 항상 전제되어야 하는, 끊임없는 모순 속에 우리는 살고 있다.

체질과 상생상극 관계

오행이라는 체계는 상생상극이라는 역학관계에 의해서 조절된다. 앞의 제1장의 장부론에서 말한 바대로 상생이란 동조작용을 말하고, 상극이란 길항작용을 말한다.

여기 앞에서 정의한 (1)과 같은 오행배열이 있다고 하자. 오행의 기는 상생상극의 역학적 관계 망 속에서 운행한다. 이러한 역학 관계 하에서 (1)과 같은 배열을 갖는 계가 평형을 유지할 수 있는 조건은 무엇일까? 그것은 당연히 C를 중심으로 좌우가 생리적으로 힘의 균형을 갖는 긴장관계가 존재하는 것이다. 즉 서로 길항해야 하는 것이다. 오행에서 길항관계란 바로 상극지간(양방향의 상극관계)을 말한다. 그렇다면 당연히 A와 E사이, 그리고 B와 D사이는 상극지간이 되어야 한다. 그리고 이러한 좌우의 긴장관계가 극대화되도록 하기 위해서 A와 B, 그리고 D와 E 사이에는 상생지간(양방향의 상생관계)이 요구된다([그림-20]).[17] 그래야 C를

---

16) 이렇게 비평형에서 평형으로 도달한 것을 다시 비평형으로 돌리는 것, 그것이 바로 휴식이다. 이 휴식의 가장 중요한 행위가 바로 잠이다. 이 잠을 통해 우리는 엔트로피를 극적으로 감소시킨다.

17) 이러한 관계가 아니면 이 계는 평형을 유지하지 못하고 허물어지고 만다. 예를 들어 A와 E가 상생관계이면 항상 서로 동조하게 되므로 기울어진 불균형을 바

중심으로 양쪽이 가장 타이트한 긴장관계를 유지할 수 있다. 이것이 바로 인체라는 계의 동적평형이다(dynamic equilibrium).

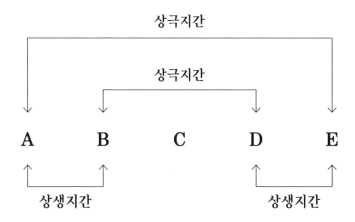

【그림-20】 체질에 합당한 오행배열의 조건

A와 E, 그리고 B와 D 사이에는 길항관계인 상극지간이, A와 B, 그리고 D와 E 사이에는 동조관계인 상생지간이 성립되어야 한다. 그래야 인체라는 계가 동적평형을 유지할 수 있다.

로잡을 수 없다. 만약 E의 준위가 너무 낮고 A의 준위가 너무 높을 때, 이를 교정하기 위해 E의 준위를 상승시키면 상생작용을 받아 A도 덩달아 상승되기 때문이다. 계속 똑같이 따라 하기 때문에 결코 불균형이 해소되지 않는다. 또 만일 A와 B가 상극관계이면 어떨까? A의 준위가 너무 높아질 때 이를 하강시키면 이와 길항관계에 있는 B는 상극작용을 받아 상승할 것이다. B도 장부구조식에서 준위가 높은 장기에 속하므로 더 상승되면 계의 불균형이 심화된다. 이를 교정하기 위해 B를 하강시키면 이와 길항관계에 있는 A는 다시 상승한다. 결코 계의 비평형을 바로잡을 길이 없다.

체질의 종류를 구해보자

그러면 [그림-20]과 같은 조건을 만족하는 배열을 구체적으로 구해
보자. 오행의 상생상극관계와 [그림-20]의 대소배열의 조건을 함께 고
려하면서 따라오면 쉽게 이해할 수 있다. 먼저 A에 토土가 오는 경우를
생각해 보자. A에 토가 오면, 아래와 같이 E에는 토와 상극지간인 수
水와 목木이 올 수 있다.

토 B C D 수 ······ (가)

토 B C D 목 ······ (나)

(가)의 경우를 먼저 살펴보자. (가)에서 보면 A의 자리에 토가 자리하고
있으므로 B에 올 수 있는 것은 토와 상생지간인 화火 또는 금金이 가능
하다. 먼저 B에 화가 오면(토화CD수), D에는 화와 상극지간인 금만이 올
수 있다(토화C금수). D에 목木이 오면(토화C목수) 화와 상생지간이 되어
[그림-20]의 조건에 맞지 않기 때문이다. D에 금이 오면 C에는 자동적
으로 나머지인 목木이 오게 된다. 따라서 다음과 같은 하나의 배열이 결
정된다: 토화목금수(土火木金水).

다음으로 B에 금金이 오는 경우(토금CD수)를 보자. 그러면 D에는 목
木과 화火가 올 수 있다. 만약 D에 화가 오는 경우(토금C화수)는 E의 수水
와 상극지간을 형성하므로 이는 [그림-20]의 조건에 부합되지 않는다.
반면 D에 목이 오는 경우(토금C목수)는 E의 수와 상생지간을 이루므로
[그림-20]의 요건에 합치된다. 그러면 C에는 자동적으로 나머지 화가
온다. 따라서 또 하나의 배열이 결정된다: 토금화목수(土金火木水).

이제 (나)의 경우를 살펴보자. 먼저 B에 화火가 온다고 가정하면(토화CD목), D에는 화와 상극지간인 수水 또는 금金이 올 수 있다. 만약 D에 금이 오면(토화C금목), 이는 E의 목木과 상극지간을 형성하므로 [그림-20]의 조건에 부합되지 않는다. 따라서 D에는 금이 올 수 없다. 반면 D에 수가 오는 경우(토화C수목)에는 E의 목과 상생지간을 이루므로 [그림-20]에 부합된다. 그러면 C에는 나머지 금이 오게 되어 또 하나의 배열이 결정된다: 토화금수목(土火金水木).

끝으로 B에 금金이 오는 경우(토금CD목), D의 자리에는 금과 상극지간인 목木과 화火가 가능한데, 목은 이미 E에 존재하므로 화만이 올 수 있다(토금C화목). 따라서 C에는 나머지 수水가 오게 되어 또 하나의 배열이 결정된다: 토금수화목(土金水火木).

이로써 A에 토土가 오는 경우를 모두 살펴보았다. A에 토가 오는 경우 가능한 오행구조식을 정리하면 다음과 같다.

토화목금수(土火木金水) …… ①

토금화목수(土金火木水) …… ②

토화금수목(土火金水木) …… ③

토금수화목(土金水火木) …… ④

A에 토가 오는 경우 가능한 오행구조식은 위와 같이 네 개가 가능하다. A에 나머지 네 기氣, 즉 목, 화, 금, 수가 오는 경우에도 각각 네 개의 오행구조식이 성립함을 추론할 수 있다. 그러므로 [그림-20]의 조건에 부합되는 모든 오행구조식은 수학적으로 5×4 = 20, 즉 20 가지가 존

재한다. 이를 모두 정리하면 다음과 같다.

(1) A에 목木이 오는 경우

목화토수금(木火土水金) …… ①

목화수금토(木火水金土) …… ②

목수금화토(木水金火土) …… ③

목수화토금(木水火土金) …… ④

(2) A에 화火가 오는 경우

화목토금수(火木土金水) …… ①

화목수토금(火木水土金) …… ②

화토금목수(火土金木水) …… ③

화토목수금(火土木水金) …… ④

(3) A에 토土가 오는 경우

토화금수목(土火金水木) …… ①

토화목금수(土火木金水) …… ②

토금화목수(土金火木水) …… ③

토금수화목(土金水火木) …… ④

(4) A에 금金이 오는 경우

금수토화목(金水土火木) …… ①

금수목토화(金水木土火) …… ②

금토수목화(金土水木火) …… ③

금토화수목(金土火水木) …… ④

(5) A에 수水가 오는 경우

$$수금토목화(水金土木火) \cdots\cdots ①$$

$$수금목화토(水金木火土) \cdots\cdots ②$$

$$수목화금토(水木火金土) \cdots\cdots ③$$

$$수목금토화(水木金土火) \cdots\cdots ④$$

8체질의 탄생

위에 열거한 20가지의 구조식은 이론적으로 추론 가능한 모든 체질의 개수이다. 필자는 위의 20가지 체질이 모두 실제로 존재하는지 확실히 말할 수 없다. 위의 20가지 체질은 단지 수학적으로 추론한 결과일 뿐이다. 따라서 개개의 체질의 존재는 충분한 임상적 경험을 통해서 실증적으로 확인해 볼 수밖에 없다. 하지만 최소한 다음과 같은 주장은 가능하다: "인체에서 가능한 체질의 개수는 20가지 이하이다."

여기 20가지 중에서 양쪽 끝에 목과 금, 그리고 토와 수가 오는 경우만 뽑으면 권도원 선생의 8체질이 된다(이렇게 선정한 것은 이제마의 사상의학과 관련이 있다. 뒤에 해설). 8체질은 다음과 같다:

① 금토화수목(金陽, 금양)   ② 금수토화목(金陰, 금음)

③ 토화목금수(土陽, 토양)   ④ 토금화목수(土陰, 토음)

⑤ 목수화토금(木陽, 목양)   ⑥ 목화토수금(木陰, 목음)

⑦ 수금목화토(水陽, 수양)   ⑧ 수목화금토(水陰, 수음)

이제마는 『동의수세보원』에서 심心(오행에서 화에 속함)을 '중앙지태극

中央之太極,' 즉 중앙에 위치하여 모든 것을 주재하는 태극과 같은 좌를 점한다 해서 사상인의 장부대소를 논할 때 이를 제외했다. 심은 어느 한 쪽으로 치우칠 수 없는 중정中正의 장기라는 것이다. 그래서 폐와 간의 짝으로 태양인과 태음인의 2체질, 비와 신의 짝으로 소양인과 소음인의 2체질, 이렇게 사상인이 탄생한 것이다.[18) 이제마 선생의 사상인은 다음과 같다.

태양인: 폐대간소
소양인: 비대신소
태음인: 간대폐소
소음인: 신대비소

여기서 8체질의 어휘로 말한다면 큰 장은 양필드에 속하고, 작은 장은 음필드에 속한다고 할 수 있다. 위와 같은 사상인에 대한 필자의 양필드와 음필드에 관한 언급은 이제마의 저서,『동의수세보원』에 보면 그 단초가 보인다(뒤에 상술).

뒤에 자세히 논하지만 권도원 선생은 애초에 체질의학을 시작할 당시부터 사상인의 태양인, 소양인, 태음인, 소음인의 네 체질을 전제로 깔고 체질론을 전개했다. 이제마와 다른 점은 두 장부(더 자세히 말하면 이제마는 두 장臟으로만 논했다)만 가지고 체질을 논하지 않고 다른 세 쌍의 장부를 더 고려하여 체질을 논했다는 것이다. (이 단순한 변화가 사상의학과 8체질

---

18) 이제마,『동의수세보원』(서울: 행림출판, 1993), p.7. "人稟臟理有四不同。肺大而肝小者, 名曰 太陽人, 肝大而肺小者, 名曰太陰人, 脾大而腎小者, 名曰少陽人, 腎大而脾小者, 名曰少陰人。…… 五臟之心, 中央之太極也。五臟之肺脾肝腎, 四維之四象也。"

의학을 이렇게 다르게 하는 결정적인 변수가 되었다.) 따라서 당연히 체질의 양단에는 애초부터 심이 올 수 없었던 구조였다. 추론컨대, 그 4체질의 상태에서 각 체질별로 장계와 부계의 배열 2가지씩을 정의함으로써 8체질이 탄생하게 된 것이다(2 × 4 = 8).

여기서 짚고 넘어갈 것은 장부의 음양배속에 관한 것이다. 앞에서 전통적으로 장은 음에, 부는 양에 속한다고 했는데, 권도원 선생은 이와 반대로 장을 양에, 부를 음에 배속한다. 그래서 오장의 배열로 양의 체질(금양, 토양, 목양, 수양)을 정의하고, 오부의 배열로 음의 체질(금음, 토음, 목음, 수음)을 정의한다.

이에 대한 명확한 설명은 없으나 필자의 생각에, 생리적 특성이나 병리적 증상에 있어서 장의 배열로 정의한 금양, 토양, 목양, 수양체질이 임상적으로 더 양적인 속성에 가깝고, 부의 배열로 정의한 금음, 토음, 목음, 수음체질이 임상적으로 음적인 속성에 더 가깝게 나타나기 때문으로 풀이된다(예외의 경우도 있으나 필자도 임상에서 대체로 그런 경향이 있음을 자주 경험한다).

한편 현재 8체질의학의 입장은 이 양과 음에 사실 큰 의미를 부여하지 않는다. 오히려 전통적 음양 개념에 의해 체질의 이해가 왜곡될 소지가 있으므로 음양으로 분할되어 있는 체질명칭을 체질의 정의에 부합하도록 장부의 대소 개념이 반영된 체질명으로 개정하려고도 하였다.[19] 따라서

---

19) 장과 부의 음양배속은 최근 8체질의학에서는 실제적으로 별 의미가 없다. 체질명이 이렇게 음양으로 되어 있어 기존의 일반한의학의 양체질, 음체질과 혼동되는 바람에 불필요한 오해를 종종 사므로, 권도원 선생은 한 때 장부를 기준으로 체질명을 바꾸려고 하였다. 예를 들면 금양체질은 '폐강체질肺强體質,' 토음체질은 '위강체질胃强體質' 등과 같은 것이다. 그러나 관습적으로 현재와

장과 부의 음양배속에 관한 문제는 여기에서 논의하지 않겠다. 권도원 선생이 장부의 배열로 표시한 8체질의 배열은 다음과 같다.

① 폐 비 심 신 간　　　(금양)

② 대장 방광 위 소장 담　(금음)

③ 비 심 간 폐 신　　　(토양)

④ 위 대장 소장 담 방광　(토음)

⑤ 간 신 심 비 폐　　　(목양)

⑥ 담 소장 위 방광 대장　(목음)

⑦ 신 폐 간 심 비　　　(수양)

⑧ 방광 담 소장 대장 위　(수음)

　권도원 선생이 이렇게 양의 체질에는 장계臟系(간·심·비·폐·신)로, 음의 체질에는 부계腑系(담·소장·위·대장·방광)로 정의한 것은 이제마의 『동의수세보원』의 사상인에 대한 표리병증론表裏病證論을 창조적으로 해석한 것에 근거한 것으로 보인다(이에 관해서는 뒤에 상술).

같은 체질명이 광범위하게 통용되고 있고 나름대로 그 의미가 있다고 생각되어 현재 그대로 쓰고 있다. 반면, 체질의 영어 표기는 장부 기준 방식으로 하고 있다. 즉, Pulmotonia (금양체질 = 폐강), Colonotonia (금음체질 = 대장강), Pancreotonia (토양체질 = 췌장강), Gastrotonia (토음체질 = 위강), Hepatonia (목양체질 = 간강), Cholecystonia (목음체질 = 담강), Renotonia (수양체질 = 신강), Vesicotonia (수음체질 = 방광강). 이는 각 체질의 최강장부를 기준으로 한 명칭이다.

새로운 장부배열 표기를 제안한다

이렇게 금양, 토양, 목양, 수양의 양의 체질에는 장계의 배열을 취하고, 금음, 토음, 목음, 수음의 음의 체질에는 부계의 배열을 취했지만, 앞에서 말한 대로 이것은 실제 임상에서는 크게 의미가 없다.[20] 음양이란 서로 완전히 떨어져 실체적으로 존재하는 것이 아니기 때문이다. 음양 착종陰陽錯綜[21]의 관점에서 보자면 폐에는 대장이 포함되어 있고, 대장에는 폐가 포함되어 있는 하나의 장부 쌍이다. 권도원 선생의 뜻을 함축하여 나는 8체질을 다음과 같이 정의한다.

① 폐대장 비위 심소장 신방광 간담 (금양)

② 대장폐 방광신 위비 소장심 담간 (금음)

③ 비위 심소장 간담 폐대장 신방광 (토양)

④ 위비 대장폐 소장심 담간 방광신 (토음)

⑤ 간담 신방광 심소장 비위 폐대장 (목양)

⑥ 담간 소장심 위비 방광신 대장폐 (목음)

⑦ 신방광 폐대장 간담 심소장 비위 (수양)

⑧ 방광신 담간 소장심 대장폐 위비 (수음)

양의 체질은 장을 앞에 기재했고, 음의 체질은 부를 앞에 기재했다. 앞에

---

20) 여기서 말하는 양의 체질, 음의 체질을 흔히들 전통 한의학에서 말하는 열이 많은 '양체질,' 열이 없는 '음체질' 등과는 별 관계가 없다. 그냥 편의상 구분으로 금양, 토양, 목양, 수양은 양의 체질, 금음, 토음, 목음, 수음은 음의 체질, 이렇게 부르기로 한다.

21) 음과 양이 서로 얽히고 뒤섞여 다양하게 조화를 이뤄가는 과정을 표현한 말.

있는 장 또는 부가 그 체질에서 지배적인(dominant) 역할을 한다는 의미이고, 뒤에 있는 장 또는 부는 그 체질에서 이차적인(secondary) 역할을 한다는 의미이다. 하지만 이것도 꼭 절대적인 것은 아니다. 생리나 병리에 있어서 장과 부는 밀접하게 연관되어 동시에 작용하기 때문이다.

질병의 치료도 해당 체질의 지배적인 장부만을 조절하여 치료할 때도 있고, 이차적인 장부만을 조절하여 치료할 때도 있으며, 경우에 따라서는 서로를 조합하여 조절함으로써 치료할 때도 있다. 따라서 필자는 간단히 다음과 같이 앞을 장계로, 뒤를 부계로 표기하는 것을 더 좋아한다. (단, 절대적인 것은 아니나 양의 체질은 생리나 병리에 있어 장계가 주도적인 면이 있고, 음의 체질은 부계가 주도적인 면이 있다는 점만 염두에 두면 될 것이다.)

① 폐대장 비위 심소장 신방광 간담 (금양)

② 폐대장 신방광 비위 심소장 간담 (금음)

③ 비위 심소장 간담 폐대장 신방광 (토양)

④ 비위 폐대장 심소장 간담 신방광 (토음)

⑤ 간담 신방광 심소장 비위 폐대장 (목양)

⑥ 간담 심소장 비위 신방광 폐대장 (목음)

⑦ 신방광 폐대장 간담 심소장 비위 (수양)

⑧ 신방광 간담 심소장 폐대장 비위 (수음)

사상의학에서 8체질의학으로

필자는 현 8체질의학이 이제마의 사상인론四象人論과 분명한 연장선상에 있다고 생각한다. 이제마가 그의 저서 『동의수세보원東醫壽世保元』에서 태양인太陽人, 태음인太陰人, 소양인少陽人, 소음인少陰人의 네 종류의 인간형에 대하여 논한 것은 주지의 사실이다. 각 유형은 다음과 같은 두 장臟간의 대소관계로 정의된다. 즉 태양인은 폐대간소肺大肝小, 태음인은 간대폐소肝大肺小, 소양인은 비대신소脾大腎小, 그리고 소음인은 신대비소腎大脾小이다.

오행적으로 볼 때 폐는 금金, 간은 목木, 비는 토土, 신은 수水이므로, 태양인은 금대목소金大木小, 태음인은 목대금소木大金小, 소양인은 토대수소土大水小, 소음인은 수대토소水大土小라고 할 수 있다. 그래서 전술한 것처럼 권도원 선생의 8체질은 필자가 앞에서 이론적으로 도출해 낸 20체질 중 오행구조식의 양단이 금金과 목木이거나 토土와 수水로 되어 있는 것만을 취한 것과 동일한 것이다.

권도원 선생의 8체질론은 애초부터 이제마의 사상의학의 대전제에서 출발했다. 1965년 논문을 보면 사상인의 네 체질을 놓고 거기에서 장질臟質(Chang-temperament)과 부질腑質(Bhu-temperament)의 두 유형을 각각 설하여 체질의 장부배열을 논하는 대목이 나온다.[22] 이것이 결국 나중에 하나의 독립된 체질로 발전해 나가 8체질이 된 것이다. 권도원 선생은 이제마의 입론을 그대로 받아들여 양단에 금과 목, 토와 수의 짝을 갖는 장부를 놓고 그 사이에 나머지 세 장부들을 어떻게 배열하느냐를 놓고 씨름한 것이다. 이 배열을 확정하는데 기나긴 세월이 걸린 것 같다. 권도원 선생의 말을 직접 들어보자.

---

22) 필자가 볼 때 권도원 선생이 말하는 장질은 장의 특성이 지배적인 체질, 부질은 부의 특성이 지배적인 체질을 말하는 것으로 볼 수 있다. 장질과 부질을 권도원 선생은 영어로 Chang-temperament, Bhu-temperament라고 명명했는데, 이를 중국어 병음拼音으로 표현하면 Zang-temperament, Fu-temperament이라고 할 수 있다.

『동의수세보원』에서 말한 체질론을 연구하면서 필자는 각 체질이 표 1에 나타난 두 장기뿐만 아니라 다른 장기들의 강약도 포함하는 개념임을 알 수 있었다. 그런데 각 체질에는 '장질Chang-temperament'과 '부질Bhu-temperament'의 두 계열이 있다. 전자는 장계(Chang-system)인 심, 폐, 간, 비, 신의 강약의 차이에 특징이 있고, 후자는 부계(Bhu-system)인 담, 위, 소장, 대장, 방광의 강약의 차이에 그 특징이 있다.23)

이제마가 『동의수세보원』에서 사상인에 대한 본격적인 의학이론을 다루는 병증약리편病證藥理編24)을 보면, 그 체제가 8체질을 암시하고

---

23) "In his studying the constitutional theory, set forth in Dhongyi-suse-bhowon, the present writer could know that each constitution has not only respectively the two organs indicated in Table 1, but also the differences of strength or weakness even in other organs. In each constitution there are the two classifications of Chang-temperament and Bhu-temperament. The former one has its characteristic in the differences of the Chang-system of heart, lung, liver, pancreas and kidney. And the latter one, its characteristic in those of the Bhu-system of gall bladder, stomach, small intestine, large intestine and urinary bladder." Dowon Kuon, A Study Of Constitution-acupuncture, 1965, p.7. 여기에서 권도원 선생은 이제마의 4체질을 각기 장질(Chang-temperament)과 부질(Bhu-temperament)로 나눠 8가지 유형의 특성을 논한다. 아직 완벽하게 8체질로 진화되지 않은 미분화된 8체질의 원형을 보이고 있다. 그리고 이때까진 장부의 음양배속이 전통적인 견해를 그대로 따라 장계를 음의 체질로 부계를 양의 체질로 명명하고 있다. 권도원 선생은 장부를 장기라고 지칭하므로 장기라고 번역했다. 여기 표1은 권도원 논문의 표를 말한다.

24) 여기에서 병증病證이라는 말은 요즘의 병증病症이라는 말과는 다르다(한자가 다름에 유의). 여기에서 말하는 병증이란 서양의학에서 말하는 증후군(syndrome)의 개념과 유사하다. 음양이나 허실, 표리, 한열, 오행, 장부 등의 상징적 규합개념으로써 질병을 기술하는 포괄적 질병명명법이다. 여기서 이제마는 사상인의

있음을 직감할 수 있다. 여기에서 이제마는 사상체질마다 각기 표병表病과 리병裏病의 체제로 8가지의 병리에 대해 논하고 있는 것이다.

	표병表病	리병裏病
소음인	소음인신수열표열병론 少陰人腎受熱表熱病論	소음인위수한리한병론 少陰人胃受寒裏寒病論
소양인	소양인비수한표한병론 少陽人脾受寒表寒病論	소양인위수열리열병론 少陽人胃受熱裏熱病論
태음인	태음인위완수한표한병론 太陰人胃脘受寒表寒病論	태음인간수열리열병론 太陰人肝受熱裏熱病論
태양인	태양인외감요척병론 太陽人外感腰脊病論	태양인내촉소장병론 太陽人內觸小腸病論

【그림-21】 사상인의 표리병증表裏病證

'소음인신수열표열병론'이란 소음인이 신腎에 열사를 받아 겉에 열증이 발생한 병에 관한 논의라는 뜻이고, '소음인위수한리한병론'이란 소음인이 위胃에 한사를 받아 속에 한증이 발생한 병에 관한 논의라는 뜻이다. 소양인과 태음인도 같은 방식으로 해석할 수 있다. 태음인의 표증에 '위완胃脘'이라는 부가 나오는데, 이는 이제마만의 장부론적 개념에서 나온 것으로, 현대의학적으로 보면 대략 식도에 해당하는 부위이

병증을 각 체질의 장부와 표리, 한열을 결합하여 표현하고 있다.

다. 이제마의 장부론은 조금 뒤에 논한다. 어쨌든 앞의 세 체질은 동일한 체제로 편명이 되어 있는데, 태양인은 다른 체제로 되어 있어 해석이 좀 달라진다. 이는 태양인편이 가장 늦게 저술되다가 완성을 보지 못한 채 출간되었기 때문이다.

이제마는 사상인에 대한 본격적인 의론인 사상인 병증론을 잠시의 쉴 틈도 없이 주야로 논하다가 그만 기력이 쇠하여 미완인 채로『동의수세보원』을 남기고 세상을 떠난다. 그래서 소음인과 소양인은 비교적 상세하게 논했으나, 태음인은 대략 논하고, 태양인은 매우 미비한 채로 남아있다.[25] 이 때문에 태양인의 병증의 편명이 다른 세 체질과 다른 양식을 지니고 있는 것이다. 각 체질의 병리론 전개의 발달 정도에 차이가 존재한다는 사실로부터, 처음에는 이전의 전통적인 방식대로 외감, 내촉, 즉 외감성질환과 내상성질환의 패턴으로 집필을 시작했음을 추론 할 수 있다. 그 흔적이 태양인론의 편명에 남아있다. '태양인외감요척병론'이란

---

25) 다음의 이제마의 말이 당시의 상황을 여실히 보여준다. 얼마 남지 않은 생의 시간과 사투하며 혼신의 붓을 옮긴 것이다. "此書自癸巳七月十三日始作, 晝思夜度, 無頃刻休息, 至于翌年甲午四月十三日。 少陰少陽人論則略得詳備, 太陰太陽人論則僅成簡約, 蓋經驗未遍, 而精力已憊故也。 記曰開而不達則思, 若太陰太陽人思而得之, 則亦何損乎簡約哉!"(이 책은 1893년 7월 13일 집필에 착수하여 밤낮으로 생각하고 헤아리길 경각의 휴식도 없이 하여 다음 해인 1894년 4월 13일에까지 이르렀는데, 그 결과 소음인과 소양인론은 대체로 상세하게 구비됐으나 태음인과 태양인론은 겨우 간단하고 소략한 정도만 이루었다. 이는 임상경험이 충분하지 못하고 미진한 상태에서 그만 기력이 다했기 때문이다.『예기禮記』에 이르길, 배움을 구하는 사람에게 열어주되 억지로 데리고 가지 않으면 깊이 생각하게 된다고 했으니, 후학이 이처럼 태음인과 태양인에 대해 깊이 생각하게 되는 단초라도 될 수 있다면 간단하고 소략한 것이라 해도 어찌 손해될 게 있겠는가!) 이제마, 「사상인변증론四象人辨證論」,『동의수세보원』(서울: 행림출판, 1993), pp.141-142.

태양인이 바깥으로부터 사기에 침범을 받아 허리 부위에 발생한 병에 관한 논의라는 뜻이고, '태양인내촉소장병론'이란 태양인이 체내의 요인으로 인해 얻은 소장의 병에 관한 논의라는 뜻이다.

표병이란 인체의 표부, 즉 겉에 발생하는 질환을 말하며, 리병은 인체의 내부에 발생하는 질환을 말한다. 전통적으로 표병은 외감外感, 즉 바깥으로부터 들어온 외사外邪에 의한 질환, 다시 말해 감기 같은 바이러스성질환이나 세균등에 의한 감염성 질환을 말하고, 리병은 내상內傷이라고 해서 인체의 내부, 즉 오장육부에 발생하는 소화기계질환이나 급만성내과질환을 말한다.

하지만 이제마는 꼭 그런 의미로 표병, 리병을 논하고 있지 않다. 그런 경우도 포함하지만, 외감과 내상이라는 전통적인 병의 발생 원인을 말한다기보다는, 말 그대로 표냐 리냐, 즉 인체의 안에서 나타나는 병증이냐 바깥에서 나타나는 병증이냐 하는 각 체질의 질병 발생 패턴의 표리적 구분인 것이다.

표병이건 리병이건 그 질병을 받아들이는 주체가 둘 다 오장오부의 한 장부라는 사실을 주목하라(태양인은 예외). 소음인의 표병은 신이 열을 받아(腎受熱) 발생한 표부의 병증이고(表熱病), 리병은 위가 한을 받아(胃受寒) 발생한 리부의 병증인 것이다(裏寒病). 둘 다 장부를 가지고 병을 논한 장부론적 병증론인 것이다. 소음인의 경우 표병은 장계인 신의 문제로, 리병은 부계인 위의 문제로 표제를 달아 설하고 있다. 이제마는 이렇게 한 체질에 두 가지 패턴의 질병 발생 양식이 있음을 장과 부를 가지고 논한 것이다.26) 권도원 선생은 이를 놓치지 않고 예리하게 포착하여 장질과

---

26) 소음인의 표병은 양필드에 속하는 신(신장)이 지배적인 경우를 말하고, 리병은

부질의 질병 패턴, 즉 "8병태"(8 morbidities)의 범주로 파악한 것 같다. 8체질의 모티브를 바로 여기에서 발견한 것이다.

앞에 [그림-21]의 사상인의 표리병론에 관한 표에서, 소음인의 표열병은 장계인 신으로서 표제를 달고, 리한병은 부계인 위로서 표제를 달고 있으므로, 따라서 표열병은 8체질의학에서 장계의 배열로 정의되는 수양체질의 단서가 된 것이고, 리한병은 부계의 배열로 정의되는 수음체질의 단서가 된 것이다. 같은 방식으로, 소양인의 경우는 표한병이 장계인 비로서 표제가 되어 있고, 리열병은 부계인 위로서 표제가 되어 있으므로, 따라서 표한병은 8체질의학에서 토양체질, 리열병은 토음체질의 단서가 된 것이다. 또 태음인의 경우 표한병은 부계인 위완으로서 표제가 되어 있고, 리열병은 장계인 간으로서 표제가 되어 있으므로, 표한병은 8체질의학에서 목음체질, 리열병은 목양체질의 단서가 된 것이다.

앞에서 말한 것처럼 이렇게 장계를 양의 체질로 정의하고 부계를 음의 체질로 정의한 것은 권도원 선생이 장을 양으로 보고, 부를 음으로 보기 때문에 그런 것이다. 8체질의학의 초기에는 반대로 전통적 견해와 같이 장을 음으로 보고, 부를 양으로 보았었다. 동일한 대상에 대하여 이렇게

음필드에 속하는 위가 지배적인 경우를 말하는 것이라고 할 수 있다. 필자가 보기에 권도원 선생은 이제마의 표리병증론으로부터 8체질로 나아가는 단초를 발견한 것 같다. 예를 들어 소음인의 경우 표병으로부터 수양체질로 나아가고, 리병으로부터 수음체질로 나아간 것이다. 하지만 필자는 지배적인 병리를 일으키는 장부가 체질에 따라 고정되어 있다고 생각하지는 않는다. 필자의 임상 경험으로부터 보면 같은 체질이라도 지배적인 병리를 일으키는 장부는 장계에 속할 수도 있고 부계에 속할 수도 있다. 또한 동일한 사람에게서도 어떨 땐 장계가 지배적일 때가 있는가 하면, 부계가 지배적일 때도 있다. 질병에 따라 매우 임의적으로 지배적인 장부가 결정되는 것이다.

상반되는 관점이 성립할 수 있다는데 대해 의아하게 생각하겠지만, 사실 장이 양이냐 음이냐, 부가 음이냐 양이냐 하는 것은 크게 중요하지 않다. 그것은 어떤 관점으로 보느냐에 따라 사뭇 달라질 수 있는 가변적 인식의 체계이기 때문이다. 중요한 것은 소음인, 소양인, 태음인에 장계의 배열을 갖는 패턴이 있고, 부계의 배열을 갖는 패턴이 있다는 것이다. 이 패턴을 권도원 선생은 장질, 부질이라고 표현한 것이다.

태양인의 경우는 좀 복잡하다. 소음인, 소양인, 태음인과는 다른 패턴으로 표제가 붙어 있기 때문이다. 태양인의 표병에는 태양인외감요척병론太陽人外感腰脊病論이라는 표제가 붙어 있고, 리병에는 태양인내촉소장병론太陽人內觸小腸病論이라는 표제가 붙어 있다. 이 다른 패턴은 앞에서 말한 대로 이제마의 『동의수세보원』이 미완의 상태로 출간된 책이기 때문에 발생한 것이다. 『동의수세보원』의 체제와 내용을 면밀히 검토해 보면, 이제마는 그의 말처럼 각 사상인의 이론을 소음인과 소양인론을 먼저 저술하고, 다음으로 태음인, 태양인론의 순서로 저술했음을 알 수 있다. 그래서 병증론의 순서가 소음인→소양인→태음인→태양인으로 되어 있는 것이다.

이제마의 자평처럼 소음인론과 소양인론은 특히 그 이론이 매우 자세하고 논리적이다. 소음인과 소양인의 이론은 수천 년 역사의 중국의학과 우리 동의학을 집약적으로 정리한 정예로운 의론醫論이다. 소음인에 있어서는 온보파의 핵심론인 비양脾陽의 문제를 '신양腎陽과 비양의 관계'로 논했고, 소양인에 있어서는 자음파의 핵심론인 신음腎陰의 문제를 '비음脾陰과 신음의 관계'로서 논했다. 이는 중국과 우리의 전통의학의 핵심을 체질이라는 새로운 패러다임 위에서 명료한 논리와 통찰로서 일거에 관통한 우리 의학사의 쾌거라 하지 않을 수 없다.

그러나 태음인과 태양인의 경우는 그의 고백처럼, 임상적 경험이 충분하지 못한 채 노년에 힘이 고갈되어 자세한 이론에 미치지 못하고 아주 간략하게밖에는 밝히지 못했다. 여기에서는 소음인, 소양인론에서처럼 신양, 비양, 신음, 비음과 같은 장부론의 정교하고 논리적인 이론을 보이지 못하고 있고, 특히 태양인의 이론에 이르면 대개『내경內經』이나「영추靈樞」,[27] 그리고 주진형朱震亨(주단계의 본명)의 이론에 기대어 아주 소략한 병증론과 그에 대한 몇 개의 처방만을 제시하고 있다. 이제마에 있어 자신의 체질론의 가장 중요한 틀인『상한론傷寒論』에 대한 언급은 특이하게도 여기 단 한 마디도 나오지 않는다. 이는 태양인의 병증론이 『상한론』의 틀에서는 설명되지 않는 특이한 분야이거나『상한론』을 적용해서 궁구하기 전의 초기 자료임을 시사한다.

『동의수세보원』의 태양인론에는 그래서 사상의학의 가장 원시적인 형태가 그대로 노정되고 있다. 태양인외감요척병론과 태양인내촉소장병론이라는 그 편명이 애초의 사상의학이 어떻게 시작되었는지를 선명하게 보여주는 살아있는 화석이다. 이때는 아직 사상인의 철저한 장부론에 이르지 못하고 전통한의학의 근간인 외감, 내상의 틀을 그대로 수용하여 기술하고 있는 것이다. 외감은 표병으로 볼 수 있고, 내촉은 리병으로 볼 수 있다. 외감요척의 요척은『동의수세보원』의「장부론」에서는 간이 위치한 부위에 해당하며, 내촉소장의 소장은 간과 대응하는 부腑를

---

27)『내경內經』은 전국시대로부터 한 대에 이르기까지 오랜 시간에 걸쳐 성립된, 한의학에서 가장 오래 된 의서의 하나로서, 크게「소문素問」과「영추靈樞」로 구성되어 있다.「소문」은 주로 해부, 생리, 병리, 진단 등의 의학에 관한 일반 이론에 대해 논하고,「영추」는 주로 침이론을 논하고 있다.

말한다. 하지만 필자는 이 부분이 이제마의 다른 병증론에 기초한다면 수정되어야 한다고 생각한다. 다시 앞의 [그림-21]의 표리병론표를 보라.

이 병론표를 보면, 소음인의 경우 표병에 장으로서 기술하고, 리병에 부로서 기술하였으며, 소양인도 표병에 장으로서 기술하고, 리병에 부로서 기술하였다. 그런데 태음인에 있어서는 표병에 부로서 기술하고, 리병에 장으로서 기술하였으므로, 이제마가 「성명론」에서부터 이어온 모든 이론의 구성에서 일관적으로 취한 대칭의 원리에 의한다면, 태양인의 표병은 부로서 정의되어야 하고, 리병은 장으로서 정의되어야 한다. 왜냐하면 태음인의 표병이 부로서 정의되고, 리병이 장으로서 정의되었기 때문이다(다음 [그림-22] 참조).

이제마는 여기 병증론에서 음의 체질인 소음인과 태음인은 큰 장부와 작은 장부의 짝을 가지고 편명을 삼았는데, 양의 체질인 소양인은 동일 준위인 비와 위(큰 장부)들만을 가지고 편명을 삼았다. 그렇다면 같은 논리로 양인인 태양인도 동일 준위의 장부만으로 병증을 기술해야 한다는 결론이 나온다.

이제마의 일관된 대칭의 원칙을 적용한다면, 여기 태양인에서는 작은 장부만으로 표제가 되어야 한다. 따라서 이제마의 『동의수세보원』의 「장부론」에서 말하는 바를 그대로 적용한다면 소장은 간으로, 요척은 소장으로 바뀌어야 한다. 그 편명도 이렇게 바뀌어야 할 것이다. 표병은 '태양인소장수열표열병론太陽人小腸受熱表熱病論'으로, 리병은 '태양인간수한리한병론太陽人肝受寒裏寒病論'으로 바뀌어야 하는 것이다. 그렇다면 『동의수세보원』의 사상인 병증론의 편명의 구조는 다음과 같이 수정되어야 할 것이다.

	표병表病	리병裏病
소음인	신열腎熱 - 장臟	위한胃寒 - 부腑
소양인	비한脾寒 - 장臟	위열胃熱 - 부腑
태음인	위완한胃脘寒-부腑	간열肝熱 - 장臟
태양인*	소장열小腸熱-부腑	간한肝寒 - 장臟

【그림-22】 사상인 병증론의 편명의 구조(*태양인은 필자의 제안)

이제마의 장부론은 위와 같이 전통적인 장부론과는 판이하게 다르다. 오로지 사상인의 상하구조라는 이제마만의 해부학적 관점에 입각한 철저한 음양론이다. 이제마에게 오행론은 거의 전무하다고 해도 과언이 아니다. 단지 사상인을 구성하는 장의 대소의 짝이 오행의 상극관계로 구성되어 있다는 것만이 오행론에서 온 것이다. 이것도 오행의 상생상극론에서 왔다기보다는 단순히 해부학적인 상하관계에서 짝을 짓다가 보니까 우연히 일치한 것이 아닌가 하는 생각이 든다. 『동의수세보원』의 「장부론」을 참고하여 이제마의 인체관을 나타내면 [그림-23]과 같다.

이를 가만히 보면 현대적인 해부학의 위치와 장부의 위치가 대략 일치한다는 것을 알 수 있다. 이제마가 19세기 말의 사람이고 보면, 이미 중국으로부터 또는 조선에 직접 유입된 서양의학의 영향을 받았을 개연성이 농후하다. 또는 그 자신의 음양의 상하론적 인체관에서 상식적으로 도출된 것으로 볼 수도 있다.

중앙지태극	사초(四焦)	사장(四臟)	장의 위치 (후면)	사부(四腑)	부의 위치 (전면)
심	상 초	폐	어깨	위완	가슴
	중상초	비	등	위	명치
	중하초	간	허리	소장	배꼽
	하 초	신	엉덩이	대장	아랫배

【그림-23】 이제마의 인체관[28]

따라서 미완인 태양인과 태음인의 병증론은 위 표의 인체 장부론에 따라 새롭게 씌어져야 한다. 제1장의 장부론에서 이제마가 소음인을 신양腎陽과 비양脾陽의 관계로 논하고, 소양인을 비음脾陰과 신음腎陰의 관계로 논하듯이, 같은 논리로 여기 태음인은 간양肝陽과 폐양肺陽의 관계로서 논하고, 태양인은 폐음肺陰과 간음肝陰의 관계로서 논해야 하는 것이다.

따라서 소음인이 신양이 상승하여 비양을 돋우는 것처럼, 태음인은 간양이 상승하여 폐양을 돋우고, 소양인이 비음이 하강하여 신음을 돋우는 것처럼, 태양인은 폐음이 하강하여 간음을 돋우어야 하는 것이다. 이렇게 정합적인 이론으로 정립이 되어야 사상의학이 완성되는 것이다. 지금 사상의학은 이 부분이 누락되어 있는 셈이다. 이러한 정합적인 구조

28) "肺部位在佳頁下背上, 胃脘部位在頷下胸上, 故背上胸上以上謂之上焦; 脾部位在膂, 胃部位在膈, 故膂膈之間謂之中上焦; 肝部位在腰, 小腸部位在臍, 故腰臍之間謂之中下焦; 腎部位在腰脊下, 大腸部位在臍腹下, 故脊臍下以下謂之下焦." 이제마, 『동의수세보원』(서울: 행림출판, 1993), pp.19-20. 이제마의 인체관에서 인체의 전면과 후면에 관한 통찰은 도올 김용옥 선생의 도올서원 동의수세보원강의(1994. 4. 16.)에서 얻은 것이다.

하에서 모든 생리·병리 이론이 세워졌을 때야 비로소 이제마가 말한 바 100년 후의 완결이 이루어지는 것이다.

이렇게 사상의학은 철저하게 음양론의 인체관 위에 세워져 있다. 이에 반해 권도원 선생의 인체관은 오행론적 장부론이다. 음양은 수직적 상하의 구조를 갖지만, 오행은 전후좌우의 수평적 구조를 갖는다. 오행의 장부론의 핵심은 상생상극의 균형론이다. 이 균형은 경락을 통해서 구현된다. 따라서 이제마의 수직의 해부학적 구조에 따른 음양적 장부론은 권도원 선생에 있어서 수평의 경락학적 오행의 장부론으로 바뀌는 것이다.

그래서 권도원 선생은 경락론에 의거한 장부의 표리관계를 과감하게 도입한다. 그리고 두개의 장만의 대소로 정의하던 이제마의 사상인을, 오장오부가 다 고려된 장부배열로 8체질을 정의하는 개혁을 단행한다. 두 장만의 대소관계로 정의하던 것에서 5장부쌍이 모두 포함된 장부배열로 정의하는 이 단순한 변화가 사상의학과 8체질의학을 천양지차로 다르게 하는 결정적인 변수가 되었다.

결론적으로 소음인의 표병은 8체질의학에서는 장계로서 정의되는 수양체질의 이론적 단서가 되고, 리병은 부계로서 정의되는 수음체질의 이론적 단서가 되며, 소양인의 표병은 8체질의학에서 장계로서 정의되는 토양체질의 단서가 되고, 리병은 부계로서 정의되는 토음체질의 단서가 되며, 태음인의 표병은 8체질의학에서 부계로서 정의되는 목음체질의 단서가 되고, 리병은 장계로서 정의되는 목양체질의 단서가 되며, 태양인의 표병은 8체질의학에서 부계로서 정의되는 금음체질의 단서가 되고, 리병은 장계로서 정의되는 금양체질의 단서가 된다.

그래서 수양, 토양, 목양, 금양체질은 장계의 배열로서 정의된 것이고, 수음, 토음, 목음, 금음체질은 부계의 배열로서 정의된 것이다.

하지만 권도원 선생이 1965년도에 발표한 논문에는 아직 이제마의

4체질론을 그대로 원용하고 있다. 그리고 각 사상인에 대해 장질(Chang-temperament)과 부질(Bhu-temperament)의 2유형을 두어, 그에 따라 장 또는 부의 배열을 제시하고 있다.

즉 태양인에 장질과 부질, 소양인에 장질과 부질, 태음인에 장질과 부질, 그리고 소음인에 장질과 부질을 정의하여, 8체질이 성립되기 전의 과도기의 8패턴을 보여준다. 또, 이때만 해도 장과 부의 음양 배속이 전통한의학과 같아서 장은 음으로, 부는 양으로 배속되고 있다. 하지만 얼마 후에 이것이 바뀌어 장이 양으로, 부가 음으로 변환된다. 그래서 태양인의 장질은 뒤에 금양체질이 되고, 부질은 금음체질이 되며, 소양인의 장질은 뒤에 토양체질이 되고, 부질은 토음체질이 되며, 태음인의 장질은 뒤에 목양체질이 되고, 부질은 목음체질이 되며, 소음인의 장질은 뒤에 수양체질이 되고, 부질은 수음체질이 된다.[29]

장부배열은 금양, 금음, 토양, 토음체질에 해당되는 태양인 장질과 부질, 소양인 장질과 부질은 지금과 동일하나, 각기 목양, 목음, 수양, 수음체질에 해당되는 태음인 장질(간심신비폐)과 부질(담소장방광위대장), 소음인 장질(신간폐심비)과 부질(방광담대장소장위)은 여기 괄호 안에 나타낸 것처럼 장부배열이 지금과 다르다.

이 말은 권도원 선생이 체질을 정의할 때 필자와 같이 수학적인 방법으로 예측하는 연역적인 방법을 쓰기보다, 통찰과 경험을 통해 체질배

---

29) 이렇게 장과 부의 음양이 180도 바뀌면 모든 이론이 역전될 것 같지만 그렇지 않다. 음양의 상하구조를 갖는 사상의학의 장부론과 달리 8체질의학의 장부론은 오행의 수평적인 구조이다. 8체질의학에 있어서 음양의 전도는 좌우의 자리바꿈 같은 수평적 이동에 지나지 않는 것이다. 오른쪽에 있던 장이 왼쪽에 있는 부와 위치를 바꿨을 뿐이다. 마차의 오른쪽 바퀴를 왼쪽 바퀴와 바꾼 것과 같다. 장과 부는 상보적 관계를 유지하는 독립적인 체계이다.

열을 하나하나 밝혀 간, 시행착오적인 방법을 썼다는 것을 암시한다. 그럼에도 불구하고 수년간의 연구 끝에 권도원 선생은 끝내 현재와 같은 체질배열을 알아내고야 만다.[30]

사상의학	과도기 8체질의학('65년)	현 8체질의학
태양인 (폐〉간)	태양인 장질 (폐 비 심 신 간)	금양 (좌와 동)
	태양인 부질 (대장 방광 위 소장 담)	금음 (좌와 동)
소양인 (비〉신)	소양인 장질 (비 심 간 폐 신)	토양 (좌와 동)
	소양인 부질 (위 대장 소장 담 방광)	토음 (좌와 동)
태음인 (간〉폐)	태음인 장질 (간 심 신 비 폐)	목양 (간 신 심 비 폐)
	태음인 부질 (담 소장 방광 위 대장)	목음 (담 소장 위 방광 대장)
소음인 (신〉비)	소음인 장질 (신 간 폐 심 비)	수양 (신 폐 간 심 비)
	소음인 부질 (방광 담 대장 소장 위)	수음 (방광 담 소장 대장 위)

【그림-24】 8체질의학의 장부배열 순서의 진화 과정

---

30) 이것이 권도원 선생의 이론 도출의 전형적인 방법이다. 권도원 선생은 장부의 대소구조를 전적으로 경험을 통하여 하나하나 확인하면서 확정해 나간 것이다. 그의 몇 안 되는 논문들을 시대에 따라 검토해보면 그대로 확인된다. 놀라운 감각이라 하지 않을 수 없다. 필자가 지금 이렇게 이론적으로 체질의 종류를 논하는 것은 권도원 선생의 필생의 노력의 결과물을 가지고 바둑 해설자가 복기하듯이 역으로 추적하여 해석해 보는 관찰자의 작업에 불과한 것이다. 권도원 선생은 이 8체질의 장부 대소구조 하나를 얻기 위해 근 10년의 세월을 분투해야 했다. 체질의학의 가장 위대한 발견으로 생각한다.

결론적으로 8체질의학이 이제마의 사상의학과의 관계에서 발전해 온 것은 의심의 여지가 없다. 그래서 이제마의 상하 수직 구조의 음양론적 체질론이, 권도원 선생의 8체질의학에 있어서는 수평적 구조의 오행론적 체질론으로 크게 전환되면서, 두 개의 장의 대소만으로 정의하던 4체질론이 오장오부가 모두 고려된 장부배열의 8체질론으로 바뀌고, 나아가 음양의 승강 원리에 기초한 사상의학의 약리 위주의 체질론이 자연스럽게 오행의 상생상극과 경락의 원리에 기초한 침이론 위주의 체질론으로 획기적으로 전환하게 되는 것이다.

현재의 8체질의학의 모습은 사상의학과는 매우 판이한 모습을 보여 준다. 각 체질에 대한 체형, 성격, 식생활, 섭생, 생리, 병리, 치료 등에 대한 이론이 매우 다른 모습으로 진화했다. 사상의학과 8체질의학이 서로 공유하는 분야는 약리에 대한 분야 하나뿐이다. 그런데 이것도 서로 상당히 다른 토대 위에 응용되고 있다. 8체질의학에서는 이제마의 병증약리에 의한 처방을 다시 8체질론에 의해 세분하여 응용하고 있는 것이다. 4체질론이 아닌 8체질론이므로 보다 세밀하게 응용해야 하는 것은 당연한 것이라고 생각한다.

체질은 몇 개인가

필자는 앞에서 이론적으로 도출한 20개의 체질이 다 실제로 존재하는 체질이라고는 생각지 않는다. 예를 들어 각 체질 배열의 양단의 어느 한쪽에 심(심장)이 오는 경우는 인체라는 조건의 안정성을 고려한다면 결코 체질로서 적절하다고 생각하지 않는다. 장부구조식에서 심장이라는 인체의 중추적 장기가 가장 큰 체질이 있다면 그 체질은 너무 쉽게 흥분하는 심장(心)으로 인해 폭발하고 말 것이다. 반대로 심이 장부구조식에서 가장 작은 체질은 인체가 제대로 시동되지도 못하고 꺼져버릴 것이다. 인체라는 시스템의 항상성이 유지되기 어렵다는 말이다. 결국 양단 중 하나가 화인 8가지 경우는 체질의 종류에서 빠질 수밖에 없지 않나 생각한다.[31] 앞에서 논증한 20가지의 오행구조식 중에서 다음 8배열은 오행구조식의 양단의 어느 하나에 화가 오는 배열이다: 화목토금수, 화목수토금, 화토금목수, 화토목수금, 금수목토화, 금토수목화, 수금토목화, 수목금토화. 이것들은 체질의 종류에서 제외되어야 할 것으로 생각한다.

따라서 20배열에서 이 8배열을 빼면 12배열이 남는다. 현재 8체질만 체질의 종류로 알려져 있으므로 12에서 8을 뺀 나머지 네 배열이 존재하지 않음이 역시 증명되어야 한다. 하지만 나머지 네 배열, 즉 20체질에서 화가 배열의 양단의 어느 하나에 오는 8가지를 빼고도 남는 네 개의 배열은 과연 그것이 정말로 존재하지 않는 것인지, 아니면 존재하기는 하지만 잘 발견되지 않을 정도로 그 수가 희소한 것인지는 명확하지 않다. 이 네 배열이 존재하지 않는 것이 증명되어야 20 - 8 - 4 = 8이 되어 8체질만 존재하는 것이 확실하게 되는 것이다. 이 존재가 불투명한 네 배열은 다음과 같다.

목화수금토, 목수금화토, 토화금수목, 토금수화목

---

31) 인류가 진화를 시작하던 초기에는 이런 장부배열을 갖는 체질이 있었을 지도 모른다. 그러나 심이 가장 크거나 심이 가장 작은 배열은 너무 쉽게 흥분되거나, 너무 미약한 활성을 지닌 약점으로 인해 결국 자연선택에 의해 도태되었을 것이다. 그러나 논리적으로는 심이 가장 크거나 가장 작은 장부배열도 가능하다고 생각한다.

필자의 오랜 임상에서 수많은 치료를 해본 결과 거의 대부분의 환자가 8체질 내에서 치유가 잘 되는 것을 경험한다. 8체질 중에서도 대략 금양, 금음, 토양, 목양, 목음, 수양의 6체질의 빈도가 거의 90% 이상이다.[32] 수음체질은 아주 가끔 병원에 내원하고, 토음체질은 거의 오지 않는다. 이유는 여러 가지로 분석이 될 수 있다. 토음체질은 그 절대 수가 희박한 체질이고, 수음체질은 그 존재하는 수는 그렇게 드물지 않으나 나름의 방법으로 건강을 잘 유지하는 것으로 보인다. 수음체질은 수양체질과 더불어 우리나라의 매운 음식 패턴의 식생활이 잘 맞고, 인삼이나 홍삼 같은 한약이나 일반적인 보기 · 보양의 보약이 좋은 효과를 발휘하는 체질이다. 그래서 병에 걸릴 기회가 다른 체질보다 적고, 자가치료로 건강을 효율적으로 잘 관리하는 것으로 생각된다. 상대적으로 다른 체질에 비해 한의원에 내원할 필요가 적은 것이다. 따라서 8체질이라 해도 대략 6체질 정도가 전체 환자의 대다수를 차지하는 것이다.

우리는 이론적으로 체질의 종류가 8체질만이 아닌, 그 이상이 아닐까

---

32) 이것은 내원 환자들을 대상으로 한 통계이므로 일반인의 비율은 이와 다를 수 있다. 현재 식생활 문화나 환경에 불리한 체질은 내원 빈도가 높고, 유리한 체질은 내원 빈도가 낮을 수 있기 때문이다. 구한말에 살았던 이제마가 그의 저서 『동의수세보원』에서 태양인(금양과 금음체질)이 극히 희박하다고 한 것도 같은 맥락이다. 아마도 그가 차렸던 의원인 보원국保元局에 내원했던 환자들을 대상으로 파악한 것이므로 필연적으로 표본의 바이어스(bias)가 있었을 것이다. 채식 위주의 식생활을 했던 한말 조선인의 입장에선 채식 체질인 태양인이 가장 건강했을 것이고, 그래서 내원 환자수가 매우 적었던 것이다. 구한말과 180도 달라진, 육식과 가공식품 위주의 현대 식생활 문화에 무방비로 노출된 태양인은 이제 8체질 전문 한의원에 매우 많이 내원하고 있다. 반만년 동안 이어져 온 세계 최고의 채식 문화의 보호 아래 최고의 건강을 향유하던 태양인이 기름진 서구적 식생활을 못 견디고 대거 커밍아웃한 것이다.

하고 추리해 볼 수 있다. 이론적으로는 20체질까지는 가능하다. 물론 실제로 존재하느냐, 아니냐 하는 것은 다른 문제다. 이론적으로는 예측 가능하지만 실제로는 존재하지 않는 경우도 부지기수이기 때문이다.[33] 하지만 과학은 가설을 통해서 논리적으로 이론을 전개하고 법칙을 세운다. 그리고 실험에 의해 그 법칙의 진리치를 측정한다. 실험에 의해 증명이 되었을 때 비로소 그 이론은 진리로서 받아들여지는 것이다.

혹자는 이론적으로 20가지의 체질이 존재하는데 8체질 정도만 존재하는 것은 모순이 아니냐고 반문할지 모른다. 하지만 이는 주객이 전도된 잘못된 생각이다. 인간과 자연, 나아가 우주의 질서가 인간의 이론대로 나타나야 한다는 당위는 어디에도 없다. 우리는 단지 자연의 운행의 질서를 이해하고자 과학적인 방법에 의해 그것을 탐구하고 이론을 세울 뿐이다.

지금까지 논의한 체질의 종류도 마찬가지다. 이론적으로는 20가지가 가능하지만 지구라는 환경의 조건에서 가능한 체질의 종류는 다를 수 있다. 하지만 분명한 것은 실제적으로 존재하는 체질들에 내재하는 장부들 간의 동적평형의 조건의 존재는 필연적인 법칙이라는 의심할 수 없는 사실이다.

---

33) 예로써 지구상에 존재했던 어마어마하게 많았던 종들이 현재 또 어마어마하게 멸종한 상태라는 사실을 들 수 있다. 특히 인류문명이 득세하면서 종들의 소멸은 급가속, 급발진처럼 진행됐다. 이제는 인류의 존망을 위협하는 생물다양성 문제에까지 봉착했다. 체질의 종류도 인류의 초기에는 20개에 육박했을지 모르나 진화 과정에서 적응에 성공하지 못한 다수 체질들은 도태되고, 적응에 성공한 체질들이 남아 현재의 8체질 정도로 정착했을 수 있다.

체질의 분포

체질의 분포는 지역에 따라 다르고 나라와 민족의 지정학적 조건에 따라 차이가 있다. 우리나라는 대륙에서 이주한 육식 위주의 북방민족과 농경과 어로를 주로 하는 해양민족이 합쳐져 육식에 적합한 목양체질과, 채식이나 생선, 해산물 등에 적합한 금양, 금음체질, 그리고 육식, 채식, 생선, 해산물 등에 대체로 고루 적합한 토양체질 등 다양한 체질 분포를 이루고 있다.

반면 일본 같은 경우는 바다로 둘러싸인 해양민족인 까닭에 생선이나 해산물에 적합한 금양이나 금음과 같은 체질이 많고 육식에 적합한 목양이나 목음체질은 별로 없을 것이다.

독일이나 몽고와 같은 경우는 주로 내륙에 위치하여 육식이나 낙농식품에 적합한 목양이나 토양 등의 체질이 많고 채식이나 생선 및 해산물에 적합한 금양이나 금음체질은 별로 없을 것이다.

따라서 이론적으로는 8체질이라 할지라도 그 분포가 균일한 것은 아니다. 나라나 지역에 따라 어떤 체질은 많고 어떤 체질은 상대적으로 드물다. 필자가 앞에서 주원장한의원에 내원한 환자 기준으로 우리나라는 대략 금양, 금음, 토양, 목양, 목음, 수양의 6체질이 많다고 했는데, 이는 다른 나라와 비교하면 매우 다양한 체질분포를 이루는 것이라고 볼 수 있다. 대륙과 해양의 영향을 동시에 받는 반도국가의 특성이 그대로 체질의 분포도에 반영된 것이다.

지금까지 체질의 정의와 그 정의로부터 이론적으로 도출되는 체질의 종류에 대하여 알아보았다.

단위처방의 원리

수학은
대타자(the Big Other)의
제왕이다.
제왕의 어깨 위에서
인체의 놀라운
생명의 법칙을 느껴보라.

단위처방의 원리

　8체질의학에는 크게 두 가지 계통의 처방이 있다. 하나는 '단위처방 Unit Formulae'이고, 다른 하나는 단위처방의 적절한 조합으로 구성된 '복합처방Compound Formulae'이다.[1] 단위처방이 단어라면 복합처방은 단어의 조합으로 형성된 문장 같은 것이다. 여기에서는 단어에 해당되는 단위처방의 구성원리에 대해 알아보겠다.

　체질의학의 단위처방은 각 체질의 장부구조식으로부터 도출된 것이다. 각 체질마다 장부구조식이 다르므로 같은 질병에 대한 처방이라 할지라도 그 구성 혈은 체질마다 모두 다르다. 인체에 선천적으로 부여된 장부구조에 따라 치료를 달리하는 것이 체질의학이기 때문이다. 비록 체질마다 각 처방을 구성하는 혈들은 다르지만, 그 처방을 구성하는 원리는 모든 체질에 다 동일하다. 여기에 체질의학의 논리적 정합성이 있다.

---

[1] 단위처방과 복합처방은 필자가 만든 용어이다. 복합처방은 단위처방을 2개 이상 조합하여 질병을 치료하는 처방을 말한다. 만성병이거나 난치병일수록 조합되는 단위처방의 개수가 많아져 복잡해진다. 대개 기본방과 다른 하나의 단위처방(부방)으로 구성된 2단계 처방은 일반적으로 단순한 질병에 쓰이고, 단위처방이 세 개 이상, 즉 3단계 이상의 처방은 대체로 중한 만성질환이나 면역계질환, 바이러스성질환, 그리고 양성 또는 악성종양 등에 쓰인다.

체질이란 선천적불균형

여기 한 체질이 있다. 이 체질의 장부구조식이 'ABCDE'라고 하자. 이러한 불평등한 인체의 전제 조건을 체질의학에서는 '선천적불균형 Congenital Unbalance'이라고 한다. 이 말의 뜻을 권도원 선생의 말로 직접 한번 들어보자.

8기질의 장기의 선천적불균형이란 말은 장기 중에서 상호 조절작용이 있어 더 심한 불균형이 발생할 수 없도록 하고 있음을 의미한다. 그러므로 그것은 마치 특성 있는 개성으로서 나타나며 단지 성향을 가질 뿐이므로, 그래서 건강한 상태인 것이다.[2]

이 선천적불균형의 개념은 이제마의 사상의학에서 온 것임을 알 수 있다. 권도원 선생은 말한다.

그리고 네 유형의 체질은 장기 기능의 네 가지 선천적불균형의 구조를 의미하며, 그 명칭은 각각 태양인太陽人(Hespera), 소양인少陽人(Saturna), 태음인太陰人(Jupita), 그리고 소음인少陰人(Mercuria)이다.[3]

---

2) "The congenital unbalance of the organs of the 8 temperaments means that among the organs there are mutually controlling actions, so that the furthermore severe unbalance can not be made. Therefore, it appears as a characteristic individuality, and involves only a predisposition, being thus a healthy state." Dowon Kuon, *A Study Of Constitution-acupuncture*, 1965, p.12. 여기서 8기질(8 temperaments)은 아직 8체질의 분화되기 전의 전 단계에 해당하는 개념이다. 사상인에서 각기 장질과 부질을 나눠 8기질이 되었다.

3) "And the constitutions of the four types mean the four congenital unbalanced

이 선천적불균형이야말로 바로 앞의 제2장 체질의 정의 편에서 논한 생명의 전제조건으로서의 비평형이요, 지속적으로 엔트로피의 감소를 지향하는 삶을 향한 의지(Will to life)이다. 이것은 인간이 태어나면서부터 무조건적으로 주어지는 존재의 초기조건(initial condition)이다.

병리적불균형과 단위처방

이러한 불균형의 경향성이 일정한 한도 내에서 더 심화되지 않고 유지되면 그것은 병이 아니다. 따라서 선천적불균형은 생리적불균형(Physiological Unbalance)이다. 몸의 생리적 조건, 즉 정상 상태라는 말이다. 그리고 이 불균형은 그리 큰 불균형을 말하는 것이 아니다. 아주 작은 차이지만 몸에 기본적으로 전제되는 그런 불균형이다.[4]

만약 어떤 요인으로 이 선천적불균형을 넘어서서 더욱 심화된 불균형의 상태에 이르면 이때 비로소 질병이 발생하게 된다. 이때의 불균형은 병리적불균형(Pathological Unbalance)이다.[5] 이것은 인체에서 질병이 발생하게 되는 원인을 말한다. 체질병리의 핵심이다. 다시 권도원 선생의

---

structures of the internal organ functions, and the names for them are respectively called Tae-yang-in(Hespera), So-yang-in(Saturna), Tae-um-in(Jupita) and So-um-in(Mercuria)." Dowon Kuon, *A Study Of Constitution-acupuncture*, 1965, p.4. 괄호 안의 용어는 권도원 선생이 정한 사상인의 명칭이다.

4) "The word 'congenital unbalance,' used in the present thesis, means the unbalance of a narrow margin." Dowon Kuon, *A Study Of Constitution-acupuncture*, 1965, p.6.

5) 권도원 선생은 선천적불균형을 적불균형適不均衡이라고 하고, 병리적불균형을 과불균형過不均衡이라고 한다.

말을 들어보자.

　　각 체질이 정신적 또는 육체적인 병리인자(pretexts)[6]를 더 많이 받으면 받을수록 강한 장기는 더욱 강해지는 경향만을 가지며, 그가 선천적으로 받은 그 기능 아래로 약화될 수는 없다. 반면 약한 장기는 더욱 약해지는 방향으로만 변화를 일으키며, 선천적으로 받은 그 기능을 초과하여 강화될 수는 없다. 그러므로 체질은 후천적으로 변화될 수 없는 것이다. 그리고 천칭의 양단에서와 똑같은 상호관계가 강한 장기와 약한 장기 사이에 존재한다. 그래서 강한 쪽이 더 강해지면 약한 쪽은 더욱 약해지고, 약한 쪽이 더욱 약해지면 강한 쪽은 더욱 강해진다. 이 강한 장기가 지나치게 강화되는 것과 약한 장기가 더욱 약해지는 것, 다시 말해 과도불균형(over-unbalance)의 상태에 이르는 것이 바로 질병이다. 그리고 이 과도불균형의 상태를 다시 원래의 선천적불균형의 상태로 되돌리는 것이 바로 질병의 치유이다.[7]

---

6) 이 '병리인자pretext'라는 말은 한스 셀리에 교수Professor Hans Selye(1907~1982)가 말한 자극인자 즉, '스트레서stressor'라는 말과 유사한 의미를 갖고 있다고 권도원 선생 자신이 주를 달고 있다. 셀리에 교수는 헝가리-캐나다인으로, 내분비계 생리학자로서 스트레스에 관한 선구적 연구와 일반적응증후군(General Adaptation Syndrome, GAS) 이론으로 잘 알려져 있다. 일반적응증후군은 지속적으로 스트레스를 받았을 때 일어나는 신체적·병리적 증상을 말하며, 이러한 일반적응증후군의 증상으로 피로, 두통, 불면, 우울, 분노, 불안 등이 나타날 수 있다.

7) "The more such constitutions get pretexts mentally or physically, the stronger their strong organs have only the tendencies to become. And they cannot be weakened below their congenital functions. On the contrary, the weak organs have only the tendencies to be the more weakened, and cannot be strengthened above their own congenital functions. Hence, constitution cannot be changed a posteriori. Moreover, just as in the two poles of a

이러한 권도원 선생의 이론을 종합하면 다음과 같은 중요한 체질병리법칙을 세울 수 있다. 체질의 장부구조식이 ABCDE라고 할 때 병리적 상태에서 A와 B의 장부준위는 항상 양의 방향으로 더욱 커지려고 하고, D와 E의 장부준위는 항상 음의 방향으로 더욱 커지려고 한다. (A와 B 그리고 D와 E의 장부준위의 절대값이 커진다는 말이다. 반면 C는 중앙장부로서 장부준위에 변화를 일으키지 않는다.)

이는 시소의 이미지와 비슷하다. 정상적인 생리적 상태에서 인체의 장부구조는 C를 중심으로 A와 B의 장부준위는 양의 방향으로 약간 벗어나 있고, D와 E의 장부준위는 음의 방향으로 약간 벗어나 있는 정도다. 이는 생리적불균형의 상태로서 그 사람의 체질 구조를 말하며, 건강한 상태이다.

이것이 어떤 요인에 의해 질병의 조건으로 이행하면 장부들 간의 불균형이 심화되어 A는 A'로, B는 B'로, 그리고 D는 D'로, E는 E'로 바뀔 수 있다(이것은 인체의 병리적 상태에서 발생하는 엔트로피 증가 현상의 하나로 볼 수 있다. 이를 되돌리기 위해 휴식을 취하거나 의학적 치료를 받는 것이다). 즉 A, B, D, E 중 어느 하나 또는 그 이상이 지나친 불균형을 일으키게 되는 것이다. 이것이 바로 과도불균형이며 질병의 상태를 말한다. C는 중앙

---

balance there is a interrelation between the strong and the weak organs. Hence, when the strong part becomes stronger, the weak one weaker; when the weak one becomes weaker, the strong one stronger. Both the over-strengthenedness of this strong organ and the over-weakenedness of the weak one, namely the state of over-unbalance, is the very disease; and it is the very cure of it to make the state of the over-unbalance return again to that of the congenital." Dowon Kuon, *A Study Of Constitution- acupuncture*, 1965, p.5.

장부로서 시소의 중앙 지렛대와 같이 아무런 변동을 일으키지 않는다. 다음 그림을 보라.

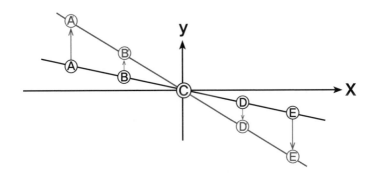

【그림-25】 체질병리의 모식도

이 그림은 8체질의학의 체질병리를 압축적으로 보여주는 전형적인 모식도이다. 예컨대 A', B', D', E'는 A, B, D, E가 생리적 상태에서 벗어나 모두 병적인 상태로 변환된 과도불균형의 장부구조이다. 따라서 이를 치유하기 위해서는 이러한 병리적불균형의 상태를 교정하여 원래의 생리적 상태인 선천적불균형의 상태로 되돌리는 것이 필요하다. 즉 A'와 B'는 그 장부준위를 낮춰야 하고, D'와 E'는 그 장부준위를 높여야 한다. 이렇게 A', B', D', E'의 각각을 원래 상태의 장부준위로 되돌리는 개개의 처방을 일컬어 단위처방이라고 하는 것이다.

여기서 단위처방을 구하는 대원칙을 도출할 수 있다. 즉 양필드의 장부가 과도불균형을 일으킨 경우 그 과도하게 상승한 장부준위를 낮춰야 하므로 사법瀉法(sedation method)을 쓰고, 음필드의 장부가 과도불균형을 일으킨 경우는 그 과도하게 저하한 장부준위를 올려야 하므로 보법補法

(tonification method)을 쓴다는 것이다(상세한 8체질보사법에 관한 것은 바로 뒤에서 상술).

이와 같이 인체가 질병의 상태에 빠지면 장부가 과도불균형에 이르게 되는데, 이때 과도불균형에 이른 장부의 수가 적으면 가벼운 질환에 속하고, 과도불균형에 이른 장부의 수가 많으면 중한 질환에 속한다. 따라서 가벼운 질환에는 간단한 처방이 사용되고, 중한 질환에는 복잡한 처방이 사용된다. 8체질의학에서 질병의 치료는 이 단위처방의 조합으로 이뤄진다.

어떤 질환이 만일 A와 D의 과도한 불균형으로 인해 각각 A'와 D'로 불균형이 심화되어 발생한 것이라면, 이때 치료는 A'를 A로 돌이키는 단위처방과 D'를 D로 돌이키는 단위처방을 조합하여 쓴다. 만일 A, D, E가 과도불균형을 일으켜 A', D', E'로 이행함으로써 발생한 질환이라면, A', D', E'를 원래의 상태 A, D, E로 되돌리는 단위처방 3가지를 조합한 처방을 쓴다(엄밀하게는 중앙장부인 C를 조절하는 단위처방까지 포함돼야 하므로 4가지 단위처방이 필요하다. 뒤에 상술). 따라서 단위처방은 모든 처방의 원소가 되는 처방이다.

토양체질의 단위처방

그러면 구체적으로 토양체질의 예를 들어 단위처방을 구해보자. 토양체질의 장부구조식은 '비위 심소장 간담 폐대장 신방광'이다. 따라서 중앙장부인 간·담을 중심으로 좌측의 비·위와 심·소장은 항상 장부준위가 양의 방향으로 증가하려는 경향이 있고, 우측의 폐·대장과 신·방광은 항상 장부준위가 음의 방향으로 증가하려는 경향이 있다. 그러므로 토양체질의 단위처방은 음필드의 신·방광과 폐·대장을 보補

(tonify)하는 네 가지와, 양필드의 비 · 위와 심 · 소장을 사瀉(sedate)하는 네 가지, 도합 8가지의 단위처방이 존재한다.

중앙장부인 간 · 담은 장부준위의 변동이 발생하지 않으므로 이에 대한 단위처방은 존재하지 않는다. 대신 중앙장부를 대행하면서 인체를 전관적으로 조절하는 심포心包와 삼초三焦에 대한 단위처방이 각각 2개씩 존재한다(총 4개. 이 심포와 삼초에 대한 필자의 견해는 권도원 선생의 견해와 상당히 다른 면이 있다. 뒤에 자세히 논의한다). 따라서 한 체질 당 총 12가지의 단위처방이 요구된다. 지금부터 이들을 각각 구해보자.

신 · 방광의 단위처방

먼저 신 · 방광을 보하는 것부터 알아보자. 장부를 보사補瀉하는 방법은 여러 가지가 있으나 권도원 선생은 오수혈五輸穴, 즉 장부혈을 통하여 오행의 상생 · 상극을 이용한 보사법을 채용하였다. 이러한 오행의 상생상극을 이용한 보사의 원류는 조선시대에 탄생한 사암침법이다.[8]

---

8) 조선 중기 때의 승려 사암도인이 창안한 것으로 알려져 있는 침법. 최초로 상생과 상극관계를 결합한 장부 보사법으로서 우리나라의 독창적인 침 이론이다. 권도원 선생은 이 사암침법에서 8체질의 장부 보사에 관한 중요한 힌트를 발견했다.

이 사암침법은 중국의 역대 의가들의 침술이론을 발전시킨 것이다. 『난경難經』 69난(六十九難)에 최초의 단초가 보인다: "허증은 그 어미를 보하고, 실증은 그 자식을 사하라. 보법을 먼저 행해야 하고, 그 다음에 사법을 행해야 한다(虛者補其母, 實者瀉其子. 當先補之, 然後瀉之。)." 명대의 고무(高武)는 『침구취영鍼灸聚英』에서 자경의 오수혈에 대하여 상생관계를 적용하여 보사를 하는 '자경보사법自經補瀉法'을 말했고, 장세현張世賢은 『교정도주난경校正圖注難經』에서 상생관계에 따른 보사법을 타 경락으로까지 확대했다. 하지만 여기까지는 상생관계만을 말할 뿐, 상극관계의 응용에는 미치지 못하고 있다. 이러한 이론

권도원 선생은 초기에는 이 사암침법을 체질의 장부보사에 적극 응용하였으나 이후 수많은 임상경험을 통한 시행착오 끝에 8체질침 특유의 보사법을 창안하기에 이른다. 지금은 사암침법에서 말하는 일부의 처방만이 특정 체질에 쓰일 뿐 대부분은 8체질 전용 처방으로 교체되었다.

8체질의학에서는 보사법으로 영수보사법迎隨補瀉法을 사용한다. 영수보사법이란 침술의 보사법의 하나로 경락의 유주방향과 같은 방향으로 침을 놓는 수법隨法과, 경락의 유주방향과 반대 방향으로 침을 놓는 영법迎法을 합하여 말한 것이다. 수법을 쓰면 경락의 유주방향과 같은 방향으로 기의 흐름을 추동하므로 보법이 되고, 영법을 쓰면 경락의 유주방향과 반대 방향으로 기의 흐름을 억제하므로 사법이 된다.[9] 경락의 유주방향에 대해서는 제1장 장부론에 소개된 경락론을 참조하라.

신·방광은 타 장부들로 그 해당 장부의 기를 받아 수기水氣의 생산을 조절하는 장부다. 토양체질에서 신·방광은 음필드의 장부이므로 이들이 과도불균형을 일으킨 경우 이를 복구하는 단위처방은 보법을 통해 얻을 수 있다.

들을 토대로 하여 사암은 최초로 상생과 상극을 자경과 타경에 동시에 적용하는 사암침법을 창안했고, 이것을 또다시 토대로 권도원 선생은 8체질에 적용하여 독창적인 8체질침법을 탄생시킨 것이다. ('8체질의학의 미래를 여는 연구모임'의 세미나에서 문성철 원장 발표.)

9) 침술의 보사법으로는 이외에도 침을 놓고 회전시키는 방향에 따른 염전보사捻轉補瀉(시계방향이면 보법, 시계반대방향이면 사법), 숨을 내쉬거나 들이쉬는 순서에 따른 호흡보사呼吸補瀉(숨을 내쉴 때 침을 진입시키고 들이쉴 때 침을 빼면 보법, 반대로 하면 사법), 침을 회전시키는 횟수에 따른 구류보사九六補瀉(침을 회전시킬 때 시계방향으로 9번 돌리면 보법, 시계반대방향으로 6번 돌리면 사법) 등 다양한 방법이 있으나, 8체질의학에 있어서는 이 영수보사법이 가장 이치에 닿는 합리적인 보사법이라고 생각한다.

오행의 상생·상극 관계를 이용한 보사법의 핵심은 어느 한 장부를 보사할 때 그 해당 장부만을 쓰지 않고, 항상 그 장부와 상생 또는 상극 관계에 있는 타 장부들을 이용해서 상생·상극의 역학관계를 통해 간접적으로 보사한다는 것이다. 존재하는 모든 사물은 항상 다른 사물에 의존하여 존재하고 있기 때문이다.

이제 본격적으로 토양체질의 단위처방에 관한 논의로 들어가자. 신과 방광은 수기의 생산을 조절하는 장부이므로, 신·방광을 보補한다는 것은 오행으로 환원하면 수기를 보하는 방법과 동일하게 된다.

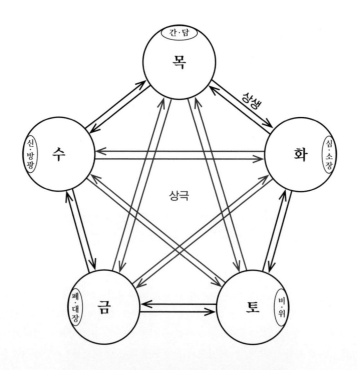

【그림-26】 오행의 상생지간과 상극지간 관계도

우선 오행만을 고려해서 수기를 보할 수 있는 방법을 알아보자. [그림-26]의 오행의 상생지간과 상극지간 관계도를 보라. 이 오행의 체계 내에서 상생지간과 상극지간 양자를 동시에 고려해서 수를 보할 수 있는 방법은 다음의 네 가지가 가능하다.

① 사토보금瀉土補金   ② 사토보목瀉土補木

③ 사화보목瀉火補木   ④ 사화보금瀉火補金

오행연산법 제안

위의 방법들 중에서 토양체질과 가장 잘 부합되는, 다시 말해 토양체질의 장부구조식에 가장 잘 들어맞는 방법을 택하면 그것이 곧 토양체질의 신·방광을 보하는 단위처방이 된다. 여기서 필자는 위 네 방법 중 어느 것이 토양 체질에 가장 정확하게 들어맞는지를 객관적으로 검산해 볼 수 있는 연산법으로서 '오행연산법五行演算法'을 제안한다.

이 오행연산법은 권도원 선생의 양방향의 상생상극관계, 즉 상생지간과 상극지간의 개념에서 힌트를 얻어 필자가 개발한 간단한 오행의 기들 간의 연산법이다. 이를 이용하면 오수혈, 즉 장부혈을 이용한 보사법을 통해 특정 장부를 보사할 때 그 보사로 인해 오장오부의 전체 장부 시스템에 어떤 효과가 미치는지 수량적으로 정확하게 알 수 있다.

필자가 제안하는 오행연산법의 기본 원칙은 오행의 상생상극도에서 어느 한 기에 보를 행했을 때 그 기와 상생지간에 있는 이웃의 두 기는 상생의 효과로 인해 보(tonifying effect)를 받고, 그 기와 상극지간에 있는 맞은편의 두 기는 상극의 효과로 인해 사(sedating effect)를 받는다는 것이다.

반대로 어느 한 기에 사를 행했을 때는, 그 기와 상생지간에 있는 이웃의 두 기는 사를 받고, 그 기와 상극지간에 있는 맞은편의 두 기는 보를 받는다.

이러한 효과를 임의의 값을 매겨 정량적으로 계산할 수 있는데, 예를 들면 보의 효과로 +1, 사의 효과로 -1과 같은 값을 줄 수 있다. 이렇게 한 기의 보사에 의한 전체 기의 변동 값을 보사를 행할 때마다 정량적으로 배정하고, 그 값을 동일한 기끼리 합산하면 여러 번의 보사 조작이 전체 계에 미친 효과를 종합적으로 정확하게 예측할 수 있다. 이는 매우 간단한 연산법이지만 오행의 전체 계가 어떻게 변화하는지를 정량적으로 파악할 수 있는 가히 혁신적인 방법이다.[10] 실례를 들어보자.

예를 들어 오행에서 목을 보하면 어떻게 될까? 목을 보하면 목과 상생지간에 있는 수와 화가 보를 받고, 상극지간에 있는 금과 토가 사를 받는다. 이를 정량적으로 표시해보자.

보목: $\triangle$목 = +1, $\triangle$수 = +1, $\triangle$화 = +1, $\triangle$금 = -1, $\triangle$토 = -1 …… ⓐ

---

10) 이런 원칙이 없으니 한의계에서 나오는 대개의 이론들이 오행 상생상극도에서 자기의 구미에 맞는 경로만 취해서 합리화하는 무원칙의 바다에 빠지게 되는 것이다. 이는 한의학의 종주라고 하는 중국에서도 마찬가지의 행태이다. 여기다 음양까지 도입하면 가관이다. 음양으로 갔다가 오행으로 갔다가 아무 경로나 내키는 대로 밟으면서 불가능한 이론이 없게 만든다. 우리가 알고 있는 중국의 기라성 같은 의학의 대가들도 그들의 의론을 살펴보면 대부분 이런 오류에서 한 치도 벗어나지 못하고 있다. 이런 무원칙의 오류에서 좀 벗어났으면 하는 바람에서 이 연산법을 고안한 것이다.

ⓐ를 그림으로 표시하면 다음과 같다.

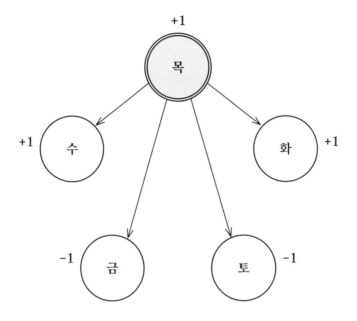

【그림-27】 목을 보한 경우 오행의 전체 계에 발생한 변화

이 수치들은 절대적인 값이 아닌 상대적인 값을 말한다. 임의의 값을 매기면 되므로 간단하게 1의 값을 매긴 것이다. 그리고 이 값들은 정상상태(steady state)에 도달했다는 가정 하의 값이다. 정상상태란 계에 어떤 조작이 가해진 후 발생한 변화가 일정한 시간이 지난 후 더 이상 변동이 없는 안정상태에 도달한 것을 말한다. 정상상태에 도달하는 시간은 그리 길지 않다. 조작 후 곧 위와 같은 정상상태에 도달한다고 생각할 수 있다. 임상적으로 체질침을 시술해 보면 그 반응이 즉각적으로 나타나는 것을 확인할 수 있다.

그러면 이번에는 토를 사한 경우를 생각해보자. 토를 사하면 토와 상생지간에 있는 화와 금은 사를 받고, 상극지간에 있는 수와 목은 반대로 보를 받는다. 따라서 토를 사하면 다음과 같은 결과가 나온다.

사토: $\triangle$토 = -1, $\triangle$화 = -1, $\triangle$금 = -1, $\triangle$수 = +1, $\triangle$목 = +1 ······ ⓑ

ⓑ를 그림으로 표시하면 다음과 같다.

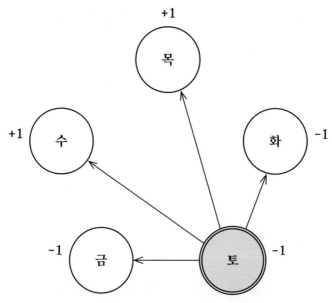

【그림-28】 토를 사한 경우 오행의 전체 계에 발생한 변화

그러면 목을 보하고 여기에 또 토를 사한 경우 전체 계의 변화는 어떻게 될까? 그것은 단순하다. 위의 ⓐ와 ⓑ를 같은 기끼리 합산하면 된다. 왜냐하면 목을 보해서 나온 결과와 토를 사해서 나온 결과는 각각 독립적(independent)이기 때문이다.[11] 이것은 중첩된 파동의 진폭을 계

---

11) ⓐ의 목기에 행한 조작과 ⓑ의 토기에 행한 조작 사이에 상호 종속적 영향이

산하는 것과 유사하다. 사실 오행의 상생상극의 역학적 운동은 입자보다는 파동에 더 가깝다. 오행 이론은 파동역학 같은 것이다. 결과는 다음과 같다.

결과: $\triangle$목 = +2, $\triangle$화 = 0, $\triangle$토 = -2, $\triangle$금 = -2, $\triangle$수 = +2 ······ ⓒ[12]

다시 말해 목은 2만큼 강화되었고, 화는 상쇄되어 아무 변화가 없으며, 토는 2만큼 약화되었고, 금도 2만큼 약화되었으며, 수는 2만큼 강화되었다. 이것이 목을 보하고 연속하여 토를 사한 경우(토를 먼저 사하고 뒤에 목을 보해도 상관없다) 계의 전체 변화이다. (이것은 앞서 말한 대로 2개의 파동이 간섭하여 일어나는 진폭의 보강 · 상쇄현상과 유사하다고 할 수 있다.)

만일 목을 보하고 토를 사한 다음, 다시 화를 사했다면 어떻게 될까? 이것도 간단하다. 화를 사한 경우의 변화를 구한 다음 위의 ⓒ의 결과와 합산하면 된다.

없는 개별적 사태를 말한다.

12) 이 오행연산법은 전통적인 일방향의 상생상극관계에도 적용할 수 있다. 즉 상생관계에서는 목→화→토→금→수→목의 방향에 해당되는 것만 취하여 계산하고, 상극관계에서는 목→토→수→화→금→목의 방향에 해당되는 것만 취하여 계산하면 된다. 여기 ⓐ의 경우에는 $\triangle$목=+1, $\triangle$화=+1, $\triangle$토 = -1이고, ⓑ의 경우에는 $\triangle$토=-1, $\triangle$금=-1, $\triangle$수=+1이 된다. 따라서 ⓐ와 ⓑ를 합산하면 목을 보하고 토를 사한 경우 계 전체의 변화를 알 수 있다. 즉, $\triangle$목=+1, $\triangle$화=+1, $\triangle$토=-2, $\triangle$금=-1, $\triangle$수=+1이 목을 보하고 계속해서 토를 사한 경우의 계 전체의 변화이다. 하지만 필자는 이 결과가 올바른 계의 변화를 반영한다고 생각하지 않는다. 상생상극관계는 양방향이어야 하기 때문이다.

사화: △화 = -1, △목 = -1, △토 = -1, △금 = +1, △수 = +1 ······ ⓓ

ⓓ를 그림으로 표시하면 다음과 같다.

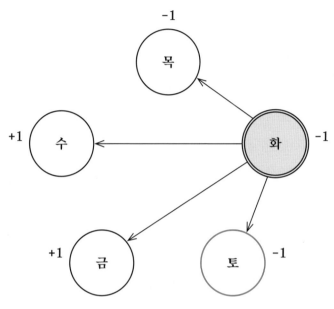

【그림-29】 화를 사한 경우 오행의 전체 계에 발생한 변화

ⓒ와 ⓓ의 결과를 더하면,

결과: △목 = +1, △화 = -1, △토 = -3, △금 = -1, △수 = +3 ······ ⓔ

목은 1만큼 강화되고, 화와 금은 1만큼 약화되었으며, 토는 3만큼 약화되고, 수는 3만큼 강화되었다. 결국 3번의 조작 결과 수가 가장 강화되고, 토가 가장 약화되었음을 알 수 있다. 이런 식으로 계산하면 아무리 많은 조작을 반복해서 가해도 전체 계의 변화를 쉽게 그리고 정확하게

알 수 있다! 이제 본격적으로 이 오행연산법이 단위처방의 형성에 어떻게 적용될 수 있는지 알아보자.

토양체질에 오행연산법 적용

먼저 ④의 사화보금瀉火補金의 방법부터 오행연산법을 적용해 보자. ④는 화火를 사瀉하고 금金을 보補하는 방법이다. 화를 사하면 그와 상생지간相生之間에 있는 목과 토는 화의 생生의 작용의 감소로 인해 그 기운도 따라서 약화되고, 상극지간相剋之間에 있는 금과 수는 화의 극剋의 작용을 덜 받게 되므로 그 기운이 도리어 강화된다. 이를 연산으로 표시하자.

사화: $\triangle$화 = -1, $\triangle$목 = -1, $\triangle$토 = -1, $\triangle$금 = +1, $\triangle$수 = +1 …… (가)

앞에서 말한 대로 여기에서 수치의 절대값은 크게 중요하지 않다. 변화의 경향성을 보기 위해 편의상 부여한 값에 지나지 않기 때문이다. 중요한 것은 보사를 행한 뒤의 각 기들의 세기가 증가했느냐, 감소했느냐 하는 상대적인 변화이다. 따라서 (가)로부터 알 수 있는 것은 화와 목과 토는 그 세기가 감소했다는 것이고, 금과 수는 그 세기가 증가했다는 것이다.

이번에는 금을 보하는 경우를 보자. 금을 보하면 금과 상생지간에 있는 토와 수는 금의 생의 작용의 증가로 인해 그 기운도 따라서 강화되고, 상극지간에 있는 목과 화는 금의 극의 작용을 더 받게 되므로 그 기운이 도리어 약화된다. 이를 연산으로 표시하면 다음과 같다.

보금: $\triangle$금 = +1, $\triangle$토 = +1, $\triangle$수 = +1, $\triangle$목 = -1, $\triangle$화 = -1 $\cdots\cdots$ (나)

(가)는 화를 사함으로 인해서 발생한 계의 변화이고, (나)는 금을 보함으로 인해서 발생한 계의 변화이다. (가)의 변화와 (나)의 변화는 서로 독립적(independent)이므로, 따라서 화를 사한 것과 금을 보한 것으로 인해 발생한 계의 전체 변화는 (가)와 (나)의 결과를 합산함으로써 구할 수 있다. (가)와 (나)의 결과를 동일한 기氣끼리 더하자.

결과: $\triangle$화 = -2, $\triangle$목 = -2, $\triangle$토 = 0, $\triangle$금 = +2, $\triangle$수 = +2 $\cdots\cdots$ (다)

이 결과를 분석해 보자. 토양의 오행구조식은 '토화목금수'이다. 따라서 양필드의 토와 화는 항상 그 기가 상승하는 경향이 있고, 음필드의 수와 금은 항상 그 기가 하강하는 경향이 있다. 이러한 경향이 정상범위를 벗어나서 지나친 불균형의 상태로 진행하면 인체는 병리적 상태, 즉 질병이라는 상태로 들어간다. 따라서 이러한 불균형의 경향을 심화시키는 방향으로 이끄는 단위처방은 올바른 단위처방이 될 수 없다. 반대로 이러한 불균형의 경향을 완화시키는 결과를 가져오는 처방이 바로 우리가 원하는 단위처방이 된다. 그러므로 토양의 경우 올바른 단위처방은 토와 화의 값이 음의 값(또는 0의 값)을 가져야 하고, 금과 수의 값은 양의 값(또는 0의 값)을 가져야 한다. 그리고 중앙기인 목은 아무런 변동이 없는 0의 값을 가져야 한다.

(다)의 결과에서 화와 토의 값이 음과 0의 값을 갖고, 금과 수의 값이

양의 값을 가진 것은, 오행구조식상 높아지려는 경향이 강한 토와 화를 낮추고 저하하려는 경향이 강한 금과 수를 높여서 병리적 불균형의 경향을 전체적으로 교정하는 것이므로 적합한 단위처방의 요건에 위배되지 않는다. 하지만 0의 값을 가져야 하는 중앙기인 목이 음의 값인 -2를 가지므로 여기에서 단위처방의 요건에 위배됨을 알 수 있다. 따라서 ④의 방법은 올바른 단위처방에 해당되지 못한다.

다음으로 ③의 방법의 타당성을 검토해 보자. ③에 오행연산법을 적용하면 다음과 같다.

사화: $\triangle$화 = -1, $\triangle$목 = -1, $\triangle$토 = -1, $\triangle$금 = +1, $\triangle$수 = +1 ······ (가)

보목: $\triangle$목 = +1, $\triangle$수 = +1, $\triangle$화 = +1, $\triangle$토 = -1, $\triangle$금 = -1 ······ (나)

(가)와 (나)의 결과로부터 같은 기氣끼리 그 값을 합산하면,

결과: $\triangle$화 = 0, $\triangle$토 = -2, $\triangle$금 = 0, $\triangle$수 = +2, $\triangle$목 = 0 ······ (다)

(다)의 결과를 보면, 양필드에 속하는 토와 화가 음 또는 0의 값이며, 음필드에 속하는 금과 수가 양 또는 0의 값이고, 중앙기인 목이 0의 값을 가지므로 모두가 단위처방의 요건에 부합된다. 따라서 ③의 방법은 일단 올바른 단위처방에 해당한다고 할 수 있다.

다음으로 ②의 방법을 검토해 보자. 오행연산법을 적용하면 다음과 같다.

사토: △토＝-1, △화＝-1, △금＝-1, △수＝+1, △목＝+1 ······ (가)

보목: △목＝+1, △수＝+1, △화＝+1, △토＝-1, △금＝-1 ······ (나)

(가)와 (나)의 값을 같은 기끼리 합산하면,

결과: △토＝-2, △금＝-2, △수＝+2, △목＝+2, △화＝0 ······ (다)

(다)에서 토와 수, 화의 값은 단위처방의 요건에 위배되지 않으나, 양의 값을 가져야 하는 금이 음의 값인 -2를 갖고, 0의 값을 가져야 하는 목이 양의 값인 +2의 값을 가지므로 이는 단위처방의 요건에 위배된다. 따라서 ②의 방법은 올바른 단위처방에 해당되지 않는다.

끝으로 ①의 방법을 검토해 보자. 오행연산법을 적용하면 다음과 같다.

사토: △토＝-1, △화＝-1, △금＝-1, △수＝+1, △목＝+1 ······ (가)

보금: △금＝+1, △토＝+1, △수＝+1, △목＝-1, △화＝-1 ······ (나)

(가)와 (나)의 결과를 합산하면,

결과: △토＝0, △화＝-2, △금＝0, △수＝+2, △목＝0 ······ (다)

(다)를 보면 양필드에 속하는 토와 화가 음 또는 0의 값을 갖고, 음필드에 속하는 금과 수가 양 또는 0의 값을 가지며, 중앙기인 목이 0의 값을

가지므로 단위처방의 모든 요건에 딱 들어맞는다. 따라서 ①의 방법은 올바른 단위처방에 속한다고 할 수 있다.

종합하면, ①사토보금과 ③사화보목의 방법이 토양체질의 신·방광을 보하는 단위처방을 구하는 올바른 방법이 된다. 이제 ①과 ③의 방법에 따라 단위처방을 구성하는 장부의 혈들을 구체적으로 구해보자.

먼저 ①의 방법을 통해 신을 보하는 단위처방을 구해보자. ①의 방법은 토를 사하고 금을 보하여, 결과적으로 신의 수기의 생성을 증가시켜 준다는 것을 의미한다. 토를 사한다는 것은 신에 공급되는 토기의 양을 줄이는 것이다. 따라서 토기의 조절을 담당하는 비의 토혈을 사해야 한다. 비에서 토기를 생성하고 조절하는 혈은 비의 전송혈인 토혈로서, 경혈 명으로는 태백太白이며 앞에서 약속한 기호로는 V5이다. 그러므로 이 태백혈에 영법을 적용하면 비의 토기 생성이 감소된다.

장부 간의 기의 흐름은 우리의 인식 체계 내에서는 구체적인 어떤 물질의 흐름과 유사하게 이해하는 것이 편하지만, 실상은 기라는 어떤 구체적인 실체가 실제로 존재하여 그것이 한 장부에서 다른 장부로 이동하는 것은 아니다. 장부 간의 기의 흐름은 무형의 정보전달체계 또는 신호전달체계(signal transduction pathway) 같은 것으로 이해하는 것이 보다 적확하다. 예를 들어 비의 토혈인 태백에 영법을 적용한다는 것은 비의 토기 생성을 감소시키는 하나의 정보 또는 신호를 다른 장부에 발한다는 의미이다.

지금 비의 토기 생성 감소에 대한 신호는 신의 수기 생성 증가를 위한 것이므로, 비의 토혈인 태백을 영법으로 자침하는 신호를 신의 수신혈 중

토혈인 태계太谿혈에서 수신한다. 토의 생성을 감소시키는 신호를 받아야 하므로 이 태계혈에 영법을 적용한다(아래 [그림-30] 참고).

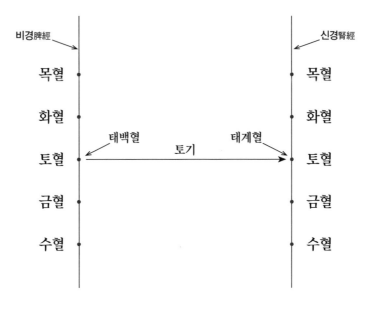

비경脾經

목혈

화혈

태백혈   토기   태계혈

토혈

금혈

수혈

신경腎經

목혈

화혈

토혈

금혈

수혈

【그림-30】 비脾에서 신腎으로 토기의 전송13)

다음으로 금기를 보하는 방법을 보자. 금은 폐에서 생성하는 기이므로 폐의 전송혈인 금혈로부터 신호를 받아야 한다. 따라서 폐의 금혈인 경거經渠혈에 수법을 적용하고 그 신호를 신의 수신혈 중 금혈인 부류復溜혈에서 수법으로 받는다.

───────────

13) 이 그림은 권도원 선생의 논문의 그림을 변용해서 그린 것이다. 다음 [그림-31]도 마찬가지다. Dowon Kuon, *A Study Of Constitution-acupuncture*, 1965, p.17.

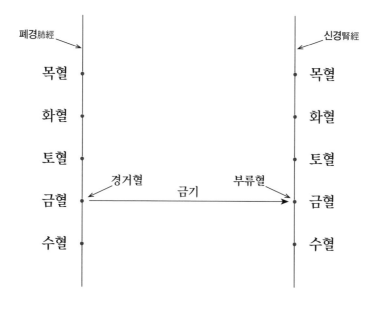

【그림-31】 폐肺에서 신腎으로 금기의 전송

위의 결과를 종합하면 신을 보하는 단위처방은 다음과 같다: 태백太白c, 태계太谿c, 경거經渠p, 부류復溜p. 여기서 c는 'con-puncturing(경락유주에 거스르다)'의 이니셜로서 영수보사迎隨補瀉의 영법迎法에 해당하며, p는 'pro-puncturing(경락유주에 따르다)'의 이니셜로서 영수보사의 수법隨法에 해당한다.

이제 방광을 보하는 단위처방을 알아보자. 방광 역시 수기의 생성을 조절하는 부이므로 역시 토를 사하고 금을 보하는 방법을 쓸 수 있다. 따라서 위胃의 토혈을 영법으로 자침하여 그 신호를 방광의 토혈에서 영법으로 받고, 대장의 금혈을 수법으로 자침하여 그 신호를 방광의 금혈에서 수법으로 받으면 된다. 이를 경혈명으로 표시하면 다음과 같다: 삼리三里c, 위중委中c, 상양商陽p, 지음至陰p.

결론적으로 ①의 방법을 이용하여 토양체질에서 신과 방광을 보하는 방법은 다음과 같다.

  보신補腎　　: 태백太白c, 태계太谿c, 경거經渠p, 부류復溜p
  보방광補膀胱: 삼리三里c, 위중委中c, 상양商陽p, 지음至陰p

이제 ③의 방법으로 신·방광을 보하는 단위처방을 구해보자. ③은 사화보목瀉火補木, 즉 화를 사하고 목을 보하는 방법이다.

먼저 신을 보하는 경우, 심의 전송혈인 화혈(少府, 소부)을 영법으로 자침하여 그 신호를 신의 수신혈인 화혈(然谷, 연곡)에서 영법으로 받고, 간의 전송혈인 목혈(大敦, 대돈)을 수법으로 자침하여 그 신호를 신의 수신혈인 목혈(湧泉, 용천)에서 수법으로 받으면 된다.
다음으로 방광을 보하는 경우는, 소장의 전송혈인 화혈(陽谷, 양곡)을 영법으로 자침하여 그 신호를 방광의 수신혈인 화혈(崑崙, 곤륜)에서 영법으로 받고, 담의 전송혈인 목혈(臨泣, 임읍)을 수법으로 자침하여 그 신호를 방광의 수신혈인 목혈(束骨, 속골)에서 수법으로 받으면 된다. 따라서 토양체질의 신과 방광을 보하는 단위처방은 다음과 같다.

  보신補腎　　: 소부少府c, 연곡然谷c, 대돈大敦p, 용천湧泉p
  보방광補膀胱: 양곡陽谷c, 곤륜崑崙c, 임읍臨泣p, 속골束骨p

지금까지 토양체질의 신과 방광에 대한 단위처방을 ①과 ③의 방법을 통해 구체적으로 구해 보았다. 이 결과는 필자가 고안한 오행연산법을 이용하여 토양체질의 체질구조식에 따라 연역적으로 도출해 낸 것이다. 현재 권도원 선생의 8체질의학에서는 ①과 ③의 두 방법 중 ③의 방법은 취하지 않고 ①의 방법에 의한 단위처방만을 채용하고 있다.

필자가 생각하는 ①과 ③의 양자의 방법의 핵심적 차이는 토양체질의 중앙장부인 간담肝膽의 혈, 즉 대돈大敦과 임읍臨泣 혈을 ③의 방법에서 쓰고 있다는 것이다. 8체질의학에서 체질장부배열의 중앙장부의 혈은 직접 사용하지 않는다. 대신 심포와 삼초가 중앙장부를 대행하여 인체의 모든 장부들을 조정하는 기능을 맡는다. 중앙 장부의 혈을 사용해서 특정 장부를 조절해서는 안 되는 것이다. 따라서 앞으로는 중앙장부의 혈을 쓰는 방법은 아예 채택하지 않을 것이다.[14] 그러므로 앞에서 논한 신·방광을 보하는 단위처방도 ①에 의한 것만을 채용한다. 이를 앞에서 정한 기호 규약에 따라 표시하면 다음과 같다.

보신補腎　　：　Ⅴ5c, Ⅸ5c, Ⅶ7p, Ⅸ7p

보방광補膀胱：　Ⅵ6c, Ⅹ6c, Ⅷ8p, Ⅹ8p

위 결과를 일반화하면 토양체질의 모든 단위처방을 구할 수 있다. 즉 토양체질의 오행구조식이 '토화목금수'이므로, 일반적으로 신·방광 이외에도 비·위, 심·소장, 폐·대장, 그리고 심포·삼초에 대한 단위처방도 모두 구할 수 있다.

---

14) 필자는 임상에서 ③의 방법에 의한 것도 응용해 보았다. 결과는 좋지 않았다. 심포·삼초와 관련된 논의는 뒤에 자세히 논한다.

비·위의 단위처방 구하기

그러면 비·위에 관한 단위처방을 한 번 더 구해보자. 비·위는 오행
적으로 토에 속하므로 [그림-26]으로부터 상생과 상극 관계를 함께 고
려하여 토를 사하는 방법을 찾으면 다음과 같다.

① 사화보목瀉火補木   ② 사금보수瀉金補水

③ 사화보수瀉火補水   ④ 사금보목瀉金補木

이 중에서 토양의 오행구조식에 부합되는 것을 오행연산법을 적용하
여 구하면 된다. 연산법을 적용하기에 앞서, ①과 ④는 중앙 장부인 간
담(木)에 변동을 초래하는 방법이므로 우선적으로 단위처방에서 제외시
킬 수 있다. 따라서 ②와 ③만 검토하면 된다.

먼저 ②의 경우에 대해 검토해 보자. 오행연산법을 적용하면,

사금: △금 = -1, △토 = -1, △수 = -1, △목 = +1, △화 = +1 ······ (가)

보수: △수 = +1, △금 = +1, △목 = +1, △화 = -1, △토 = -1 ······ (나)

(가)와 (나)의 값을 합산하면,

결과: △금 = 0, △토 = -2, △수 = 0, △목 = +2, △화 = 0 ······ (다)

이는 0이어야 할 목이 양의 값을 갖고, 음이어야 할 화가 양의 값을
갖는 결과이므로 단위처방의 요건에 합당하지 않다.

다음으로 ③의 경우를 검토해 보자. 오행연산법을 적용하면,

사화: △화 = -1, △목 = -1, △토 = -1, △금 = +1, △수 = +1 ······ (가)
보수: △수 = +1, △금 = +1, △목 = +1, △화 = -1, △토 = -1 ······ (나)

(가)와 (나)의 값을 합산하면,

결과: △화 = -2, △목 = 0, △토 = -2, △금 = +2, △수 = +2 ······ (다)

토와 화의 값이 음의 값을 갖고, 금과 수의 값이 양의 값을 가지며, 목이 0의 값을 가지므로 토양의 단위처방의 요건에 완전히 들어맞는다. 따라서 올바른 단위처방이라고 할 수 있다.

결과적으로 비·위를 사하는 단위처방은 ③사화보수의 방법에 의해 구할 수 있다. 이제 단위처방을 구성하는 구체적인 혈들을 구해 보자.
③의 방법에 의한 단위처방은 화를 사하고 수를 보함으로써 그 결과로 비·위를 사하는 경우이다.

먼저 비를 사하는 단위처방은, 심의 전송혈인 화혈을 영법으로 자침하여 비의 수신혈인 화혈에서 그것을 영법으로 받고, 신의 전송혈인 수혈을 수법으로 자침하여 그것을 비의 수신혈인 수혈에서 수법으로 받으면 된다. 혈명으로 표시하면, 소부c, 대도c, 음곡p, 음릉천p 이다.
다음으로 위를 사하는 단위처방은, 소장의 전송혈인 화혈을 영법으로 자침하여 위의 수신혈인 화혈에서 그것을 영법으로 받고, 방광의 전송

혈인 수혈을 수법으로 자침하여 그것을 위의 수신혈인 수혈에서 수법으로 받으면 된다. 혈명으로 표시하면, 양곡c, 해계c, 통곡p, 내정p 이다.

사비瀉脾: 소부少府c, 대도大都c, 음곡陰谷p, 음릉천陰陵泉p

사위瀉胃: 양곡陽谷c, 해계解谿c, 통곡通谷p, 내정內庭p

토양체질의 단위처방 요약

지금까지 신·방광과 비·위에 대한 단위처방을 구해 보았다. 같은 방법으로 토양체질의 모든 단위처방을 구할 수 있다. 즉 심·소장의 경우는 사토보금의 방법으로 구하고, 폐·대장의 경우는 사화보수의 방법으로 구한다. 과정은 동일하므로 그 결과만 모두 정리하면 다음과 같다.

보신補腎: 　　　태백太白c, 　태계太谿c, 　경거經渠p, 　부류復溜p

보방광補膀胱: 삼리三里c, 　위중委中c, 　상양商陽p, 　지음至陰p

사심瀉心: 　　　태백太白c, 　신문神門c, 　경거經渠p, 　영도靈道p

사소장瀉小腸: 삼리三里c, 　소해小海c, 　상양商陽p, 　소택少澤p

사비瀉脾: 　　　소부少府c, 　대도大都c, 　음곡陰谷p, 　음릉천陰陵泉p

사위瀉胃: 　　　양곡陽谷c, 　해계解谿c, 　통곡通谷p, 　내정內庭p

보폐補肺: 　　　소부少府c, 　어제魚際c, 　음곡陰谷p, 　척택尺澤p

보대장補大腸: 양곡陽谷c, 　양계陽谿c, 　통곡通谷p, 　이간二間p

위의 결과를 검토하면 토양체질의 단위처방을 구하는 방법은 다음의 두 가지로 환원됨을 알 수 있다: 사토보금瀉土補金과 사화보수瀉火補水.

다시 말해 신·방광과 심·소장에 대한 단위처방은 사토보금의 방법으로 구할 수 있고, 비·위와 폐·대장에 대한 단위처방은 사화보수의 방법으로 구할 수 있다.

심포와 삼초의 단위처방

지금까지 중앙장부를 제외한 타 장부들에 대한 토양체질의 단위처방을 구해 보았다. 이제부터는 이러한 구체적인 형상을 가진 국소 장부와는 좀 다른 심포와 삼초라는, 한의학 특유의 무형적 기능의 체계로서만 존재하는 장부의 단위처방에 대해 논의해 보겠다. 필자는 심포와 삼초에 대한 단위처방이 이른 바 정신부방精神副方[15]이라고 생각한다.

심포와 삼초는 간·심·비·폐·신이나 담·소장·위·대장·방광과 같은 고유의 국소적 기능을 수행하는 장부들과는 달리, 전신을 전관적으로 조율하는 제어적 기능을 수행하는 장부이다. 따라서 심포와 삼초는 체질의 장부구조식에서 중앙장부에 해당하는 기능을 대행한다고 할 수 있다. 즉 심포와 삼초가 제어하는 기는 중앙장부의 기와 동일하다. 그러므로 심포와 삼초의 단위처방은 당연히 그 중앙장부의 기의 변동을 초래하지 않는 것이어야 한다. 이렇게 중앙장부의 변동을 유발하지 않는 단위처방은, 결론적으로 말하면 앞에서 토양체질의 단위처방을 구하는 양대 방법인 사토보금과 사화보수의 방법에 의해서 구할 수 있다. 앞에서 오행연산법을 적용하면서 밝혔듯이 이 두 방법만이 중앙기인 목의

---

15) 흔히 정신방精神方이라고 하나 정신방은 엄밀하게 말하면 기본방과 조합해서 쓰는 2단계처방을 말한다. 즉, '정신방 = 기본방 + 정신부방'이다. 이렇게 기본방에 부가되는 처방이므로 필자는 정신부방이라고 이름하였다.

변동을 초래하지 않으면서 오행구조식에도 들어맞는 유일한 방법이기 때문이다.

또, 심포와 삼초는 타 장부들로부터 기의 신호를 받지 않으므로, 그 단위처방은 자경自經, 즉 심포와 삼초 경락의 혈들로만 구성되어 있다. 자신이 발한 기의 신호를 타 장부들에게 전송하여 서로 간의 기의 정보소통이 원활하게 하는 조율자의 기능만을 하기 때문이다. 이제 심포와 삼초에 관한 단위처방의 혈들을 구해보자.

먼저 사토보금의 방법에 의한 단위처방을 구하자. 심포에 대한 단위처방은 심포의 토혈土穴인 대릉大陵에 영법을 적용하고 금혈金穴인 간사間使에 수법을 적용하면 되고, 삼초에 대한 단위처방은 토혈인 천정天井에 영법을 적용하고 금혈인 관충關衝에 수법을 적용하면 된다.

심포: 대릉大陵c, 간사間使p

삼초: 천정天井c, 관충關衝p

다음으로 사화보수의 방법에 의한 단위처방을 구해보자. 심포의 경우 화혈火穴인 노궁勞宮에 영법을 적용하고 수혈水穴인 곡택曲澤에 수법을 적용하면 되고, 삼초의 경우 화혈인 지구支溝에 영법을 적용하고 수혈인 액문液門에 수법을 적용하면 된다.

심포: 노궁勞宮c, 곡택曲澤p

삼초: 지구支溝c, 액문液門p

여기서 오행연산법을 위 두 방법에 대해 적용해 그 최종 결과만을 검

토해 보면, 사토보금의 경우는

$$\triangle토 = 0, \quad \triangle화 = -2, \quad \triangle목 = 0, \quad \triangle금 = 0, \quad \triangle수 = +2 \text{ 이고,}$$

사화보수의 경우는

$$\triangle토 = -2, \quad \triangle화 = -2, \quad \triangle목 = 0, \quad \triangle금 = +2, \quad \triangle수 = +2 \text{ 이다.}$$

토양체질의 오행구조식이 '토화목금수'인 것을 감안하면 위 두 방법 다 토양체질에 적절하지만, 특히 사화보수의 방법이 보다 적절한 결과를 나타냄을 알 수 있다. 양필드에 속하는 토와 화는 감소되고, 음필드에 속하는 금과 수는 증가되었으며, 중앙기인 목은 아무런 변동이 없는 가장 이상적인 결과를 나타냈기 때문이다. 따라서 필자의 경우는 심포와 삼초에 대한 단위처방으로서 사화보수의 방법에 의한 것을 보다 자주 사용한다. 하지만 경우에 따라서는 사토보금에 의한 방법을 사용할 수도 있고, 혹은 사화보수와 사토보금에 의한 방법을 결합하여 동시에 사용할 수도 있을 것이다.

지금까지 토양체질의 단위처방에 대해 알아보았다. 토양체질의 단위처방을 구하는 대원칙은 사토보금과 사화보수였다. 즉 신·방광과 심·소장에 대해서는 사토보금의 방법을, 비·위와 폐·대장에 대해서는 사화보수의 방법을, 그리고 심포와 삼초에 대해서는 양자의 방법을 모두 이용하여 적절한 단위처방을 구할 수 있었다.

단위처방의 일반식
이러한 원칙을 더욱 확장하면 토양체질이 아닌, 다른 모든 체질에도 동일하게 적용할 수 있다. 지금 일반 체질의 장부구조식과 오행구조식을 다음과 같이 정의해 보자.

A B C D E (장부구조식)
a b c d e (오행구조식)

위 두 구조식을 토양체질의 경우로 그대로 전위시키면 된다. 토양체질의 장부 및 오행구조식은 다음과 같다.

비위(토) 심소장(화) 간담(목) 폐대장(금) 신방광(수)

따라서 여기서 A와 D의 단위처방을 구하는 방법은 토양체질의 비·위와 폐·대장의 단위처방을 구하는 경우와 동일하므로 두 번째(B)와 다섯 번째의 장부(E)를 이용하여 사b보e(瀉b補e)의 방법을 사용할 수 있고, B와 E의 단위처방을 구하는 방법은 토양체질의 심·소장과 신·방광의 단위처방을 구하는 경우와 동일하므로 첫 번째(A)와 네 번째의 장부(D)를 이용하여 사a보d(瀉a補d)의 방법을 사용할 수 있음을 추론할 수 있다. 그리고 심포와 삼초의 경우는 위 두 가지 방법을 다 적용하여 각기 한 쌍의 단위처방을 구할 수 있다.

이를 앞에서 약속한 기호로 나타내면 다음과 같다. (단, 심포와 삼초는 S로 표기한다.) 이를 필자는 '단위처방의 일반식'이라고 한다.

A의 단위처방(As): Bb(−) Ab(−) Ee(+) Ae(+)
D의 단위처방(Dt): Bb(−) Db(−) Ee(+) De(+)
B의 단위처방(Bs): Aa(−) Ba(−) Dd(+) Bd(+)

E의 단위처방(Et): Aa(-) Ea(-) Dd(+) Ed(+)

S의 단위처방(Sr): Sb(-) Se(+) 또는 Sa(-) Sd(+)

위에 표기한 기호들의 의미를 몇 가지의 예시를 들어 설명하면 다음과 같다. 예컨대 As에서 첨자 s는 '진정시키다sedate,' t는 '강화시키다tonify,' r은 '조절하다regulate'를 의미한다. 따라서 As는 장 또는 부 A를 사한다는 의미이고, Dt는 장 또는 부 D를 보한다는 의미이다. Sr은 심포 또는 삼초의 조절을 의미한다.

Bb는 장 또는 부 B의 b혈을 의미하고, De는 장 또는 부 D의 e혈을, Sa는 심포 또는 삼초의 a혈을 의미한다. 그리고 (+)는 경락의 유주와 같은 방향, 즉 수법隨法을, (-)는 경락의 유주를 거스르는 방향, 즉 영법迎法을 의미한다. 따라서 Bb(-)는 장 또는 부 B의 b혈에 영법을 적용한다는 뜻이고, De(+)는 장 또는 부 D의 e혈에 수법을 적용한다는 뜻이 된다.

심포와 삼초의 단위처방은 뒤의 것인 Sa(-) Sd(+)보다는 앞의 것인 Sb(-) Se(+)가 더 장부구조식의 평형을 가져오는데 적합하다는 것은 전술한 바와 같다. 필자는 이 앞의 것인 Sb(-) Se(+)를 주로 사용한다.[16]

예를 들어, 위의 단위처방의 일반식을 이용하여 금음체질의 단위처방을 구해보자. 금음체질의 경우 장계로 나타낸 장부구조식과 오행구

---

16) 필자는 이 정신부방을 창안하여 처음에는 이 두 가지를 여러 가지 방식으로 사용해 보았다. Sb(-) Se(+)의 방법으로 해 보기도 하고, Sa(-) Sd(+)의 방법으로 해 보기도 하고, 심지어는 이 두 방법을 동시에 사용해 보기도 했다. 모두 일정한 효과가 있었으나, Sb(-) Se(+)의 방법이 가장 이론적으로 체질의 구조에 적합하여 이를 사용하고 있다.

조식은 다음과 같다.

장부구조식: 폐(A) 신(B) 비(C) 심(D) 간(E)

오행구조식: 금(a) 수(b) 토(c) 화(d) 목(e)

여기서 예로 심의 단위처방을 구해보자. 심의 단위처방은 위의 경우 D의 단위처방(Dt)에 해당한다. 단위처방의 일반식 Bb(−) Db(−) Ee(+) De(+) 에 그대로 대입하면 단위처방이 쉽게 구해진다. Bb는 신의 수혈(음곡)이고, Db는 심의 화혈(소해), Ee는 간의 목혈(대돈), 그리고 De는 신의 목혈(소충)이다. 따라서 음곡과 소해에 영법을 적용하고, 대돈과 소충에 수법을 적용하는 단위처방이 구해진다.

또, 금음체질의 정신부방의 하나인 삼초의 단위처방을 알아보자. 삼초의 단위처방은 Sb(−) Se(+) 또는 Sa(−) Sd(+)에서 구하면 된다. 전자를 취하면, Sb는 삼초의 수혈(액문)이고 Se는 삼초의 목혈(중저)이다. 후자를 취하면, Sa는 삼초의 금혈(관충)이고 Sd는 삼초의 화혈(지구)이다. 필자는 오행연산법을 적용해 볼 때 오행구조식에 보다 적합한 결과를 보이는 전자를 주로 정신부방으로 취한다. 따라서 액문에 영법을 적용하고 중저에 수법을 적용하는 삼초의 단위처방을 구할 수 있다. 이런 식으로 금음뿐만 아니라 모든 체질의 단위처방을 위의 일반식으로부터 구할 수 있다.

단위처방의 지름길

단위처방을 구하는 또 다른 지름길은 앞의 '제2장 체질의 정의' 편에서 소개한 체질의 장부 또는 오행구조식의 평형조건에서 시각적으로 쉽게 찾을 수 있다. 방법은 상생지간과 상극지간의 관계, 즉 동조관계와 길항관계을 이용하는 것이다.[17] 아래 그림을 다시 보라.

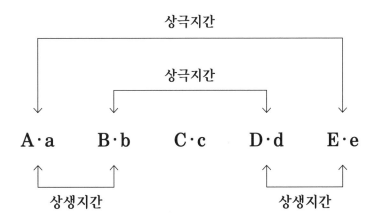

【그림-32】 체질의 장부 또는 오행 배열의 조건

A·B·C·D·E는 장부의 표시이고, a·b·c·d·e는 오행의 표시이다.

여기에서 A의 단위처방을 구해보자. A의 단위처방을 구한다는 것은 양필드의 장부인 A의 준위를 낮추는 것을 의미한다. 따라서 A를 사하는 것이어야 하므로, 그림에서 A와 동조하는 상생지간인 B를 사하고, A와 길항하는 상극지간에 있는 E를 보하면 된다. 따라서 사b보e의 방법을 쓸 수 있다.

위의 그림을 면밀히 살펴보면 거기에 바로 해답이 놓여있음을 간파

<hr />

17) 이 방법은 8체질의학의 미래를 여는 연구모임의 세미나(2006)에서 전북대학교 전종욱 교수가 발표한 내용이다.

할 수 있다. A와 화살표로 연결되어 있는 장부가 무엇인가? 그것은 바로 B와 E이다. 즉 B는 A와 상생지간으로 연결되어 있고, E는 A와 상극지간으로 연결되어 있다. 오행으로 환원하면 a는 b와 상생지간, e와 상극지간으로 연결되어 있다. 따라서 A를 사하려면 b를 억제하고, e를 북돋으면 된다. 따라서 A를 사하는 단위처방은 Bb(−) Ab(−) Ee(+) Ae(+)임을 바로 알 수 있다.

다음으로 B의 단위처방을 구해보자. B의 단위처방 역시 양필드의 장부인 B를 사하는 것이어야 하므로, 그림에서 B와 동조관계인 A를 사하고 길항관계인 D를 보하면 된다. 따라서 사a보d의 방법을 쓴다. 단위처방은 Aa(−) Ba(−) Dd(+) Bd(+) 이다.

D의 단위처방은 음필드의 장부인 D를 보하는 것이므로 D와 동조관계인 E를 보하고 길항관계인 B를 사하여야 한다. 따라서 사b보e(=보e사b)의 방법이 적합하다. 같은 방법으로 단위처방은 Bb(−) Db(−) Ee(+) De(+) 이다.

마지막으로 E의 단위처방은 음필드의 장부 E를 보하는 것이므로 E와 동조관계인 D를 보하고 길항관계인 A를 사하면 된다. 따라서 사a보d(=보d사a)의 방법으로 구한다. 단위처방은 Aa(−) Ea(−) Dd(+) Ed(+) 이다.

그러나 심포와 삼초의 단위처방은 이 방법으로 직접 구할 수 없다. 단지 다른 단위처방을 통해 유추해 볼 수밖에 없다. 즉 위의 경우에서 보면 단위처방을 구하는 모든 방법은 오행으로 b(−) e(+) 또는 a(−) d(+) 중의 하나임을 알 수 있다. 따라서 심포와 삼초의 단위처방은 Sb(−) Se(+) 또는 Sa(−) Sd(+)가 된다. 필자는 임상적으로 Sb(−) Se(+)를 더 많이 사용한다고 했다. 이렇게 약식으로 단위처방을 구할 수 있지만, 단위처방을 구하는 가장 정확한 방법은 오행연산법을 통해 장부구조식에 합당한 것을 구하는 것이다.

결국 이 간단한 방법과 앞의 일반식으로 구하는 방법은 동일한 것임을 알 수 있다. 이 방법은 쉽게 단위처방을 구할 수 있는 요령과 같은 것이다. 하지만 오행연산법을 통한 검증이라는 통과의례를 받아야 그것이 맞다는 것이 증명된다. 모든 통찰은 많은 사람들이 이해할 수 있는 보편적인 언어에 의한 정확한 논증으로 확인되어야 하는 것이다. 따라서 이러한 간단한 방법을 가능케 하는 연산의 툴로서 오행연산법이 반드시 전제되어야 한다. 이 오행연산법으로 계산하여 그 체질의 장부 또는 오행구조식에 위배하지 않는 것만이 단위처방이 될 수 있다는 것이다.

각 체질의 단위처방을 구하는 방법

앞의 일반식에 의하면, 각 체질의 단위처방을 구하는 방법은 다음에 나오는 [그림 – 33]의 표와 같다.

이 표의 기본방基本方, 부계염증부방腑系炎症副方, 장계염증부방臟系炎症副方, 정신부방精神副方, 활력부방活力副方, 살균부방殺菌副方, 퇴행부방退行副方의 명칭은 각 단위처방에 명명한 권도원 선생의 명명이다.

부계기본방, 부계정신부방, 부계퇴행부방은 권도원 선생의 명명법에 기초하여 필자가 붙인 명칭이다. '부방'이라고 한 것은 모두 기본방에 부가하여 사용하는 부속 방의 의미이다. 여기 단위처방의 명칭은 복합처방에서 2단계 처방에만 의미가 있다. 자세한 처방의 운용에 대한 설명은 '제4장 복합처방의 원리'에서 논한다.

장계단위처방	금양/목양	금음/목음	토양/수양	토음/수음
기본방	사금보수(보간)/ 보금사수(사간)	사수보목(사폐)/ 보수사목(보폐)	사토보금(보신)/ 보토사금(사신)	사금보수(사비)/ 보금사수(보비)
부계염증부방	사금보수(사비)/ 보금사수(보비)	사수보목(보심)/ 보수사목(사심)	사토보금(사심)/ 보토사금(보심)	사금보수(보간)/ 보금사수(사간)
정신부방	사토보목(심포)/ 보금사수(심포)	사수보목(심포)/ 보금사화(심포)	사화보수(심포)/ 보토사금(심포)	사금보수(심포)/ 보토사목(심포)
장계염증부방	사토보목(사폐)/ 보토사목(보폐)	사금보화(보간)/ 보금사화(사간)	사화보수(사비)/ 보화사수(보비)	사토보목(보신)/ 보토사목(사신)
퇴행부방	사토보목(보신)/ 보토사목(사신)	사금보화(사신)/ 보금사화(보신)	사화보수(보폐)/ 보화사수(사폐)	사토보목(사폐)/ 보토사목(보폐)

부계단위처방	금양/목양	금음/목음	토양/수양	토음/수음
부계기본방	사금보수(보담)/ 보금사수(사담)	사수보목(사대장)/ 보수사목(보대장)	사토보금(보방광)/ 보토사금(사방광)	사금보수(사위)/ 보금사수(보위)
살균부방	사금보수(사위)/ 보금사수(보위)	사수보목(보소장)/ 보수사목(사소장)	사토보금(사소장)/ 보토사금(보소장)	사금보수(보담)/ 보금사수(사담)
부계정신부방	사토보목(삼초)/ 보금사수(삼초)	사수보목(삼초)/ 보금사화(삼초)	사화보수(삼초)/ 보토사금(삼초)	사금보수(삼초)/ 보토사목(삼초)
활력부방	사토보목(사대장)/ 보토사목(보대장)	사금보화(보담)/ 보금사화(사담)	사화보수(사위)/ 보화사수(보위)	사토보목(보방광)/ 보토사목(사방광)
부계퇴행부방	사토보목(보방광)/ 보토사목(사방광)	사금보화(사방광)/ 보금사화(보방광)	사화보수(보대장)/ 보화사수(사대장)	사토보목(사대장)/ 보토사목(보대장)

【그림-33】 각 체질의 단위처방 도출방법

[그림-33]에 대해 몇 가지만 예로 설명하면, 금양체질에 있어 기본방은 음필드의 최외곽의 장인 간을 보하는 단위처방으로서 사금보수의 방법으로 구하며, 반대로 목양체질에 있어 기본방은 양필드의 최외곽의 장인 간을 사하는 단위처방으로서 보금사수의 방법으로 구한다. 또, 금음체질에 있어 장계염증부방은 음필드의 최외곽의 장臟인 간을 보하는 단위처방으로서 사금보화의 방법으로 구하고, 수음체질에 있어 살균부방은 양필드의 둘째 준위의 부腑인 담을 사하는 단위처방으로서 보금사수의 방법으로 구한다.

즉, 금양·금음·토양·토음체질의 경우는 [그림-33]의 각 셀(cell)의 위·아래의 두 가지 방법 중 위의 방법으로 구하고, 목양·목음·수양·수음체질의 경우는 아래의 방법으로 구한다.

오행연산법으로 검산해 보자!

이것이 각 체질의 장부구조식에 맞는지 그렇지 않는지를 오행연산법을 통해 검산해볼 필요가 있다. 먼저 금양체질의 경우를 알아본다.

금양체질의 장부 및 오행구조식은 다음과 같다:

폐대장(금) 비위(토) 심소장(화) 신방광(수) 간담(목)

금양체질의 단위처방은 사금보수와 사토보목으로 대별된다. 따라서 이에 대한 오행연산법을 적용하여 그것이 금양체질의 체질구조식에 맞는가를 확인해 보면 된다. 사금보수의 방법을 먼저 확인해 보자. 오행연산법을 적용하면,

사금: Δ금 = -1, Δ토 = -1, Δ수 = -1, Δ목 = +1, Δ화 = +1

보수: Δ수 = +1, Δ금 = +1, Δ목 = +1, Δ화 = -1, Δ토 = -1

가 된다. 이를 같은 기끼리 합산하면,

결과: △금 = 0, △토 = -2, △화 = 0, △수 = 0, △목 = +2

이 되어 금양체질의 체질구조식(금토화수목)에 맞는다는 것을 알 수 있다. 다음으로 사토보목의 방법을 검산해 보자.

사토: △토 = -1, △화 = -1, △금 = -1, △수 = +1, △목 = +1
보목: △목 = +1, △수 = +1, △화 = +1, △토 = -1, △금 = -1

이 둘을 합산하면,

결과: △금 = -2, △토 = -2, △화 = 0, △수 = +2, △목 = +2

이 되어 역시 금양체질의 체질구조식에 맞는다.

그러면 다음으로 금양체질과 반대인 목양체질의 경우를 검산해 보자. 목양체질의 체질구조식은 다음과 같다:

간담(목) 신방광(수) 심소장(화) 비위(토) 폐대장(금)

목양체질의 단위처방 공식은 보금사수, 보토사목이다. 먼저 보금사수를 보자.

보금: △금 = +1, △토 = +1, △수 = +1, △목 = -1, △화 = -1

사수: △수 = -1, △금 = -1, △목 = -1, △화 = +1, △토 = +1

결과: △목 = -2, △수 = 0,　△화 = 0,　△토 = +2, △금 = 0

따라서 목양체질의 구조(목수화토금)에 맞는다. 다음으로 보토사목을 검산해보자.

보토: △토 = +1, △화 = +1, △금 = +1, △수 = -1, △목 = -1

사목: △목 = -1, △수 = -1, △화 = -1, △토 = +1, △금 = +1

결과: △목 = -2, △수 = -2, △화 = 0,　△토 = +2, △금 = +2

따라서 목양체질의 구조에 맞는다. 이를 통해 체질의 구조가 반대이면 그 단위처방을 구하는 방법도 반대가 됨을 알 수 있다.

다음으로 금음체질의 경우를 검산해 보자. 금음체질의 체질구조식은 다음과 같다:

폐대장(금) 신방광(수) 비위(토) 심소장(화) 간담(목)

금음체질의 단위처방공식은 사수보목과 사금보화이다. 먼저 사수보목의 방법을 보자.

사수: △수 = -1, △금 = -1, △목 = -1, △화 = +1, △토 = +1

보목: △목 = +1, △수 = +1, △화 = +1, △토 = -1, △금 = -1

결과: △금 = -2, △수 = 0, △토 = 0, △화 = +2, △목 = 0

따라서 금음체질의 구조에 맞는다. 다음으로 사금보화의 방법을 보자.

사금: $\triangle$금 = -1, $\triangle$토 = -1, $\triangle$수 = -1, $\triangle$목 = +1, $\triangle$화 = +1

보화: $\triangle$화 = +1, $\triangle$목 = +1, $\triangle$토 = +1, $\triangle$금 = -1, $\triangle$수 = -1

결과: $\triangle$금 = -2, $\triangle$수 = -2, $\triangle$토 = 0, $\triangle$화 = +2, $\triangle$목 = +2

따라서 역시 금음체질의 구조에 맞는다. 반대 체질인 목음체질도 앞의 금양체질과 목양체질의 관계에서와 마찬가지로 역시 체질의 구조에 합당함을 추론할 수 있다. 목음체질의 검산은 생략한다. 토양체질도 앞의 단위처방 도출과정에서 자세하게 알아봤으므로 생략한다. 그 역의 체질인 수양체질도 역시 체질의 구조에 합당함을 알 수 있으므로 생략한다. 마지막으로 토음체질을 검산해 보자.

토음체질의 체질구조식은 다음과 같다:

비위(토) 폐대장(금) 심소장(화) 간담(목) 신방광(수)

단위처방을 구하는 방법은 사금보수, 사토보목이다.

사금: $\triangle$금 = -1, $\triangle$토 = -1, $\triangle$수 = -1, $\triangle$목 = +1, $\triangle$화 = +1

보수: $\triangle$수 = +1, $\triangle$금 = +1, $\triangle$목 = +1, $\triangle$화 = -1, $\triangle$토 = -1

결과: $\triangle$토 = -2, $\triangle$금 = 0, $\triangle$화 = 0, $\triangle$목 = +2, $\triangle$수 = 0

사토: $\triangle$토 = -1, $\triangle$화 = -1, $\triangle$금 = -1, $\triangle$수 = +1, $\triangle$목 = +1

보목: $\triangle$목 = +1, $\triangle$수 = +1, $\triangle$화 = +1, $\triangle$토 = -1, $\triangle$금 = -1

결과: $\triangle$토 = -2, $\triangle$금 = -2, $\triangle$화 = 0, $\triangle$목 = +2, $\triangle$수 = +2

따라서 사금보수, 사토보목 모두 토음체질의 구조에 맞는다는 것을 알 수 있다. 물론 그 반대 체질인 수음체질의 경우에도 역시 체질의 구조에 맞는다는 것을 예측할 수 있다. 검산은 생략한다.

정신부방에 대한 필자의 생각

필자의 단위처방 이론은 권도원 선생의 1965년 논문을 연구하여 그 원리를 탐구해 본 것이다. 대부분은 권도원 선생의 이론과 일치하나, 흔히 알려진 정신부방精神副方에 대한 견해에 있어서는 필자와 권도원 선생의 이론 간에 상당한 차이가 있다. 필자는 모든 정신부방을 심포경과 삼초경에 대한 단위처방으로 통일한 반면, 권도원 선생은 금양, 목양, 토음, 수음에 대해서는 심포경과 삼초경을 쓰고, 금음, 목음, 토양, 수양에 대해서는 심경과 소장경을 쓰고 있다.

이제마는 사상인의 분류에서 심心을 중앙지태극이라 하여 체질의 장부대소에서 제외했다. 그래서 심(소장을 포함한 개념)이 인체의 타 장부들을 조절하는 중심축과 같은 기능을 하는 것으로 봤다. 이렇게 이제마가 말한 심의 중심축과 같은 기능을 권도원 선생은 정신부방에 부여한 것이다. 우리는 심을 마음(mind)이라고도 하고, 심장(heart)이라고도 한다. 심장이라고 할 때의 심은 인체를 구성하는 장부들 중의 하나인 단순한 국소장기와 같은 것이고, 마음이라고 할 때의 심은 인체를 전체적으로 조절하는, 타 장부를 조율하는 무형의 중심 같은 추상적인 존재다. 이렇게 심을 오장오부의 한 장으로 보기도 하고, 인체를 전체적으로 조절하는 중심으로도 보는 이중성 때문에 문제가 발생한다.

전통적으로 심포와 삼초는 상화相火라고 한다. 이는 『내경內經』「천원기대론天元紀大論」의 "군화는 밝음으로써 행하고, 상화는 그 지위로써 행한다(君火以明, 相火以位)"라는 말에서 온 말로, 이에 대한 각가各家의 무수한 이론이 의학사에서 난무했지만 필자는 군화·상화의 군·상(君·相)에서 명백히 알 수 있듯이 군주와 재상의 관계에 빗댄 심과 심포·삼초의 관계에 관한 논의로 본다. 즉 군주는 그 자신의 밝은 덕성으로써만 거하는 무위의 다스림을 행하고, 재상은 군주에 대한 신하의 지위로써 군주를 보위하여 실제의 다스림을 행한다는 말이다. 여기서 군화는 심을 말하고 상화는 심포·삼초를 말한다. 심포·삼초는 심을 대행하여 인체를 직접 다스리는 것이다.

심포·삼초가 심을 대행한다는 말은 심이 갖는 인체의 전체적 조절기능을 대행한다는 말이다. 다시 말해 심포·삼초가 전신을 주관하고 조절하는 실제적 기능을 갖는 것이다. 이렇게 심이 전신의 조절기능을 심포·삼초에 이양함으로써 심에게는 국소장부의 역할만이 남는다. 심은 이제 하나의 장부일 뿐이다. 반면 심포·삼초는 인체의 오장·오부의 전체적 조절기능을 수행한다. 즉 각 체질의 장부구조식의 중앙장부의 역할을 맡는 것이다. 따라서 심포·삼초는 각 체질의 중앙장부에 해당하는 간·담, 심·소장, 비·위, 폐·대장, 신·방광의 모든 장부를 대행한다.

그러나 권도원 선생은 전통적인 견해를 그대로 따라 심포·삼초를 심·소장의 대행자로서만 간주한다. 그래서 심·소장이 중앙장부에 위치한 체질의 경우에는 대신 심포·삼초로서 정신부방을 구하고, 심·소장이 중앙장부가 아닌 경우는 심·소장 자신이 스스로 정신부방의 역할을 한다. 심·소장이 국소장기이면서 동시에 중앙장부의 역할을 같이 하는 것이다. 연기도 하고 연출도 하는 감독 겸 배우를 연상케 한다. 여기에서 권도원 선생의 정신부방과 필자의 정신부방의 이론에 갈림길이 생기게 된 것이다.

필자는 심포·삼초가 바로 중앙장부로서의 전신의 조율기능을 전담한다고 생각한다. 그리고 심은 철저하게 국소장기로서 체질장부배열의 한 부분만을 구성하며, 그가 지닌 제한적인 역할 즉 오행 중의 화기의 생성 및 조절만을 성실하게 수행할 뿐이다. 심의 '부분과 전체The Part and The Whole'의 이중성은 철저하게 파기되어야 한다.

권도원 선생에 있어서 정신부방은 기본적으로 중앙지태극으로서의 심·소장의 역할을 대행하기 위한 것이다. 그런데 금양, 목양, 토음, 수음체질은 장부배열의 한 가운데에 심·소장이 위치하므로, 중앙장부를 사용할 수 없다는 제약에 저촉되어 심·소장을 대행하는 장부로서 심포·삼초를 차용한 것이다. 반면 금음, 목음, 토양, 수양의 경우는 심·소장이 중앙장부에 위치하지 않으므로 직접 그것들을 정신부방으로 사용한 것이다.

하지만 일단 권도원 선생이 8체질을 정의할 때 심·소장도 체질을 구성하는 장부배열의 한 구성 요소로서 사용한 이상, 이것은 이미 하나의 국소장부로서 심·소장을 간주한 것이지 인체의 전체를 통합하고 조율하는 주체로서 심·소장을 간주한 것이 아니다. 인체를 전체적으로 조율하는 컨트롤타워가 있다면 그것은 일개의 국소적 형태와 기능을 갖는 오장오부의 심·소장일 수 없다. 그것은 인체의 모든 영역에 존재하면서 구석구석에 미치지 아니하는 곳이 없는, 주재자로서의 무형의 신이어야 한다. 그것은 심포와 삼초일 수밖에 없다. 따라서 필자는 심포와 삼초로서만 정신부방을 정한다.

다음으로 정신부방의 혈의 선정에 있어서도 견해차가 있다. 필자는 정신부방도 반드시 체질의 장부대소 배열, 즉 장부구조식의 생리적 불균형을 깨지 않는, 다시 말해 병리적불균형을 유발하지 않는 것으로서 해야 한다고 생각한다.

토양체질의 예를 들면, 필자는 오행연산법에 의해 사화보수의 방법을 가장 좋은 정신부방으로 생각하는 반면, 권도원 선생은 사토보수의 방법을 정신부방으로 채용하고 있다.[18) 하지만 오행연산법으로 계산을 해보면 권도원 선생의 이 방법은 토양체질의 생리적 균형을 깨는 결과를 나타낸다. 한번 오행연산법을 적용해 보자.

권도원 선생의 사토보수의 방법에서 먼저 토를 사하는 경우를 오행연산법에 적용하면,

사토: △토 = -1, △목 = +1, △화 = -1, △금 = -1, △수 = +1 ······ ①

보수: △수 = +1, △목 = +1, △화 = -1, △토 = -1, △금 = +1 ······ ②

결과: △목 = +2, △화 = -2, △토 = -2, △금 = 0, △수 = +2 ······ ③

여기서 중앙기인 목이 +2, 즉 증가를 나타냈으므로 이는 체질의 불균형을 심화시키는 방법이 되어 적절한 방법이 되지 못한다. 체질의 오행구조식에 맞는 정신부방을 굳이 심경心經에서 한번 찾는다면, 사화보수의 방법으로 '소부c, 소해p'를 택하는 것이 마땅할 것이다. 다른 체질에 대해서도 필자와 권도원 선생의 정신부방은 전부 일치하지 않는다. 권도원 선생과 필자 사이에 상당한 이견이 있음을 알 수 있다. 아래에 8체질에 대한 권도원 선생과 필자의 정신부방 비교 일람표를 도시한다.

---

18) 장계의 정신부방으로 필자는 심포경의 노궁c, 곡택p을 택하는 반면, 권도원 선생은 심경의 신문c, 소해p를 쓴다.

	권도원			필 자			
금양	사토보수	대릉c, 곡택p	사토보목	대릉c, 중충p	사금보수	간사c, 곡택p	
		천정c, 액문p		천정c, 중저p		관충c, 액문p	
금음	사금보목	영도c, 소충p	사수보목	곡택c, 중충p	사금보화	간사c, 노궁p	
		소택c, 후계p		액문c, 중저p		관충c, 지구p	
토양	사토보수	신문c, 소해p	사화보수	노궁c, 곡택p	사토보금	대릉c, 간사p	
		소해c, 전곡p		지구c, 액문p		천정c, 관충p	
토음	사금보목	간사c, 중충p	사금보수	간사c, 곡택p	사토보목	대릉c, 중충p	
		관충c, 중저p		관충c, 액문p		천정c, 중저p	
목양	보토사수	대릉p, 곡택c	보금사수	간사p, 곡택c	보토사목	대릉p, 중충c	
		천정p, 액문c		관충p, 액문c		천정p, 중저c	
목음	보금사목	영도p, 소충c	보금사화	간사p, 노궁c	보수사목	곡택p, 중충c	
		소택p, 후계c		관충p, 지구c		액문p, 중저c	
수양	보토사수	신문p, 소해c	보토사금	대릉p, 간사c	보화사수	노궁p, 곡택c	
		소해p, 전곡c		천정p, 관충c		지구p, 액문c	
수음	보금사목	간사p, 중충c	보토사목	대릉p, 중충c	보금사수	간사p, 곡택c	
		관충p, 중저c		천정p, 중저c		관충p, 액문c	

【그림-34】 권도원 선생과 필자의 정신부방 비교

8체질의 단위처방 일람표

정신부방을 제외하면 8체질에 있어서 다른 단위처방들, 즉 기본방基本方, 부계염증부방腑系炎症副方, 장계염증부방臟系炎症副方, 살균부방殺菌副方, 활력부방活力副方 등은 권도원 선생과 필자가 모두 일치한다.[19] 아래에 8체질의 단위처방들을 도시한다.

장계단위처방	금양/목양	금음/목음	토양/수양	토음/수음
기본방	경거, 중봉 음곡, 곡천	음곡, 척택 대돈, 소상	태백, 태계 경거, 부류	경거, 상구 음곡, 음릉천
부계염증부방	경거, 상구 음곡, 음릉천	음곡, 소해 대돈, 소충	태백, 신문 경거, 영도	경거, 중봉 음곡, 곡천
정신부방	대릉, 중충(금양) 간사, 곡택(목양)	곡택, 중충(금음) 간사, 노궁(목음)	노궁, 곡택(토양) 대릉, 간사(수양)	간사, 곡택(토음) 대릉, 중충(수음)
장계염증부방	태백, 태연 대돈, 소상	경거, 중봉 소부, 행간	소부, 대도 음곡, 음릉천	태백, 태계 대돈, 용천
퇴행부방	태백, 태계 대돈, 용천	경거, 부류 소부, 연곡	소부, 어제 음곡, 척택	태백, 태연 대돈, 소상

【그림-35a】 8체질의 단위처방 일람표(장계)

---

19) 부방은 기본방과 결합되어 소기의 효과를 발휘하는 처방이다. 장계의 염증에는 기본방:장염부방=5:1로 치료하고, 그 밖의 부방은 거의 다 기본방:부방=4:2 이다. 다음 제4장 복합처방의 원리편에서 상론한다.

부계단위처방	금양/목양	금음/목음	토양/수양	토음/수음
부계기본방	상양, 규음 통곡, 협계	통곡, 이간 임읍, 삼간	삼리, 위중 상양, 지음	상양, 여태 통곡, 내정
살균부방	상양, 여태 통곡, 내정	통곡, 전곡 임읍, 후계	삼리, 소해 상양, 소택	상양, 규음 통곡, 협계
부계정신부방	천정, 중저(금양) 관충, 액문(목양)	액문, 중저(금음) 관충, 지구(목음)	지구, 액문(토양) 천정, 관충(수양)	관충, 액문(토음) 천정, 중저(수음)
활력부방	삼리, 곡지 임읍, 삼간	상양, 규음 양곡, 양보	양곡, 해계 통곡, 내정	삼리, 위중 임읍, 속골
부계퇴행부방	삼리, 위중 임읍, 속골	상양, 지음 양곡, 곤륜	양곡, 양계 통곡, 이간	삼리, 곡지 임읍, 삼간

【그림-35b】 8체질의 단위처방 일람표(부계)

위 8체질의 단위처방 일람표에서 금양, 금음, 토양, 토음의 4체질은 'c → c → p → p'의 순서로 자침하고(정신부방은 c → p), 목양, 목음, 수양, 수음의 4체질은 'p → p → c → c'의 순서로 자침한다(정신부방은 p → c). 예를 들어 금양의 기본방은 '경거c, 중봉c, 음곡p, 곡천p'이고, 목양의 기본방은 '경거p, 중봉p, 음곡c, 곡천c'이다. 또 금양의 정신부방은 '대릉c, 중충p'이고, 목양은 '간사p, 곡택c'이다.

정신부방은 일반식의 Sb(−) Se(+)의 경우만 기재했다. 또 다른 정신 부방을 구하려면 위의 정신부방의 일람표 [그림−34]를 참조하라.

병근이란 무엇인가

8체질의학이 탄생한 초기에는 기본방 하나만으로 각 체질의 모든 질환을 치료했다. 권도원 선생은 그것만으로도 거의 모든 질환을 치료할 수 있었다고 한다. 기본방은 각 체질의 병근(disease-origin)을 치료하는 처방이다. 병근이란 각 체질에 유발되는 모든 질병의 근원을 말한다.[20] 임상 경험이 대량으로 누적되고 체질의 장부구조식이 점차 완전하게 수정되면서 기본방도 그에 따라 계속 개정이 되어 현재의 기본방은 1965년 논문이 씌어졌던 8체질의학 초기와는 완전히 달라졌다. 현재 기본방의 치료 대상이 되는 각 체질별 병근은 다음과 같다. 즉 금양과 목양은 간이 병근이고, 금음과 목음은 폐가, 토양과 수양은 신이, 토음과 수음은 비가 병근이다. 기본방에 대한 권도원 선생의 말을 직접 들어보자.

---

20) 병근의 개념은 1965년 논문에 다음과 같이 해설되고 있다. "However, when they are placed continuously under some bad conditions, the tendencies of each organs, mentioned(원문에 'mentions'로 되어 있으나 오자로 보여 이렇게 수정함) in the summary of Dhongyi-suse-bhowon, appear; and the structures of the 8 Chang- and Bhu-temperaments become the hotbeds for the 8 disease-orgins or etiologies. When both the Chang- and Bhu-temperaments have become the hotbeds of these disease-origins, the present writer pathologically designates the first or the second morbidity of each constitution." Dowon Kuon, *A Study Of Constitution-acupuncture*, 1965, p.9. 여기에서 그는 장계의 병리적불균형을 제1병태(The First Morbidity)이라고 하고, 부계의 병리적불균형을 제2병태(The Second Morbidity)이라고 하고 있다. 초기 8체질의학의 개념으로 지금은 쓰지 않는 개념이다.

앞에서 말한 것처럼 체질병리로부터 8병태病態(morbidity)의 병근을 원래의 선천적 상태로 되돌리는 것이 필요함을 알 수 있다. 다시 말해 과도하게 강화된 병근은 억제되어야 하고, 과도하게 약화된 병근은 활성화되어야 한다는 것이다.[21]

여기에서 병태란 해당 체질의 장부가 과도한 불균형을 일으켜 병리로 빠진 것을 말한다. 각 사상체질로부터 장계와 부계의 두 가지 병태가 각각 나오므로 통틀어서 8병태가 된다. 아직 8체질이란 개념이 나오기 전의 과도기의 이론이다. 이러한 병태로 되게 한 원인이 병근이라는 것이고, 이 병근을 치료하는 처방이 후에 기본방이 되었다. 권도원 선생이 이 기본방의 발견 하나에 얼마나 자부심이 강했는지 다음의 그의 웅변을 들어보라. 지금 검토해보면 아직 완벽하지도 않은 처방인데 말이다. 8체질의학 태동기의 싱그러움이 물씬 풍긴다.

필자가 행한 임상 통계에 따르면, 이 8개의 치료처방으로 거의 모든 질병을 치료할 수 있다. 그 밖의 다른 처방은 필요하지 않은 것으로 생각된다.[22]

---

21) "As mentioned in the above, constitutional pathology demands the recovery of the disease-origins of the 8 morbidities to their congenital states. In other words, it demands the over-strengthened disease-origins to be repressed and the over-weakened ones to be animated." Dowon Kuon, *A Study of Constitution-acupuncture*, 1965, p.13.

22) "According to the clinical statistics, made by the present writer, these 8 treatment-formulas can cure almost all of the diseases, so that any other one can be regarded as unnecessary." Dowon Kuon, *A Study of Constitution-*

당시만 해도 우리나라가 지금처럼 현대 문명이 고도로 개화하지 않은 시대라 사람들의 질병이 태고 적처럼 단순하고 간단했던 걸까? 좀 믿기 어려운 언급이라고 생각한다.

오행연산법의 검산능력

65년도 논문에 나와 있는 병근에 대한 치료처방 8개는 현재로 말하면 기본방에 해당되는 것이다. 당시에는 사암침법을 응용해서 병근을 치료했는데 지금처럼 네 혈로 이뤄진 정형화되고 잘 짜인 완벽한 처방이 아닌, 각 체질의 병증에 따라 세 개 또는 네 개의 혈을 쓰고, 일부 혈은 반복 사용하고 있는 초창기의 정립되지 않은 모습을 보여주고 있다.

예를 들어 현재 금양체질에 해당되는 태양인의 장질의 병근에 대한 처방은 '중봉c, 음곡p, 곡천p, 음곡p, 곡천p'으로 구성돼 있다. 지금의 금양체질의 기본방인 '경거c 중봉c 음곡p 곡천p'과 비교하면 비슷하면서 약간 다르다는 것을 알 수 있다. 1965년의 처방은 간을 보하는 데 있어 아직 완전하지 않은 사금보수의 방법을 쓰고 있는 것이다. 타경他經과 자경自經을 동시에 사용하는 현재의 방법이 아직 정립되지 않음을 보여준다. 현재의 처방과 비교하면, 금을 사하는 데 필요한 폐경의 전송혈 경거가 누락된 형태이다. 즉 금을 사하는 경우는 자경인 간경의 중봉만 쓰고 있다. 그리고 수를 보하는 경우는 현재와 같은 타경과 자경을 동시에 사용하는 방법을 채용하는데, 다른 점은 수를 보하는 혈들은 한 번 씩 더 반복하고 있다는 것이다.

다른 경우의 예를 하나 더 살펴보자. 토양체질에 해당되는 소양인 장

---

acupuncture, 1965, p.31.

질의 병근에 대한 처방이 있다. 이는 '태백c, 태계c, 경거p, 부류p, 경거p, 부류p'로 구성되어있다.[23] 지금의 토양체질의 기본방 '태백c, 태계c, 경거p, 부류p'와 역시 비슷하지만 조금 다르다.

소양인의 장질의 장부배열은 '비심간폐신'으로 현재의 토양체질과 동일하다. 따라서 신을 보하는 처방이 이 체질의 병근을 치료하는 처방, 즉 기본방이 된다. 이 체질의 장부구조식을 고려하면, 신을 보하는 처방은 사토보금의 방법을 쓰면 된다. 그런데 여기 소양인 장질의 처방을 분석하면 '사토보금보금'의 방법을 쓴 것을 알 수 있다. 토를 사하는 것은 동일한데, 금을 보하는 것은 한 번씩 더 반복하고 있다. 어느 것이 맞을까? 이런 걸 확인해 보는 게 생각보다 쉽지 않다. 헷갈린다. 하지만 이제 정확하게 검산해 볼 수 있다. 무엇으로? 오행연산법으로!오행연산법을 적용해 보면 이 방법이 토양체질의 장부구조식에 어떤 변화를 일으켰는지 정확하게 알 수 있는 것이다. 오행연산법을 적용해보자.

먼저 토를 사하면 다음과 같이 된다.

사토: $\triangle$토 = -1, $\triangle$금 = -1, $\triangle$화 = -1, $\triangle$수 = +1, $\triangle$목 = +1 ······ ①

다음으로 금을 보하면 다음과 같이 된다.

보금: $\triangle$금 = +1, $\triangle$수 = +1, $\triangle$토 = +1, $\triangle$목 = -1, $\triangle$화 = -1 ······ ②

다음에 금을 한 번 더 보했으므로 역시 위와 동일한 결과가 나온다.

---

23) Dowon Kuon, *A Study of Constitution-acupuncture*, 1965, pp.29-30.

보금: △금 = +1, △수 = +1, △토 = +1, △목 = -1, △화 = -1 ······ ③

따라서 사토보금보금에 의한 계의 총 변화는 다음과 같다. ①, ②, ③의 세 결과를 같은 기끼리 더하면,

결과: △토 = +1, △화 = -3, △목 = -1, △금 = +1, △수 = +3

이 체질의 오행구조식인 '토화목금수'에 맞춰 보면, 토와 목의 변화가 체질에 맞지 않음을 알 수 있다. 토는 감소해야 하고, 목은 변화가 없는 0의 값이어야 하는 것이다. 따라서 '태백c, 태계c, 경거p, 부류p, 경거p, 부류p'의 과거의 방법은 잘못된 것이다. 권도원 선생은 후에 이것을 알고 처방을 수정하여 지금과 같은 토양체질의 기본방을 만들었다. 이렇게 알아낸 것은 아마도 임상을 통해서 하나하나 경험적으로 터득한 것 같다.

현재와 같이 8체질 전체에 대한 정립된 단위처방을 모두 구성한 것은 1965년 논문 이후로도 10년이 훨씬 더 걸린 것으로 보인다. 1974년 명지대 논문에서도 아직 현재와는 완전히 다른 단위처방들로 구성되어 있다. 그리고 대개는 4개의 혈로 구성되어 있지만, 3개의 혈로 구성된 처방도 혼재한다.[24] 그러나 수많은 임상 경험을 통해 권도원 선생은

---

24) 권도원, 「체질침 치료에 관한 연구體質鍼 治療에 關한 硏究」, 1974. 이 논문에서 우리가 흔히 알고 있는 2단계의 처방들, 즉 기본방과 부방들이 운용방법과 임상례와 더불어 소개되고 있다. 8체질의 가장 중요한 진단법인 맥진에 필요한 맥상도 개정되어 도시되어 있다. 또 특기할 만한 것은 현재 가장 알려진 8체질의

끝내 완벽한 단위처방들을 모두 알아내기에 이른다. 좀 우회는 많이 한 것이지만, 그 추리와 임상적 경험으로써 터득해내는 감각만큼은 정말 놀랍다는 생각이 든다. 이렇게 시간이 오래 걸린 것은 오행연산법이라는 간단한 툴이 없었기 때문이었다.

사암침법의 공헌과 한계

사암침법이 8체질의학에 맞지 않는 것도 같은 이유이다. 체질의 장부 구조를 고려하지 않고 오장오부가 평등하다는 전제하에서 오로지 해당 장부의 보사만 고려하기 때문이다. 그리고 상생상극관계도 전통한의학의 일방향만을 기계적으로 적용하여 각 장부에 대한 보사법이 하나로 고정된다. 그래서 체질이라는 장(Field)의 구조에 집어넣어 적용해보면 대부분 맞지 않는다. 오행연산법을 적용해 보면 해당 체질의 오행구조식에 어긋나는 것이다. 간혹 일부만 우연히 체질의 구조와 맞아떨어져 일치할 뿐이다. 그 몇 가지도 체질을 모르면 무용지물이다.

사암침법은 8체질의학의 다양한 요구를 충족시켜주기에는 이제 너무 부족하다. 그래서 사암침법은 8체질의학에서 배제된 것이다. 하지만

명칭(금양, 금음, 목양, 목음, 토양, 토음, 수양, 수음)이 여기에서 개정되어 처음 나왔다는 것이다. 하지만 여기에 소개된 기본방과 부방을 보면 아직도 불완전한 상태를 보이고 있다. 금양과 토음의 처방들이 하나 같이 네 혈이 아닌 세 혈로 구성되어 있다. 그리고 장계의 체질(양의 체질)은 장계의 혈들로 짜여 있고, 부계의 체질(음의 체질)은 부계의 혈들로 짜여 있다. 이 부방들 중 현재와 동일한 것은 토양체질의 것 하나 뿐이다. 이 논문의 끝에는 그 유명한 8체질식표가 체질별로 가장 경계해야 할 주의사항 및 건강 유지법과 함께 게재되어 있다. 이 체질식표는 인류 역사 상 최초로 권도원 선생이 만든 것이다. 일반인의 건강 유지에 가장 긴요한 지혜라고 생각된다.

사암침법은 초기 8체질의학의 발전에 큰 공헌을 했다. 사암침법이 있었기에 지금의 다양한 단위처방과 복합처방의 출현이 가능하게 된 것이다. 사암침법은 8체질의학에서 과도기의 역사적 소임을 충실히 완수했다(이 말은 오로지 8체질의학의 입장에서 하는 말이다. 사암침법은 임상에서 나름의 확고한 위상을 갖고 있다고 생각한다).

단위처방의 중요성

권도원 선생은 수많은 임상을 쌓아오면서 사람이 걸리는 대부분의 질환을 치료할 수 있는 처방들을 무수히 만들어 왔다. 질병마다 그에 관여된 장부가 다른데, 가장 복잡한 병리를 갖고 있다는 암이나 면역계질환은 그 만큼 그 병에 관여된 장부들이 많다. 대개는 4개 또는 5개의 장부들이 복합적으로 불균형을 일으킨다. 따라서 처방도 4단계 이상의 복합처방을 요구한다. 요즘에는 더욱 처방이 복잡해져서 6단계, 7단계, 심지어는 10단계의 처방까지 동원되고 있다고 한다.[25]

10단계라고 하면 오장오부의 모든 장부가 불균형을 일으켰다는 말이다. 어쨌든 아무리 복잡한 처방이라도 그것은 여기 단위처방의 조합에 불과하다. 단위처방이 얼마나 중요한 지를 깨달을 수 있다. 그래서 권도원 선생은 이렇게 장부혈들로 이루어진 단위처방을 통해 장부를 조절함으로써 질병을 치료하는 것을 '근본조절radical regulation'이라고 하고, 그 밖의 다른 혈들을 통한 조절은 '국소조절local regulation'이라고 했다. 국소조절은 장부혈을 통하지 않기 때문이다. 자신의 8체질의학에 대한 자부심이 돋보이는 대목이다.

---

25) 단위처방의 구체적인 운용은 다음 장인 '복합처방의 원리' 편에서 본격적으로 다룬다.

단위처방 중 부방의 명칭이 소기하는 효과는 복합처방에서 2단계 치료일 때만 의미가 있다.[26] 그 이상의 경우 즉 3단계 이상의 복합처방인 경우에는 불균형을 일으킨 장부를 해당 순서에 따라 바로잡음으로써 질병을 치료한다. 복합처방의 원리에 대해서는 다음 장에서 논한다. 이상으로 단위처방의 구성원리에 대하여 알아보았다.

---

26) 다음 장인 복합처방의 원리편에 자세하게 설명한다. 권도원 선생의 1974년 명지대 논문「체질침 치료에 관한 연구體質鍼 治療에 關한 硏究」를 참고할 것.

【추기】

존재가 확인되지 않은 네 배열의 단위처방도 관심 있는 독자를 위하여 아래에 도시한다. 존재하지 않을 수도 있지만 보다 심도 있는 8체질 이론의 연구를 위해 과제로 남겨둔다.

제9배열의 장부구조식은 다음과 같다: 간담 심소장 신방광 폐대장 비위. 오행연산법을 적용하여 위의 장부구조식에 적합한 단위처방을 구하면 된다. 결론적으로 간·담의 단위처방은 보토사화補土瀉火, 심·소장의 단위처방은 보금사목補金瀉木, 폐·대장의 단위처방은 보토사화補土瀉火, 그리고 비·위의 단위처방은 보금사목補金瀉木의 방법으로 구한다. 단위처방은 다음과 같다.

제9배열 장계	사간瀉肝	보폐補肺	심포心包	보비補脾	사심瀉心
단위처방	태백p, 태충p 소부c, 행간c (보토사화)	태백p, 태연p 소부c, 어제c (보토사화)	대릉p, 노궁c (보토사화)	경거p, 상구p 대돈c, 은백c (보금사목)	경거p, 영도p 대돈c, 소충c (보금사목)

제9배열 부계	사담瀉膽	보대장 補大腸	삼초三焦	보위補胃	사소장 瀉小腸
단위처방	삼리p,양릉천p 양곡c, 양보c (보토사화)	삼리p, 곡지c 양곡c, 양계c (보토사화)	천정p, 지구c (보토사화)	상양p, 여태p 임읍c, 함곡c (보금사목)	상양p, 소택p 임읍c, 후계c (보금사목)

【그림-36】 제9배열의 단위처방

제10배열의 장부구조식은 '비위 폐대장 신방광 심소장 간담'이다. 따라서 단위처방은 다음과 같다.

제10배열 장계	보간補肝	사폐瀉肺	심포心包	사비瀉脾	보심補心
단위처방	태백c, 태충c 소부p, 행간p (사토보화)	태백c, 태연c 소부p, 어제p (사토보화)	간사c, 중충c (사금보목)	경거c, 상구c 대돈p, 은백p (사금보목)	경거c, 영도c 대돈p, 소충p (사금보목)

제10배열 부계	보담補膽	사대장 瀉大腸	삼초三焦	사위瀉胃	보소장 補小腸
단위처방	삼리c, 양릉천c 양곡p, 양보p (사토보화)	삼리c, 곡지c 양곡p, 양계p (사토보화)	관충c, 중저c (사금보목)	상양c, 여태c 임읍p, 함곡p (사금보목)	상양c, 소택c 임읍p, 후계p (사금보목)

【그림-37】 제10배열의 단위처방

제11배열의 장부구조식은 '비위 심소장 폐대장 신방광 간담'이다.
단위처방은 다음과 같다.

제11배열 장계	사비瀉脾	보신補腎	심포心包	보간補肝	사심瀉心
단위처방	소부c, 대도c 대돈p, 은백p (사화보목)	소부c, 연곡c 대돈p, 용천p (사화보목)	노궁c, 중충c (사화보목)	태백c, 태충c 음곡p, 곡천p (사토보수)	태백c, 신문c 음곡p, 소해p (사토보수)

제11배열 부계	사위瀉胃	보방광 補膀胱	삼초三焦	보담補膽	사소장 瀉小腸
단위처방	양곡c, 해계c 임읍p, 함곡p (사화보목)	양곡c, 곤륜c 임읍p, 속골p (사화보목)	지구c, 중저c (사화보목)	삼리c, 양릉천c 통곡p, 협계p (사토보수)	삼리c, 소해c 통곡p, 전곡p (사토보수)

【그림-38】 제11배열의 단위처방

제12배열의 장부구조식은 '간담 신방광 폐대장 심소장 비위'이다.
단위처방은 다음과 같다.

제11배열 장계	보비補脾	사신瀉腎	심포心包	사간瀉肝	보심補心
단위처방	소부p, 대도p 대돈c, 은백c (보화사목)	소부p, 연곡c 대돈c, 용천c (보화사목)	대릉p, 곡택c (보토사수)	태백p, 태충p 음곡c, 곡천c (보토사수)	태백p, 신문p 음곡c, 소해c (보토사수)

제11배열 부계	보위補胃	사방광 瀉膀胱	삼초三焦	사담瀉膽	보소장 補小腸
단위처방	양곡p, 해계p 임읍c, 함곡c (보화사목)	양곡p, 곤륜p 임읍c, 속골c (보화사목)	천정p, 액문c (보토사수)	삼리p,양릉천p 통곡c, 협계c (보토사수)	삼리p, 소해p 통곡c, 전곡c (보토사수)

【그림-39】 제12배열의 단위처방

복합처방의 원리

질병의 치료란
체스 게임과 유사하다.
엄격한 규칙 하에서
자유롭게 말을
움직이는 것이다.

복합처방의 원리

8체질의학의 병리는 너무도 단순하다. 모든 진리는 간단하고(簡) 쉽다는(易) 이 말은 역시 불변의 진리이다. 8체질의학의 모든 이론, 즉 생리, 병리, 치료, 섭생의 모든 것은 체질의 정의로부터 연역적으로 도출된다. 체질의 정의란 오장오부의 배열이라고 했다. 이 장부구조에서 자연적으로 추론되는 것이다. 체질병리는 무엇인가? 그것은 '장부쌍의 과도한 불균형'이다. 체질을 구성하는 장부들이 선천적불균형(Congenital Unbalance)으로부터 지나치게 벗어난 상태, 즉 병리적불균형(Pathological Unbalance)에 이른 상태가 바로 체질 병리인 것이다.

체질병리란 장부의 과도불균형

다음과 같은 장부구조를 갖는 체질이 있다고 하자: ABCDE. 앞에서 누차 얘기했듯이 병리적 조건으로 접어들면 양필드의 A와 B의 장부준위는 항상 더욱 상승하려고 하고, 음필드의 D와 E의 장부준위는 항상 더욱 하강하려고 한다. 하지만 동시에 인체는 항상성을 유지하려는 본능이 있다. 따라서 그러한 병리적 방향의 경향에 저항해서 동적평형을 유지하려고 한다. 이 동적평형은 양필드의 장부들의 준위가 더욱 상승하려고 하고, 음필드의 장부들의 준위가 더욱 하강하려고 하는 경향을 거스르는 방향으로 작용한다. 이것은 시스템론에서 말하는 네거티브 피드백negative feedback(음의 되먹임)의 한 예이다. 이러한 네거티브 피드백이 그 작동을 잘 유지하고 있으면 인체는 건강한 상태에 있게 된다. 하지만 과로를 했다든지, 저온 상태에 오래 노출되었다든지, 해로운 음식을 과도하게 먹었다든지 하면 이러한 피드백 작용이 제대로 기능을 하지 못하게 된다. 이때 양필드의 장부인 A 또는 B의 준위는 더욱 상승하고, 음필드의 장부인 D 또는 E의 준위는 더욱 하강한다. 이것이 인체의 생리적 조절의 한도를 넘어서면 병태로 진입하게 되는 것이다. 이때 우리는 질병의 고통 속에 빠지게 된다.

그렇다면 질병의 치유(healing)란 무엇인가? 이는 8체질의학의 병리이론으로부터 당연히 도출된다. 그것은 지나치게 장부준위가 상승한 장부는 되돌려서 내려주고, 지나치게 장부준위가 하강한 장부는 되돌려서 올려주는 것이다. 그래서 다시 원래의 생리적 상태, 즉 선천적 불균형의 상태로 복귀하게 하면 인체는 예전의 건강을 되찾게 되는 것이다. 이것이 8체질의학의 치유이다.

이러한 치유를 위해서는 앞에서 치밀하게 논구한 단위처방들이 동원된다. 단위처방은 개개의 장부의 불균형을 바로잡는 원소처방이다. 질병은 그 질병의 심한 정도에 따라 불균형이 초래된 장부들의 수가 다르다. 기본적으로 중하지 않은 질병은 불균형이 초래된 장부의 수가 적고, 중한 질병은 불균형이 초래된 장부의 수가 많다. 그에 따라 질병을 치료하는 처방이 간단한 것에서부터 복잡한 것에 이르기까지 다양한 경우의 수가 존재한다. 하지만 그 원칙은 간단하다. 불균형이 심화된 장부들을 바로잡는 것이다.

자연수의 원리

자연계의 만물을 지배하는 법칙은 의외로 단순하다. 인간은 사물의 복잡한 현상과 움직임을 기술하기 위해 역시 복잡한 고등 수학과 과학을 적용하고 있지만 만물 그 자체는 아주 간단한 원리에 의해 구성되어 있음을 종종 목격한다. 우리가 아는 물질 자체의 내부의 법칙인 화학만 해도 그렇다. 인체 내외에서 발생하는 수많은 생화학반응이 대개는 매우 간단한 원리, 초등학생의 산수 수준의 원리에 의해 일어난다. 사칙연산의 수준에서 일어나는 것이다. 그 중에서도 대부분은 덧셈, 뺄셈, 그 중에서도 대부분은 덧셈 정도에서 다 해결되는 것이다. 그 셈도 분수나 유리수, 무리수, 실수, 이런 것의 셈이라기보다는 하나, 둘, 셋, 넷 하는 자연수 정도의 수준에서 대부분 커버된다.

분자생물학을 격발한 방아쇠라 할 수 있는 디엔에이(DNA)의 이중나선구조라는 것도 대단히 심오한 것으로 착각하기 쉬우나 사실은 A(Adenine, 아데닌), G(guanine, 구아닌), C(cytocine, 시토신), T(thymine, 티민)이라는 네 염기의 A-T, G-C의 상보적 결합이라는, 너무도 단순한 둘의 짝짓기의 법칙에 의해 이루어진 당-인산-염기의 반복적 화학구조일 뿐이다.

양자역학(Quantum Mechanics)이라는 첨단 물리학 분과를 연 닐스 보어 Niels Bohr(1885~1962)의 원자모델은 양성자의 주위에 존재하는 전자의 에너지 준위가 1, 2, 3, 4 등과 같이 정수 배로 존재한다고 주장한다. 초등학생 수준에서도 알 수 있는 자연수의 법칙이 세계 최고의 권위를 자랑하는 노벨물리학상 수상자 보어의 원자모델이다.

또, 우리가 화학시간에 신주처럼 모시고 외우는 멘델레예프Mendel-eev(1834~1907)의 원소주기율표가 양성자와 전자의 자연수 레벨의 산수로 구성되어 있다는 사실도 웬만한 사람은 다 알고 있을 것이다.

권도원 선생은 8체질의학을 설명하는 원리로 선생 특유의 수리를 곧잘 말한다.『빛과 소금』95년 5월호에 기고한 글에 다음과 같은 말이 있다.

만물에는 말없이 지켜가는 준엄한 법칙이 있다. 만물의 구조는 7의 수로 되고, 만물의 움직임은 12수로 되며, 만물의 개성은 8수로 된다는 것이다.

그래서 예를 들면 소리가 7음이요 빛은 7색이며, 일 년은 12개월이요 하루는 24(2×12) 시간이며, 계절은 입춘 · 춘분 · 입하 · 하지 · 입추 · 추분 · 입동 · 동지로 8절기를 이루고 체질은 8체질이라는 것이다. 이 말은 몇 가지의 특수한 예에 불과하기 때문에 일반화할 수 없는 것이지만, 어쨌든 앞에서 살펴본 서양과학의 예에서도 그렇듯이 자연의 이치에 이러한 자연수의 원리가 있는 것만은 분명하다. 8체질의학에서도 이러한 수의 이치가 종종 등장한다. 이러한 관점을 염두에 두고 구체적으로 8체질의학의 치료의 원리로 들어가 보자.

장부는 장기가 아니다

8체질의학의 병리는 인체의 장부에 발생한 과도한 불균형이다. 따라서 장부에 발생할 수 있는 불균형의 경우를 따져보면 인체에서 발생할 수 있는 가능한 병리를 다 파악할 수 있다는 추론이 가능하다. 단, 여기서 주의해야 할 것으로서 장부와 장기의 개념상의 문제가 있다.

지금 필자가 장부라고 하는 것은 서양의학에서 말하는 장기와는 다르다. 앞의 장부론에서도 누차 말했듯이 이 장부臟腑는 목 · 화 · 토 · 금 · 수의 오기를 생성하고 조절하는 상징적인 정보센터로서의 장부이지,

서양의학에서 말하는 장기臟器(visceral organs)가 아니다. 경우에 따라서 장기라는 개념과 유사하게 이해될 수도 있지만 그것은 우연의 일치일 뿐이다. 따라서 여기서 말하는 장부의 불균형이 곧 해당 장기에 병변病變(lesion)이 발생했다는 말은 아니다.

이것은 체질병리를 이해하는데 매우 중요한 개념이다. 서양의학은 끝까지 그 물질적 장기로서 그 장기에 발생한 물질적 병리 변화를 집요하게 고수하는 반면, 8체질의학은 끝까지 그 상징적 정보 소통의 주체로서의 장부 개념을 집요하게 고수한다는 것이다. 따라서 8체질의학에서 말하는 병리는 장기의 물리적 병소와 무관한 개념이라는 사실을 반드시 명심해야 할 것이다. 간혹 체질병리의 장부와 병소의 장기가 우연히 일치할 때가 있을 뿐인 것이다.

이해를 분명히 하기 위해 장기와 장부의 차이점을 위염이라는 질병을 들어 구체적으로 알아보자. 위염이라는 병명은 위에 염증이 발생했다는 말이다. 이는 현대 서양의학에서 질병을 명명하는 가장 일반적인 방법이다. 즉, 병소가 존재하는 부위의 기관 또는 조직의 명칭과 그 부위의 조직학적 병리소견을 덧붙이는 것이다. 그래서 위염을 영어로 '개스트라이티스gastritis'라고 한다. 위를 의미하는 용어의 활용형(gastr)에 염증을 의미하는 접미사(itis)를 붙여 만든 병명이다(gastr + itis).

8체질의학에서 이 위염의 치료는 심하지 않은 경우 2단계의 치료로 할 수 있다. 위는 부계에 속하므로 처방은 기본방에 부계염증부방을 결합(기본방:부계염증부방=4:2)하여 치료한다.[1] 금양체질의 경우는 간을

---

1) 권도원, 「체질침 치료에 관한 연구體質鍼 治療에 關한 硏究」, 1974. 이 논문에 체질침법의 2단계 치료처방이 임상사례와 함께 소개되어 있다.

보하고 비를 사하는 단위처방을 조합해서 쓰고, 목양체질은 반대로 간을 사하고 비를 보하는 단위처방을 조합해서 쓰며, 금음체질은 폐를 사하고 심을 보하는 단위처방을 조합해서 쓰고, 목음체질은 반대로 폐를 보하고 심을 사하는 단위처방을 조합해서 쓴다. 또 토양체질은 신을 보하고 심을 사하는 단위처방을 쓰고, 수양체질은 반대로 신을 사하고 심을 보하는 단위처방을 쓰며, 토음체질은 비를 사하고 간을 보하는 단위처방을 쓰고, 수음체질은 반대로 비를 보하고 간을 사하는 단위처방을 쓴다.

이 말은 금양체질의 경우 간의 장부준위가 너무 하강하고 비의 장부준위가 너무 상승하여 위염이 발생한 것이고, 목양체질은 반대로 간의 장부준위가 너무 상승하고 비의 장부준위가 너무 하강하여 위염이 발생한 것이며, 금음체질은 폐의 장부준위가 너무 상승하고 심의 장부준위가 너무 하강하여 위염이 발생한 것이고, 목음체질은 반대로 폐의 장부준위가 너무 하강하고 심의 장부준위가 너무 상승하여 위염이 발생한 것이라는 것이다. 또 토양체질은 신의 장부준위가 너무 하강하고 심의 장부준위가 너무 상승하여, 수양체질은 신의 장부준위가 너무 상승하고 심의 장부준위가 너무 하강하여, 토음체질은 비의 장부준위가 너무 상승하고 간의 장부준위가 너무 하강하여, 수음체질은 비의 장부준위가 너무 하강하고 간의 장부준위가 너무 상승하여 위염이 발생한다는 말이다. 이것이 바로 8체질의학에서 말하는 과도불균형의 병리학이다.

즉, 금양체질과 목양체질은 간과 비의 과도불균형으로 위염이 발생하며, 금음체질과 목음체질은 폐와 심의 과도불균형으로, 토양체질과 수양체질은 신과 심의 과도불균형으로, 그리고 토음체질과 수음체질은 비와 간의 과도불균형으로 위염이 발생하는 것이다. 여기서 주목할 것은 위라는 장기와 전혀 무관한 장부들(간, 비, 폐, 심, 신)이 일으킨 불균형으로써 위염이라는 질병의 병리를 말하고 있다는 것이다. 따라서 치료도 위를 전혀 직접 다스리지 않고, 모두 다른 장부들을 조절하여 하고 있다. 서양의학의 치료는 위에 문제가 있으면 반드시 위를 치료한다. 위에 문제가 있는데 간이나 비를 치료한다면 그것은 미친 짓이나 다름없다. 하지만 8체질의학에서는 그 국소 장기를 다스리지 않는다(우연히 국소 장기와 병소가 일치하는 경우는 있다). 질병이 발생하여 초래된 장부의 과도불균형을 원래대로 다시 되돌리기만 할 뿐이다. 이렇게 서양의 장기 개념과 한의학의 장부 개념은 매우 다르다. 이러한 장부 개념을 명료하게 갖고 질병 치료의 원리로 들어가 보자.

과도불균형의 경우의 수

'ABCDE'라는 장부구조를 갖는 체질이 여기 있다. 이 구조에서 발생할 수 있는 병리는 다음의 4가지 경우밖에는 없다: ①한 장부만이 과도불균형을 일으킨 경우, ②임의의 두 장부가 과도불균형을 일으킨 경우, ③임의의 세 장부가 과도불균형을 일으킨 경우, 그리고 ④임의의 네 장부가 과도불균형을 일으킨 경우. 여기서 C는 중앙장부로서 변화를 일으키지 않으므로 경우의 수 계산에서 빠진다. 경우의 수의 계산은 순열(permutation)로 한다. 과도불균형을 일으킨 장부의 순서에 따라 치료가 달라지기 때문이다. 즉 처방(복합처방)이 달라진다. 그러면 가능한 경우의 수를 구체적으로 알아보자.

①의 경우는 간단하다. 넷 중에 하나를 뽑는 순열이므로, A나 B나, D나, E가 과도불균형을 일으킨 경우, 도합 네 가지이다.

②의 경우는 좀 더 복잡하다. 넷 중에서 둘을 뽑는 순열의 개수와

같다. AB(A와 B가 과도불균형인 경우를 말한다고 하자. 이하 동일), AD, AE, BA, BD, BE, DA, DB, DE, EA, EB, ED의 12가지가 있다(4 × 3).

③의 경우는 더 복잡하다. 넷 중에서 셋을 뽑는 순열이다. ABD, ABE, ADB, ADE, AEB, AED, BAD, BAE, BDA, BDE, BEA, BED, DAB, DAE, DBA, DBE, DEA, DEB, EAB, EAD, EBA, EBD, EDA, EDB의 24가지가 있다(4 × 3 × 2).

④의 경우는 다음과 같다. 넷 중에서 넷을 뽑는 순열이므로 ABDE, ABED, ADBE, ADEB, AEBD, AEDB, BADE, BAED, BDAE, BDEA, BEAD, BEDA, DABE, DAEB, DBAE, DBEA, DEAB, DEBA, EABD, EADB, EBAD, EBDA, EDAB, EDBA의 24가지가 나온다(4 × 3 × 2 × 1).

여기서 한 가지 고려할 사항이 중앙장부이다. 중앙장부란 자신은 변화하지 않으면서 타 장부들을 조화롭게 조율하는 기능을 하는 것으로 심포와 삼초가 그를 대행한다고 했다. ③과 ④의 경우, 즉 세 장부 이상의 과도불균형이 발생한 경우는 반드시 이 심포 또는 삼초의 조절 기능이 필요하다. ①과 ②의 경우, 즉 두 장부 이하의 과도불균형의 경우는 심포 또는 삼초의 조절 기능이 반드시 필요한 것은 아니다. 경우에 따라 쓰기도 하고 쓰지 않기도 한다. 뒤에 정신부방과 관련하여 다시 논한다.

한 장부의 과도불균형

이제 구체적으로 처방의 구성 원리를 알아보자. 위 ABCDE의 구조를 갖는 체질의 병근이 A에 있다고 하자. 이 경우 A를 조절하는 단위처방이 바로 기본방이 된다. A의 단위처방은 지나치게 상승한 A를 억제하는 것이므로 A를 사(瀉)하는 것이 된다. A의 단위처방(As)은 일반식에서 다음과 같이 구해진다: Bb(−) Ab(−) Ee(+) Ae(+). 목양체질의 경우 장부구조식이 '간담 신방광 심소장 비위 폐대장'이므로 간담을 사하는 단위처방이 기본방이 될 것이다. 장계의 기본방(이것이 흔히 말하는 기본방이다.)을 구한다면 이는 간을 사하는 것이므로 경거p, 중봉p, 음곡c, 곡천c(일반식으로 구하면 음곡c, 곡천c, 경거p, 중봉p이 되는데, 관습적으로 경거p, 중봉p, 음곡c, 곡천c의 순서로 취혈한다. 이하 관습적 순서에 따른다.)이고, 부계 기본방은 담을 사하는 것으로 상양p, 규음p, 통곡c, 협계c이다.

기본방은 가장 간단한 질병에 쓰인다. 대개 3세 이하의 어린 아이 질환은 이 기본방으로 치료가 된다. 일반적으로 기본방은 경거p, 중봉p, 음곡c, 곡천c을 4회 반복하여 응용하는데, 뺀 경우에는 5회 반복한다. 이 기본방을 6회 반복하면 지혈방이 된다. 상당히 심한 내·외상의 출혈에도 종종 극적인 지혈 효과를 발휘한다. 이는 어린아이에게나 어른에게 모두 적용할 수 있다. 반복 횟수의 규칙은 뒤에 알아본다.

B, D, E의 과도불균형의 경우도 같은 방법으로 구한다. 한 장부만의 과도불균형이므로 B, D, E 각각의 장과 부에 대한 단위처방과 동일하다. 목양의 경우 B의 단위처방은 신·방광을 사하는 것이다. 신의 지나친 상승은 태백p, 태계p, 대돈c, 용천c으로 다스리고, 방광의 지나친 상승은 삼리p, 위중p, 임읍c, 속골c로 다스린다. D와 E도 동일한 요령으로 구할 수 있으므로 생략한다. 임상에서는 기본방인 경우만을 주로 쓴다. 따라서 양필드의 최외곽 장부 A가 병근인 목양, 금음, 수양, 토음체질인 경우는 A를 사하는 처방을 주로 쓰고, 음필드의 최외곽 장부 E가 병근인 금양, 목음, 토양, 수음체질인 경우는 E를 보하는 처방을 주로 쓴다.

두 장부의 과도불균형

이제 ②의 두 가지 장부가 과도불균형을 일으킨 경우를 알아보자.

②의 두 번째 경우인 AD, 즉 A와 D가 과도불균형을 일으킨 경우를 보자. 이 경우는 A가 지나치게 상승하고 D는 지나치게 하강한 것이므로, A를 사하고 D를 보하는 단위처방을 연이어 같이 쓰면 된다. 일반식에 의해 As와 Dt를 구한다. As는 바로 전에 구한 것과 같고, Dt는 Bb(−) Db(−) Ee(+) De(+)에서 구한다. 목양체질의 경우 A는 간·담이고 D는 비·위이므로 여기에서 가능한 과도불균형의 경우는 간·비, 간·위, 담·비, 담·위의 4가지이다. 간과 비의 과도불균형의 예를 들어 보자.

비·위의 단위처방은 비脾의 경우 경거p, 상구p, 음곡c, 음릉천c이고, 위胃의 경우는 상양p, 여태p, 통곡c, 내정c이다. 따라서 간과 비의 과도불균형으로 인한 경우는 경거p, 중봉p, 음곡c, 곡천c을 적용하고, 이어 경거p, 상구p, 음곡c, 음릉천c을 적용한다. 이 경우가 바로 부계의 장기 및 조직의 염증질환을 치료하는 처방으로 알려진 부계염증방이다. 위나, 소장, 대장, 담 등에 염증성 질환이 있는 경우나, 부계에 속하는 인체조직 (오장을 제외한 대부분의 기관과 조직)의 염증성 질환, 예를 들면 눈이나 코, 피부의 질환 등에 응용할 수 있다. 다시 말해 목양체질에 있어 부계의 장기나 조직의 염증성 질환은 간과 비의 과도불균형을 초래한다는 것이다. 그래서 간과 비의 과도불균형을 제거하는 단위처방인 기본방(사간)과 부계염증부방(보비)을 조합하여 사용하는 것이다. 이와 같이 두 개 이상의 장부의 단위처방의 조합으로 구성된 처방을 '복합처방Compound Formulae'이라고 한다. 복합처방을 구성하는 단위처방의 숫자에 따라 2단계 또는 3단계, 4단계, 그리고 5단계복합처방이라고 부른다.

2단계복합처방

또 체질침의 치료는 대개 치료효과를 증폭하기 위해 반복시술을 하는 것을 원칙으로 한다. 이와 같이 두 장부 간의 불균형으로 인한 경우에 사용하는 처방을 2단계처방이라고 하는데, 이에는 부계염증방, 장계염증방, 살균방, 활력방이 있다. 이것은 기본방과 부방의 조합으로 운용되는 복합처방으로, 중증이 되기 전의 일반적 질환에 광범위하게 응용될 수 있다.

먼저 조금 전에 예를 든 **부계염증방**의 경우는 기본방 4회, 부계염증부방 2회의 조합으로 응용한다. 즉 부계염증방 = 기본방 4회 + 부계염증부방 2회이다.

예를 들어 목양체질의 경우, 기본방인 사간 4회와 부계염증부방 보비 2회를 차례로 적용한다. 따라서 경거p, 중봉p, 음곡c, 곡천c을 4회 반복하고, 이어 경거p, 상구p, 음곡c, 음릉천c을 2회 반복한다. 일반적으로 2단계처방의 기본형식은 2단계처방 = 기본방 ○회 + 부방 ○회이다.[2]

또, 목양체질의 간과 위의 불균형으로 인한 경우는 기본방(瀉肝, 사간) 4회와 살균부방(補胃, 보위) 2회의 조합으로 응용한다. 따라서 경거p, 중봉p, 음곡c, 곡천c을 4회 반복하고, 상양p, 여태p, 통곡c, 내정c을 2회 반복한다. 이것을 **살균방**이라고 하는데 주로 세균성 감염질환에 사용된다. 세균성질환은 목양체질에 있어서 간과 위의 과도한 불균형을 초래한다는 것이다. 기본형식은 살균방 = 기본방 4회 + 살균부방 2회.

---

2) 여기 소개되는 처방들의 횟수, 좌우측의 선택 등의 기술적인 사항은 필연적인 법칙이 아니다. 대개 권도원 선생 특유의 수리에 기초하여, 임상에서 치료를 통해 터득된 경험의 소산이다. 따라서 왜 그렇게 응용하는지 그 필연성을 논하는 것은 의미가 없다. 여기에서 말하는 방법 이외에 다른 다양한 방법도 얼마든지 가능하다. 다만 이와 같은 방법이 현재 임상에서 오랫동안 검증되어 널리 채용되고 있는 것이다. 따라서 앞의 3장까지가 8체질의학의 원리적 측면이라면 여기 4장부터는 본격적인 8체질의학의 임상이라고 할 수 있다.

살균방은 결핵이나 장티푸스, 세균성위염, 세균성방광염 등 일체의 세균성질환에 사용할 수 있다. 세균성질환에는 염증이 자주 동반되므로 부계 또는 장계염증방을 보조방으로 같이 사용할 수 있다. 따라서 좌우 양쪽에 침을 놓게 되는데 이 경우는 체질측에 살균방을 쓰고 다른 측에 보조방을 쓴다(체질측이란 각 체질의 주방을 놓는 쪽을 말한다. 뒤에 자세히 설명한다).

예를 들어 헬리코박터 파이로리균에 의한 위염에는 체질측에 살균방을 쓰고, 다른 쪽에 부계염증방을 같이 쓰는 것과 같다. 모든 질환에 일단 농膿이 나오면 살균방부터 사용하라. 치질 같은 질환에도 살균방과 부계염증방을 같이 사용할 수 있다.

체질침의 치료는 대개 기본방으로부터 시작하는데 권도원 선생의 이론에 의하면 대부분의 질병이 병근이 되는 장부로부터 시작하기 때문이다. 그래서 기본방을 병근病根(Disease-origin)을 치료하는 처방이라고 한다.

담과 비의 과도불균형이나 담과 위의 과도불균형의 경우도 이론적으로 가능하며 앞의 경우와 같은 방식으로 복합처방을 구할 수 있으나, 앞의 기본방으로부터 시작하는 것보다는 사용 빈도가 훨씬 적다.

이러한 반복 횟수는 권도원 선생 특유의 수리에 따른 것이다. 대략의 규칙은 4회 반복하는 경우(짝수)와 5회 반복의 경우(홀수)로 대별되며, 특히 2단계복합처방의 경우 부방을 덧붙일 때 총합이 6이 되게 한다(이 규칙은 2단계복합처방일 때만 적용된다). 따라서 기본방을 4회 반복하면, 부방은 2회 반복하고, 기본방을 5회 반복하면 부방은 1회 반복한다. 기본방: 부방 = 5:1의 경우는 장계염증질환에 사용하는 **장계염증방**(기본방: 장계염증부방 = 5:1)이 유일하게 있고, 나머지는 대개 기본방: 부방 = 4:2이다.

목양체질의 경우 장계염증방은 기본방인 경거p, 중봉p, 음곡c, 곡천c

을 5회 반복하고, 장계염증부방(補肺, 보폐) 태백p, 태연p, 대돈c, 소상c 을 1회 응용한다. 장계염증방은 주로 오장의 염증성 질환에 쓸 수 있다. 따라서 폐렴, 폐기종, 췌장염, 간염, 지방간, 신장염 등에 사용할 수 있는 데, 특히 간염에 대한 치료효과는 탁월하다. 대개 간염은 해독작용의 중 추인 간에 병소가 있는 까닭에 약물의 치료가 곤란한 경우가 많은데, 여기 체질침 치료는 그러한 문제를 해결할 수 있는 묘방이 되는 것이다. A형, B형, C형 등 모든 형태의 간염에 널리 사용할 수 있다.

장기나 조직, 혹은 전신의 무력한 질환을 치료하는 처방을 **활력방**이 라고 하는데, 목양체질의 경우 이는 기본방인 경거p, 중봉p, 음곡c, 곡 천c 4회, 활력부방(補大腸, 보대장)인 삼리p, 곡지p, 임읍c, 삼간c 2회로 응용한다. 위가 무력해져서 아래로 처지는 위하수증, 장이 무력해져서 역시 아래로 처지는 대장하수증, 또는 장이 서혜부(사타구니)의 서혜관 (inguinal canal)이나 음낭(scrotum)으로 빠져나오는 탈장, 자궁이 아래로 처지는 자궁하수(脫陰, 탈음), 항문이 아래로 빠져나오는 탈항脫肛 등에 사용할 수 있고, 신장이나 요관의 결석, 간담도계의 결석인 담석 등에도 너무 크지 않은 경우는 수술하지 않고 이 활력방을 써서 치료할 수 있 다. 대장하수, 탈장, 자궁하수, 탈항, 요관결석은 하초방으로, 위하수증, 담석은 중초방으로 쓴다(상초, 중초, 하초에 따른 침법은 조금 뒤에 설명한다). 그리고 팔이나 다리, 또는 허리 등의 전반적인 근육의 무력에도 역시 이 활력방을 사용할 수 있다.

불면이나 두통, 불안 등 가벼운 신경증(neurosis)적 질환의 경우는 정 신방을 사용한다. **정신방**은 기본방 4회와 정신부방 2회를 응용한다. 즉 목양체질의 경우, 경거p, 중봉p, 음곡c, 곡천c을 4회, 이어서 간사p, 곡 택c(권도원 선생의 경우는 대릉p, 곡택c)을 2회 응용한다. 정신방은 엄밀하 게는 두 장부의 불균형으로 보기 어렵다. 한 장부의 과도불균형을 치료하는 기본방에 정신부방을 부가해서 신경증에 응용한 것으로 보는 것이 더 적절하다.

장부구조식이 'ABCDE'일 때 2단계처방의 구조는 A가 병근인 목양, 금음, 수양, 토음체질의 경우 다음 그림과 같다. 여기서는 편의상 장부 배열을 장계와 부계를 구별하여 AA' BB' CC' DD' EE'로 표기한다. A, B, C, D, E는 장계를, A', B', C', D', E'는 부계를 의미한다. 그리고 심포는 S, 삼초는 S'로 표기한다. 앞으로도 필요하면 이렇게 장계와 부계를 병기할 것이다.

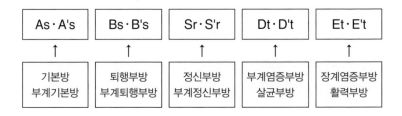

【그림-40】 A가 병근인 체질의 2단계복합처방의 구조

즉 A가 병근인 체질의 경우는 A와 A'를 사하는 단위처방이 각각 기본방(As)과 부계기본방(A's)이 되고, B와 B'를 사하는 단위처방이 각각 퇴행부방(Bs)과 부계퇴행부방(B's)이 되며, D와 D'를 보하는 단위처방이 각각 부계염증부방(Dt)과 살균부방(D't)이 되며, E와 E'를 보하는 단위처방이 각각 장계염증부방(Et)과 활력부방(E't)이 되고, S와 S'를 조절하는 단위처방이 각각 정신부방(Sr)과 부계정신부방(S'r)이 된다.

E가 병근인 금양, 목음, 토양, 수음체질의 경우는 반대로 Et와 E't가 각각 기본방과 부계기본방이 되고, Dt와 D't가 각각 퇴행부방, 부계퇴행부

방이 되며, Bs와 B's가 각각 부계염증부방과 살균부방이 되고, As와 A's가 각각 장계염증부방과 활력부방이 된다. 제3장 단위처방의 원리에 나오는 단위처방일람표와 함께 참조하라.

상초방과 하초방

2단계복합처방은 질병의 병소가 상초나 하초에 편중해 있을 때 그쪽으로 집중하여 치료할 수 있다. 상초를 위주로 치료할 때는 부방의 영침迎鍼하는 혈을 두 번씩 반복하고, 하초에 있을 때는 부방의 수침隨鍼하는 혈을 두 번씩 반복한다. 전자를 **상초방**(ana- puncture)이라고 하고 후자를 **하초방**(cata-puncture)이라고 한다. 중초에 있거나 전신에 있는 경우는 원래의 처방 그대로 쓴다.

예를 들어 목양체질의 경우 폐의 염증성질환을 치료할 때는 장계염증방을 상초에 집중하여 쓸 수 있다. 기본방 경거p, 중봉p, 음곡c, 곡천c을 5회 반복하고(VII7p, I7p, IX9c, I9c, 총 5회), 장계염증부방인 태백p, 태연p, 대돈c, 소상c을 1회 반복하되 대돈, 소상을 2회씩 영침한다(V5p, VII5p, I1c, I1c, VII1c, VII1c, 총 1회).

만약 목양체질의 방광에 염증이 있으면 부계염증방을 하초에 집중하여 쓸 수 있다. 기본방을 4회 반복하고(VII7p, I7p, IX9c, I9c, 총 4회), 부계염증부방 경거p, 상구p, 음곡c, 음릉천c을 2회 반복하되, 경거와 상구를 2회씩 수침한다(VII7p, VII7p, V7p, V7p, IX9c, V9c, 총 2회). 8체질의학에서 말하는 상초, 중초, 하초의 구분은 다음과 같다.

상초: 횡격막이상을 말한다. 폐, 심장, 기관지, 머리, 눈, 귀, 코, 인후, 늑골, 상부 흉추, 경추 등이 포함된다.

중초: 횡격막과 배꼽 사이의 부위를 말한다. 간, 담, 췌장, 위, 십이지장, 흉추 등이 포함 된다.

하초: 배꼽이하의 부위를 말한다. 신장, 방광, 대장, 직장, 자궁, 전립선, 요추, 천추 등이 포함된다.

따라서 병소가 상초에 있으면 상초방을 쓰고, 하초에 있으면 하초방을 쓰며, 중초에 있거나 전신에 있으면 반복하지 않고 2단계처방을 그대로 쓴다.

4단계 이상에서는 상초방과 하초방의 운용이 다르다. 4단계처방에서 상초방은 4:4:2:4 또는 5:5:1:5의 비율로 하고, 하초방은 4:4:4:2 또는 5:5:5:1의 비율로 한다. 5단계처방에서 상초방은 4:4:4:2:4 또는 5:5:5:1:5의 비율로 하고, 하초방은 4:4:4:4:2 또는 5:5:5:5:1의 비율로 한다. 그리고 중초방이나 전신방일 경우는 4:4:4:4:4 또는 5:5:5:5:5의 비율로 한다. 구체적인 용례는 뒤에 소개한다.

앞에서 말한 것처럼 2단계처방은 좌우에 두 개의 처방을 같이 사용하면 더욱 좋은 효과를 발휘할 수 있다. 예를 들어 방광에 염증이 있는 경우는 한쪽에 부계염증방을 쓰고, 다른 쪽에 살균방을 쓴다. 즉 부계의 염증에는 대개 살균방을 같이 사용하면 효과가 배가 된다. 부계는 대개 위장관과 같이 세균의 감염에 잘 노출되기 때문이다. 따라서 방광의 염증질환에 사용할 수 있는 처방은 일반식으로 A가 병근인 경우, L. As 4회 Dt cata 2회(부계염증방) / R. As 4회 D't cata 2회(살균방)이다(L.은 왼쪽, R.은 오른쪽, cata는 하초방, 슬래쉬 '/'는 좌우의 구분을 의미한다).

대개 금양, 목양, 토양, 수양과 같은 양의 체질의 경우는 왼쪽에 부계염증방을 놓고, 오른쪽에 살균방을 놓으며, 금음, 목음, 토음, 수음과 같은 음의 체질의 경우는 반대로 오른쪽에 부계염증방, 왼쪽에 살균방을 놓는다.

즉, 양의 체질의 경우는 왼쪽에 주방을 놓고, 오른쪽에 부차적인 방을 놓으며, 음의 체질의 경우는 오른쪽에 주방을 놓고, 왼쪽에 부차적인 방을 놓는다. 이는 좌左가 양에 속하고, 우右가 음에 속하기 때문으로 보인다. 좌측은 양의 체질의 체질측이고, 우측은 음의 체질의 체질측이다. 하지만 이것이 꼭 절대적인 것은 아니다. 경우에 따라서는 반대로 놓을 수도 있다.

만약에 명백한 세균성질환, 즉 결핵, 장티푸스, 나병, 세균성위염 등이 있는 경우는 살균방이 주방이 된다. 이럴 때는 주방인 살균방을 체질측에 놓고, 보조방을 반대측에 놓는다. 예를 들어 세균성폐렴 또는 폐결핵의 경우에는 체질측에 살균방, 반대쪽에 장계염증방을 응용한다.

가난했던 시절의 병으로만 알려졌던 폐결핵(pulmonary tuberculosis)을 기억할 것이다. 급격한 환경의 변화와 항생제의 남용 등으로 면역력이 전반적으로 크게 감소하여 이 병이 다시 증가 추세에 있다고 하는데, 안타깝게도 독한 항생제인 결핵약의 심한 부작용으로 약물치료를 제대로 받지 못하고 속수무책으로 죽음까지 당하는 경우가 드물지 않게 발생한다. 여기에 이 처방이 효과적이다. 폐는 상초에 속하므로 상초방을 쓴다.

처방은 일반식으로 L. As 5회 D't ana 1회 / R. As 5회 Et ana 1회이다. ana는 상초방(ana-puncture)을 의미한다.

일반적으로 **장계염증방**을 주방으로 사용할 때는 다른 쪽에 보조방으로 **정신방**을 같이 사용한다. 예를 들어 앞에 잠깐 언급한 간염의 경우에도 장계염증방과 정신방을 함께 쓴다. 그 일반식은 A가 병근인 체질의 경우, L. As 5회 Et 1회 / R. As 5회 Sr 1회이다.

기타 질환에도 다양하게 2단계처방들을 응용할 수 있다. 예를 들어 위하수증에는 체질측에 활력방, 다른 쪽에 부계염증방을 사용할 수 있다. 일반식은 L. As 4회 E't 2회 / R. As 4회 Dt 2회.

2단계복합처방의 특수한 응용

다음에 2단계복합처방의 특수한 응용례가 있다. 장계염증방의 경우 기본방과 부방의 비율을 5:1로 썼는데, 딸꾹질과 같은 질환, 심판막, 기관지, 사구체, 그리고 심장과 간의 혈관과 같은 조직의 질환에는 장계염증방을 4:2의 비율로 써서 치료한다. 이러한 조직들은 비록 장에 속하는 조직이지만 부와 같은 성질을 갖기 때문이다. 이런 부위의 질환을 **장계부증**臟系腑證이라고 한다.

이와는 반대로 **부계장증**腑系臟證이 있다. 이는 식도, 콧구멍, 귓구멍 등의 조직의 염증성질환을 말하는데, 이는 말하자면 부에 속하는 조직이지만 장의 성질을 갖는 조직이라는 말이다. 식도는 위에 달린 장에 속하는 조직이고, 콧구멍, 귓구멍은 뼈(연골조직)에 속하므로 역시 장에 속하는 조직이다. 부계염증방을 기본방:부계염증부방=5:1로 쓴다.

또, 살균방은 4:2로 사용하는 것이 보통인데, 통증이 강한 질환에서는 5:1로 쓴다. 예를 들어 테니스엘보우 같은 질환은 상완의 상과염으로 강한 통증을 유발하는데 이때에는 5:1로 상초방을 써서 치료할 수 있다. 활력방도 4:2의 사용이 일반적이나, 근육에 활성을 주기 위해 사용할 때는 5:1로 할 수 있다.

자주 사용되는 2단계복합처방을 일반식으로 아래에 도시한다. 도표가 둘이 있는데 위의 도표는 A가 병근인 목양, 금음, 수양, 토음체질의 경우이고, 아래의 도표는 E가 병근인 금양, 목음, 토양, 수음체질의 경우이다. 괄호 안은 예로서 목양체질의 경우를 장부의 약호인 로마 숫자

를 써서 표기한 것이다. 물론 아래 표에 포함되지 않는 2단계복합처방도 응용할 수 있다.[3]

	기본방	부방
장계염증방	As 5회(Is 5회)	Et 1회(Ⅷt 1회)
부계염증방	As 4회(Is 4회)	Dt 2회(Vt 2회)
살균방	As 4회(Is 4회)	D't 2회(Ⅵt 2회)
활력방	As 4회(Is 4회)	E't 2회(Ⅷt 2회)
정신방	As 4회(Is 4회)	Sr 2회(Ⅲ'r 2회)

(a) A가 병근인 체질의 2단계복합처방

	기본방	부방
장계염증방	Et 5회	As 1회
부계염증방	Et 4회	Bs 2회
살균방	Et 4회	B's 2회
활력방	Et 4회	A's 2회
정신방	Et 4회	Sr 2회

(b) E가 병근인 체질의 2단계복합처방

【그림-41】 2단계복합처방 일람표

---

3) [그림-41]은 권도원 선생의 명지대 논문에 발표된 2단계복합처방이다. 간단한 질병에 널리 사용된다. 여기에 포함되지 않은 BA, BD, BE, DA, DB, DE, EA, EB, ED의 경우의 2단계복합처방도 역시 가능하다. 복합처방은 BsAs, BsDt, BsEt, DtAs, DtBs, DtEt, EtAs, EtBs, EtDt이다. 반복횟수는 다른 2단계 복합처방과 같이 5:1 또는 4:2.

2단계처방에 쓰이는 처방들의 일반적인 응용범위는 다음과 같다.

기본방: 가벼운 염좌, 모든 외상(5회 반복), 모든 내외상의 출혈(6회 반복), 그 밖의 일반적인 소아과 질환(4회 반복) 등.

부계염증방: 오부, 즉 위, 소장, 대장, 담, 방광의 감염성 및 염증성질환, 기타 십이지장, 식도, 자궁, 혈관, 피부 등 부계에 속하는 조직의 질환, 점액을 분비하는 점막 부위의 질환, 눈, 코, 입 등 이비인후과 질환.

장계염증방: 오장에 속하는 장기, 즉 간, 심장, 췌장, 폐, 신장의 염증성 질환, 뼈와 같은 장계의 조직의 질환, 염좌 등 근골격계질환.

살균방: 모든 세균성질환(부계염증방과 함께 응용), 폐결핵(장계염증방과 함께 응용), 비염, 축농증, 중이염, 화농성질환, 치질(부계염증방과 함께 응용) 등.

활력방: 장기나 조직의 무력으로 인한 질환에 응용한다. 위하수증, 대장하수증, 결석, 식욕부진, 빈뇨, 야뇨, 저혈압, 무기력 등.

정신방: 신경증(neurosis)에 속하는 질환에 응용한다. 자율신경부조증, 불면증, 두통, 우울증 등.

3단계복합처방

먼저 정신부방의 사용 원칙에 대해서 알아 볼 필요가 있다. 정신부방(Sr 또는 S'r)은 세 장부 이상의 과도불균형이 일어난 경우에는 반드시 사용한다. 이 말은 세 장부 이상의 과도불균형이 발생한 경우는 심포·삼초의 조절기능이 필요하다는 말이다. 중앙장부가 장부대소배열에서 세 번째에 위치하므로 이 정신부방도 세 번째에 사용한다. 구체적으로 정신부방의 사용법을 들면, 한 장부만의 과도불균형에 정신부방을 추가할 경우는 위에 든 것처럼 기본방 4회에 이어 정신부방을 2회 사용하여 가벼운 신경증에 적용하고, 두 장부의 과도불균형의 경우는 (전과 같이 2단계복합처방만으로 사용하거나) 두 장부의 단위처방 다음에 부가적으로 정신부방을 이어 사용한다(3단계복합처방).

3단계복합처방처방으로 가장 유명한 것이 기본방 5회, 장계염증부방 5회, 정신부방 1회로 구성되어 있는 복합처방이다. 목양체질의 예를 들면 Is 5회, Ⅷt 5회, Ⅲr 1회이다. 즉 병근(목양체질의 경우 간의 과도불균형)을 치료하는 기본방 5회, 병근과 상극관계에 있는 장(목양체질의 경우 폐)의 과도불균형을 치료하는 단위처방(장계염증부방) 5회, 그리고 심포의 단위처방 1회로 구성되어 있다.

이 복합처방은 척추와 관련된 질환에 우선적으로 적용된다. 경추나 요추의 추간판탈출증에 반드시 사용되는 핵심적 처방이다. 그래서 이 복합처방은 **디스크방**이란 별명으로 곧잘 불린다. 또한 척추의 염증성 질환에도 없어서는 안 될 중요한 처방이다. 그 밖의 관절질환, 즉 목이나 허리, 무릎, 발목, 손목 등의 염좌나 염증성질환 등에도 잘 듣는다. 발목을 심하게 삐어서 거의 걷지 못할 정도인 경우에도 시술 직후 곧바로 걸을 수 있을 정도로 속효를 종종 경험한다. 또 담이 결리거나 팔다리가 저리거나 통증이 있는 질환에도 역시 잘 쓰인다. 한마디로 인체에 발생한 대부분의 근골격계 질환에 광범위하게 적용될 수 있는 처방이다. 또 두통이나 불안, 불면 등의 가벼운 신경증(neurosis)의 질환에도 자주 응용된다. (특히 척추의 질환으로 인한 경우에 더 효과적이다.) 8체질의학에서 가장 빈번히 사용되는 최고의 명방의 하나라 할 수 있다.

디스크방의 응용법

디스크방의 구체적 응용을 몇 가지 살펴보자. 여기서도 편의상 장부 배열을 장계와 부계를 구별하여 AA' BB' CC' DD' EE'로 표기한다. 심포는 S, 삼초는 S'이다. 양필드의 최외곽 장부(A 또는 A')가 병근인 경우로 예시한다.

먼저 디스크질환, 즉 추간판탈출증(herniation of nucleus pulposus, HNP)을 보자. 경추, 요추를 막론하고 이 디스크질환에는 디스크방을 쓴다. 일반식으로 AsEtSr 5:5:1이다. 이것은 통증을 위주로 한 디스크질환에 쓴다. 만일 저림이나 시림의 증상이 주증인 경우는 AsEtSr 4:4:2를 쓴다. 이렇게 기본 디스크방만으로도 치료가 되지만, 더 큰 효과를 위해서는 다른 처방을 합하여 좌우 양쪽에 놓는다. 일례로 한쪽에 디스크방 AsEtSr 5:5:1, 그리고 다른 쪽에 활력방을 사용하는 것을 들 수 있다. 활력방을 놓는 의미는 척추 주위의 근육에 활력을 주어 척추에 가해지는 압력을 줄이기 위한 것이다. 활력방은 경추와 상부 흉추의 질환인 경우는 상초방, 요추질환과 하지의 증상이 동반된 질환은 하초방을 사용한다. 예를 들면 경추디스크질환에 AsEtSr 5:5:1 / AsE't ana 4:2(필요시 AES 551 / AE'a 42와 같이 약칭한다)를 쓰고, 요추디스크질환이 하지까지 영향을 미치면 AsEtSr 5:5:1 / AsE't cata 4:2(필요시 AES 551 / AE'c 42로 약칭)를 쓴다. 허리만 증상이 있는 경우는 중초방을 쓰기도 한다. 통증이 심한 경우는 활력방 대신 살균방을 사용한다. 예를 들면 요추디스크 질환에 다리의 통증이 심하면, AES 551 / AD'c 51과 같이 쓸 수 있다. 요령은 동일하다.

흔히들 테니스엘보우tennis elbow 또는 골프엘보우golf elbow라고 알려진 상완골의 상과염(humeral epicondylitis)에도 사용할 수 있다. AES 551 / AD'a 51(상과의 통증이 심한 경우), 또는 AES 551 / AE'a 42(만성의 경우)를 사용한다. 같은 요령으로 삼차신경통(trigeminal neuralgia), 안면 경련, 측두하악관절(TM joint) 질환에도 '디스크방 / 살균방의 상초방', 또는 '디스크방 / 활력방의 상초방'을 사용할 수 있다. 풍치, 치은염에도 디스크방과 살균방의 상초방을 같이 사용하면 좋다.

좌골신경통(sciatic neuralgia), 그리고 그 밖의 요통에도 이 처방을 사용할 수 있다. 만성적인 경우 대개 근육의 활력이 떨어지므로 활력방을 같이 쓴다. 처방은 AES 551 / AE'c 42.

류머티스관절염(rheumatoid arthritis, RA)에도 증상이 가벼운 경우는 디스크방을 같은 방식으로 운용할 수 있다. 심한 경우는 류머티스성관절염 전용처방(4단계 또는 5단계처방)을 써야 한다. 이때도 다른 쪽에는 디스크방을 같이 쓴다.

슬관절질환, 인대 손상, 근육에 쥐가 나는 근경련, 족저통, 족근통, 그리고 견관절, 손목 등의 일체의 관절질환, 단순 근육통, 신경통, 협통, 늑간신경통(담결림) 등의 근육과 신경의 질환에도 디스크방을 응용할 수 있다. 건초염, 강직성척추염에도 역시 사용한다. 그리고 전신의 어느 부위든지 통증이 있으면 항상 디스크방을 쓸 수 있다.

2단계처방을 응용한 3단계복합처방

2단계처방은 그 자체로도 다양한 질병을 치료할 수 있지만, 더욱 중요한 것은 고단계의 복합처방으로 나아가는 데 기본이 되는 처방이라는 것이다. 예를 들어 디스크방은 장계염증방 AsEt이 발전하여 AsEtSr로 된 것이고, 바이러스방은 살균방 AsD't이 발전하여 AsD'tSr(5:5:1)로 된 것이다. 위나 십이지장궤양, 대장의 궤양 등에 사용하는 궤양방이 있는데, 이는 부계염증방인 AsDt가 발전하여 AsDtSr(4:4:2)로 된 것이다.

바이러스방은 말 그대로 바이러스성질환에 쓰인다. 대표적으로 감기, 대상포진 등에 효과가 있다. 바이러스성질환은 현대의학에서 상당히 다루기 어려운 질환에 속한다. 세균과 달라서 항생제(antibiotics)와 같은 효과적인 약의 개발이 어렵기 때문이다. 항바이러스제(antiviral agents)가 몇 나와 있기는 하나, 그 효과가 항생제보다 훨씬 떨어진다. 비교적 세포의 구조가 안정적인 세균에 비해 끊임없이 돌연변이를 거듭하는 바이러스의 특성상 특이성(specificity)을 갖는 약물을 개발하기가 무척 힘들기 때문이다. 이렇게 약물로 다루기 힘든 바이러스성질환에 이 바이러스처방은 효자구실을 톡톡히 한다. 흔한 감기도 경우에 따라서는 상당히 위중한 경우까지 초래하는데, 이때 바이러스방을 쓰면 된다. 오래도록 떨어지지 않는 감기, 일년 내내 달고 사는 소아나 성인의 감기, 약물을 사용하기 곤란한 임신부의 감기 등에 참으로 고마운 처방이다.

대상포진(herpes zoster)은 과로나 스트레스로 면역이 약화된 경우 잘 걸리는 까다로운 신경계질환이다. 이는 대상포진 바이러스가 신경계에 침범하여 신경계의 분포를 따라 띠 모양으로 병변을 보이기 때문에 붙여진 병명이다. 이 바이러스가 삼차신경(trigeminal nerve)에 침범하면 안

구대상포진(herpes zoster ophthalmicus)을 유발할 수 있다. 눈의 각막염, 결막염, 망막염, 포도막염, 안구돌출, 녹내장 등을 유발할 수 있고, 심하면 실명에 이를 수도 있다. 람세이−헌트증후군(Ramsay-Hunt Syndrome)은 바이러스가 안면신경(facial nerve) 및 청신경(acoustic nerve)을 침범한 경우로, 이통耳痛과 함께 안면신경마비, 안구진탕증 등이 나타난다. 늑간신경(intercostal nerves)에 침범하면 갈비뼈를 따라 띠모양의 병변을 보인다. 이 질환들은 바이러스가 신경계를 직접 침범하기 때문에 포진 후 동통(postherpetic neuralgia), 즉 수포성의 병변과 심한 통증을 나타내는 것이 가장 흔하고 고통스러운 합병증이다. 이 질환들이 바이러스성인 까닭에 뾰족하게 치료약이 없는 형편이다. 항바이러스제를 사용하기는 하나 그 효과에 논란이 많다. 그리고 경구용 스테로이드제, 진통제 등으로 통증과 염증을 치료하는 대증치료에 의존하면서, 충분한 휴식을 취하여 면역이 증강되기를 기다리는 도리밖에 없다.4) 이러한 대상포진에도 이 바이러스방을 응용하면 후유증 없이 좋은 효과를 거둘 수 있다.

단, 간염은 같은 바이러스성질환이라도 앞에서 설명한 것처럼 장계염증방이 더 잘 듣는다. 일반 바이러스와 성질이 다른 특수한 바이러스인 것이다.

궤양방은 위나 십이지장의 궤양, 그리고 대장의 궤양 등 대개 소화관의 궤양성질환에 많이 사용한다. 점막의 표층부위에만 존재하는 염증성질환의 경우는 부계염증방으로 치료하지만, 표층이 파괴되어 그 아래의 실질세포가 괴사됨으로서 혈관이 드러나 출혈이 생기거나, 신경이 노출되어 심한 통증이 유발되는 궤양성질환의 경우는 이 궤양방을

---

4) 대한가정의학회, 『가정의학』, 임상편(서울: 계축문화사, 2003), pp.1095-1096.

써야한다.

위하수증에 쓰는 처방 AsE'tSr 4:4:2는 2단계처방인 활력방을 3단계처방으로 확장한 것이다. 이 위하수증은 심하면 위가 방광까지도 내려가는 경우가 있다. 이럴 경우 누워 있어야 음식물이 소장으로 넘어갈 수 있다. 서 있으면 음식물이 아래로 중력에 의해 축 처지므로 위장의 아래쪽에 고여 꿀렁꿀렁 소리만 내고 소장으로 넘어가지 못하는 것이다. 이렇게 위하수증이 있는 사람은 극히 소식을 해야 한다. 그리고 치료와 더불어 아침저녁으로 물구나무서기를 병행해야 좋은 치료효과를 볼 수 있다. 위하수증은 위가 가장 약한 장기인 수음체질에 잘 발생하는 질환이다. E가 병근인 체질의 경우 이러한 위하수증에 3단계처방인 EtA'tSr을 4:4:2로 쓸 수 있다. Et는 기본방, A't는 활력부방, Sr은 정신부방이다.

기타 3단계처방

복합처방은 대개 기본방으로 시작되는데, 이렇게 기본방으로 시작되지 않는 경우가 있다. 위장의 만성적 질환의 하나로 위축성위염(atrophic gastritis)이 있는데 이것은 위의 점막이 만성적 경과를 밟으면서 위축되는 조직학적 소견을 보이는 질환이다. A가 병근인 체질의 경우 이 위축성위염의 질환에 다음과 같은 처방이 쓰인다: BsE'tSr 4:4:2. Bs는 퇴행부방, E't는 활력부방, Sr은 정신부방이다.

연골이나 뼈가 마모되어 발생하는 퇴행성관절의 질환에는 퇴행방을 써야 한다. 퇴행방 역시 기본방으로 시작하지 않고 퇴행부방으로 시작한다. A가 병근인 체질의 경우 B'sE'tS'r을 5:5:1 또는 4:4:2로 사용한다. 5:5:1은 통증이 주증일 때, 4:4:2는 저림 증상이 주증일 때 쓴다. B's는 부계퇴행부방, E't는 활력부방, S'r은 부계정신부방(삼초를 조절하는 단위처방)이다. E가 병근인 경우는 반대로 D'tA'sS'r 5:5:1 또는 4:4:2로 쓴다.

　이 처방은 저혈압이나 빈혈, 혈액순환부전, 현기증, 멀미, 협심증, 심근경색 등에도 쓰인다. 특히 멀미나 현기증에 치료효과가 좋다.

　부계기본방이 복합처방의 맨 처음에 사용되는 경우는 조열潮熱에 쓰는 처방 A'sDtSr 5:5:1이 있다. 대개 오후나 밤에 열이 났다가 사라지는 증상이 특징적이다. 이때 부계기본방(A's) 5회, 부계염증부방(Dt) 5회, 정신부방(Sr) 1회의 이 조열처방을 쓰면 된다.

　고혈압이나 뇌경색에 쓰이는 3단계처방이 있는데, 이 역시 부계기본방으로 시작한다. A가 병근인 체질의 경우 A'sD'tS'r 5:5:1로 쓴다. A's은 부계기본방, D't는 살균부방, S'r은 부계정신부방이다.

　부계기본방이 사용되는 또 다른 예는 아토피피부염(atopic dermatitis)에 쓰이는 복합처방이다. 대개 금양체질에 많으므로 금양체질의 예를 들면 E'tBsS'r 4:4:2와 같다. E't는 부계기본방이고, Bs는 부계염증부방, S'r은 부계정신부방이다. 이 아토피피부염은 금양체질이 육식이나 밀가루음식, 유제품, 매운 음식 등 자신의 체질에 맞지 않는 음식을 많이 섭취했을 때 발생하는 알레르기성 피부질환이므로 체질식을 철저하게 지키면서 치료를 받아야 치유가 된다. 심한 경우는 대개 6개월 이상의 꾸준한 치료를 요한다.

　통풍(gout)이나 삼차신경통(trigeminal neuralgia)의 질환에 쓰이는 3단계처방 역시 기본방으로 시작하지 않고 다른 부방으로 시작한다. 처방은 A가 병근인 체질의 경우 EtDtSr 5:5:1이다. Et는 장계염증부방, Dt는 부계염증부방, Sr은 정신부방이다. 일반적으로는 기본방으로 처방이 시작되지만, 특정 질환의 경우에는 이렇게 기본방이 아닌 다른 단위처방으로 시작하는 경우가 종종 있다. 특히 고단계처방으로 갈수록 이러한 경향이 더욱 두드러지는데, 이는 중증의 질환일수록 그 병리가 복잡하고 비정상적인 루트를 밟으며 발생하기 때문으로 풀이된다.

다음으로, 디스크방을 더욱 발전시켜 4단계처방으로 활용할 수 있다. 즉 디스크방에 살균부방을 부가하거나 활력부방을 부가하는 것이 바로 그것이다. 예를 들면 AsEtSrD't 또는 AsEtSrE't이 그것이다. 반복횟수는 상초를 치료목표로 할 때는 5:5:1:5로, 하초를 치료목표로 할 때는 5:5:5:1로 한다. 전신이나 중초를 치료목표로 할 때는 전체를 5:5:5:5로 하는 것도 가능하다. 꼭 그렇지는 않지만 대개 살균방을 부가할 때는 통증이 강한 급성의 경우에, 그리고 활력방을 부가할 때는 시간이 경과한 만성적인 경우에 응용한다. 이 4단계처방을 한쪽에 쓰고 또 다른 쪽에 살균방이나 활력방을 앞에서 사용한 것처럼 응용할 수 있다. 즉 상초방으로 AsEtSrD't 5:5:1:5 / AsE't ana 4:2, 또는 하초방으로 AsEtSrE't 5:5:5:1 / AsE't cata 4:2와 같이 쓸 수 있다. 이렇게 단위처방을 잘 연구하면 얼마든지 다양한 처방을 구성해 낼 수 있다.

반복 횟수의 규칙

체질침치료는 반복 시술을 기본으로 한다. 이러한 반복 횟수는 권도원 선생 특유의 수리에서 나온 것으로서 한 번의 시술에 가장 좋은 효과를 발휘하는 최적의 횟수를 선정한 것이다. 그 이하의 횟수나 그 이상의 횟수는 효과가 덜한 경향이 있다. 이는 마치 앞의 장부론에서 왜 오행이 다섯으로 되어 있느냐 하는 것과 비슷하다. 다른 수로 구성된 행도 이론적으로 가능하지만, 시스템론을 적용했을 때 상생상극이 동시에 대칭적으로 작용하는 가능한 최소체계는 다섯인 것처럼(따라서 시스템의 해석에 최적이다), 여기 복합처방의 횟수도 수많은 경우가 가능하지만 질병의 종류에 따라 4회 또는 5회가 가장 최소의 수로 가장 최대의 효과를 발휘하는 수라 할 수 있는 것이다.

반복 횟수의 규칙으로, 홀수로 시작하는 경우는 이하 모든 단위처방에 대하여 홀수를 적용하고, 짝수로 시작하는 경우는 이하 모든 단위처방에 대하여 짝수를 적용한다. 병근의 치료인 기본방은 4회 또는 5회 반복을 주로 사용한다. 특수하게 기본방만을 6회 반복하는 처방이 있는데 이것은 앞에서 소개한 바 있는, 모든 출혈성 질환에 효과가 있는 지혈방이다.

2단계치료는 앞에서 밝혔듯이 4:2 또는 5:1의 비율로 기본방 : 부방을 사용한다. 장계염증방은 5:1로 하고, 다른 2단계처방은 4:2로 하지만, 장계염증방을 4:2로 하거나 다른 2단계처방을 5:1로 하는 변칙 운용법도 있다는 것은 이미 언급한 바 있다.

2단계치료에 정신부방을 덧붙이는 3단계치료의 경우는 주로 그 반복횟수의 비율을 기본방 : 부방 : 정신부방 = 4:4:2 또는 5:5:1을 사용한다. 특히 통증성 질환의 경우는 디스크방을 5:5:1의 비율로 하여 주로 실증의 질환이나 통증이 수반되는 질환에 응용하고, 4:4:2의 비율로 하여 주로 허증의 질환이나, 시리거나 마비감 등이 동반되는 질환에 응용한다.

서양의학의 조직학적 소견으로 반복 횟수를 정하는 경우의 예를 들면, 암의 치료에 있어서 상피세포암(carcinoma)의 경우는 전체 단위처방을 각각 5회, 육종(sarcoma)의 경우는 4회 반복한다. 상피세포는 양에 속하고, 상피를 제외한 결합조직이나 실질조직은 음에 속하는 것으로 판단하여 반복횟수를 정한 것으로 볼 수 있다. 암은 대개 4단계나 5단계 처방으로 치료한다. 따라서 4:4:4:4, 5:5:5:5 또는 4:4:4:4:4, 5:5:5:5:5 의 비율로 반복 횟수를 정한다. 간이나 췌장과 같은 장계의 기관에 종양이 있으면 장계의 단위처방들을 사용하되 상피세포암인 경우는 5회 반복하고, 육종인 경우는 4회 반복하여 시술하며, 위나 대장과 같은 부계의 기관에 종양이 있으면 부계의 단위처방들을 사용하되 역시 상피세포암인 경우는 5회 반복하고, 육종인 경우에는 4회 반복하여 시술할 수 있다.

아주 중한 질환의 경우에는 이 복합처방 전체를 거듭 사용하는 경우가 있다. 짝수의 반복 횟수를 사용하는 복합처방은 그 복합처방을 1번 더 반복하고(2배방), 홀수의 반복 횟수를 사용하는 복합처방은 그 복합처방을 2번 더 반복한다(3배방).

이와 같은 것은 일반적으로 사용하는 프로세스이지만 다른 방식의 처방운용도 얼마든지 가능하다. 꼭 기본방이 맨 처음에 오는 것도 아니고 질병에 따라서는 다른 순서를 써도 무방하다. 앞에서 과도불균형의 유형으로 뽑은 ①, ②, ③, ④의 모든 경우의 수 64가지가 다 특정 질환을 치료할 수 있는 가능성을 가지고 있는 것이다.

반복 횟수도 위와 같이 규정된 것만이 정칙이 아니다. 위와 같은 운용이 하나의 모범적 패턴이 되어 있다는 것일 뿐이다. 앞의 3단계복합처방을 4:4:4 또는 5:5:5의 비율로 쓰는 것도 가능하다. 경우에 따라서는 3:3:3이나 2:2:2, 1:1:1도 얼마든지 가능하다고 생각한다. 4단계, 5단계 복합처방의 경우도 마찬가지다. 문제는 과연 어느 것이 가장 효용이 좋은가 하는 것이다.

복합처방 운용의 요령

복합처방의 임상응용에 있어 환자의 질병이 여러 개가 겹쳐 있을 때는 환자의 양편에 동시에 각기 다른 복합처방을 시술할 수 있다. 예를 들면 앞에서 예시한 것처럼 왼쪽에 장계염증방을 적용하고, 오른쪽에 살균방을 적용하는 것이다. 이렇게 하여 효율적으로 다수의 질병을 함께 다스릴 수 있다.

주의할 것은 양쪽에 시술하는 것이 꼭 효과가 배가되는 것은 아니라는 것이다. 오히려 한 질병에 대한 침의 힘을 분산시킬 수도 있다.

심지어는 두 개 이상의 복합처방을 한쪽에 연속으로 사용하기도 한다. 이런 정도까지 가면 그 응용방법은 거의 무한하다고 볼 수 있다. 2개의 5단계처방을 연속하여 시술하면 10단계의 처방까지 되는 것이다 (하지만 이는 특수한 경우에나 사용하는 것으로, 일반적으로는 5단계처방이 가장 고단계처방이 된다). 이는 마치 전기의 접속 방법에서 사용하는 직렬연결과 비슷하다. 반면 좌우 양편에 복합처방을 쓰는 것은 병렬연결이라고 할 수 있을 것이다.

체질침을 잘못 시술했을 때는 그것을 취소할 수 있다. 잘못 놓은 혈을 다시 취하되 전에 놓은 보사법을 반대로 하면 된다. 즉 영침은 수침으로, 수침은 영침으로 시술한다. 그런 다음에 놓고자 하는 처방을 다시 놓으면 된다. 이런 점에서 체질의학은 매우 합리적이다. 모든 게 수리적으로 딱딱 맞아떨어지기 때문이다. 다시 복합처방의 구성원리로 들어가자.

세 장부의 과도불균형(4단계복합처방)

세 장부의 과도불균형이 발생한 경우는 ③의 두 번째 것인 ABE를 예로 들어보자. 이는 장부 A와 B와 E가 과도불균형을 일으킨 경우다. A와 B를 사하고 E를 보하는 단위처방을 차례로 쓰면 된다. 단, 세 장부 이상의 과도불균형의 경우는 정신부방을 세 번째에 사용하므로 B의 단위처방 다음에 정신부방을 쓰고 그 다음에 E의 단위처방을 쓰면 된다.

금음체질의 예를 들면, '폐대장 신방광 비위 심소장 간담'의 구조에서 폐·대장과 신·방광, 그리고 간·담이 과도불균형을 유발한 경우이다. 따라서 폐·대장과 신·방광을 사하고, 간·담을 보하는 단위처방을 이어서 사용하되, 정신부방을 신·방광의 단위처방 다음에 사용한다.

예로서 모두 장계의 과도불균형인 경우는 사폐, 사신, 심포, 보간의 단위처방을 쓰면 된다. 이는 필자가 금음체질의 수장각화증手掌角化症에 5:5:5:5의 비율로 써서 좋은 효과를 보았던 처방이다. 즉, 음곡c, 척택c, 대돈p, 소상p 5회, 경거c, 부류c, 소부p, 연곡p 5회, 곡택c, 중충p 5회, 경거c, 중봉c, 소부p, 행간p 5회이다.[5]

모두 부계의 과도불균형의 경우는 사대장, 사방광, 삼초, 보담의 단위처방을 차례로 쓰면 된다. 4:4:4:4의 비율을 쓰면 통곡c, 이간c, 임읍p, 삼간p 4회, 상양c, 지음c, 양곡p, 곤륜p 4회, 액문c, 중저p 4회, 그리고 상양c, 규음c, 양곡p, 양보p 4회가 된다.

A, B, E의 세 장부의 과도불균형의 경우 그 복합처방 순서는 As → Bs → Sr → Et임을 알 수 있다. 각 단위처방 As, Bs, Sr, Et마다 장과 부의 두 가지 경우가 있으므로 결국 $2 \times 2 \times 2 \times 2 = 2^4 = 16$(개)의 복합처방이 가능하다. 반복 횟수는 4:4:4:4 또는 5:5:5:5가 적당할 것이다. 혹 질병이 상초나 표表 부위에 치우쳐 발생한 경우 4:4:2:4 또는 5:5:1:5와 같이 쓰고, 반대로 하초나 리裏 부위에 치우쳐 발생한 경우 4:4:4:2 또는 5:5:5:1의 비율로 사용하기도 한다.

---

5) 필자의 임상 사례는 다음과 같다: C씨, 여, 내원 당시 35세. 이 여성의 경우는 찬바람이 나면 손가락 안쪽이 각화되면서 갈라지고 피가 나며 통증이 생기는 증상을 호소했다. 2단계복합처방이나 다른 고단계복합처방을 몇 가지 사용해 보다가 효과가 별로 없어서 위의 복합처방으로 2회 정도 치료했는데 바로 좋아졌다. 상당한 속효였다.

일반적으로 반복 횟수는 장계의 질환인 경우 5회(홀수)를, 부계의 질환인 경우 4회(짝수)를 사용하는 경향이 많으나 그렇지 않은 경우도 많기 때문에 일률적으로 말하기는 어렵다. 개개의 질환마다 효과가 더 좋은 최적 횟수가 있으며, 이는 추리와 경험으로 발견해 나가야 하는 것이다.

네 장부의 과도불균형(5단계복합처방)

마지막으로 네 장부의 불균형의 경우를 보자. 첫 번째의 경우인 ABDE를 보면 A와 B는 과도하게 강화되고, D와 E는 과도하게 약화된 경우다. 따라서 이 경우 복합처방은 As → Bs → Sr → Dt → Et의 순서로 하면 된다. 토음체질(비위 폐대장 심소장 간담 신방광)의 경우에 모두 장계의 과도불균형이고 각기 5회 씩 반복한다면 다음과 같은 복합처방이 된다: 경거c, 상구c, 음곡p, 음릉천p 5회, 태백c, 태연c, 대돈p, 소상p 5회, 간사c, 곡택p 5회, 경거c, 중봉c, 음곡p, 곡천p 5회, 태백c, 태계c, 대돈p, 용천p 5회.

이렇게 장계만 과도불균형을 일으키거나 부계만 과도불균형을 일으킨 경우가 아닌, 장과 부가 섞여서 과도불균형을 일으킨 경우도 종종 있다. 그런 경우는 과도불균형을 일으킨 그 장과 부를 조절하는 단위처방을 조합하여 사용하면 된다.

예를 들어 수양체질(신방광 폐대장 간담 심소장 비위)에 폐, 위, 신, 소장이 차례로 과도불균형을 일으킨 경우는 사폐, 보위, 심포(또는 삼초), 사신, 그리고 보소장의 단위처방을 조합하여 사용할 수 있다. 모두 4회를 적용한다면 소부p 어제p 음곡c 척택c 4회, 양곡p 해계p 통곡c 내정c 4회, 대릉p 간사c 4회, 태백p 태계p 경거c 부류c 4회, 삼리p 소해p 상양c 소택c 4회가 된다(정신부방을 부계로 하면 천정p 관충c 4회를 쓴다).

복합처방의 일반식

이제까지 복합처방의 구성원리에 대하여 각기 사례를 들면서 알아보았다. 그런데 앞에서 뽑은 ①, ②, ③의 경우를 면밀히 살펴보면 모두 ④의 경우에 포함된다는 것을 알 수 있다. ①, ②, ③의 경우는 ④의 특수한 경우에 속하는 것이다. 즉 ④에서 각 경우의 맨 앞의 하나만 취하면 ①의 경우에 해당되고, 앞의 둘을 취하면 ②의 경우에 해당되며, 앞의 셋을 취하면 ③의 경우에 해당되는 것이다. 따라서 ④의 경우로부터 모든 복합처방의 일반화가 가능하다. 다음 표를 보라.

	1열	2열	3열	4열	5열	6열
A행	AsBsSrDtEt	AsBsSrEtDt	AsDtSrBsEt	AsDtSrEtBs	AsEtSrBsDt	AsEtSrDtBs
B행	BsAsSrDtEt	BsAsSrEtDt	BsDtSrAsEt	BsDtSrEtAs	BsEtSrAsDt	BsEtSrDtAs
D행	DtAsSrBsEt	DtAsSrEtBs	DtBsSrAsEt	DtBsSrEtAs	DtEtSrAsBs	DtEtSrBsAs
E행	EtAsSrBsDt	EtAsSrDtBs	EtBsSrAsDt	EtBsSrDtAs	EtDtSrAsBs	EtDtSrBsAs

【그림-42】 복합처방의 일반식

이 24개의 일반식은 가능한 모든 복합처방을 나타내는 일반식이다. A, B, S, D, E는 장부를 다 포괄한 기호다. 필요한 경우 장계는 A, B, S, D, E로, 부계는 A', B', S', D', E'로 표기하기로 한다. (단, 이 표는 같은 기에 속하는 장부는 한 번만 사용된다는 가정 하의 일반식이다. 예를 들어 A를 사하는 단위처방과 A'를 사하는 단위처방은 한 처방에서 동시에 사용되는 경우는 많지 않다. 만일 이처럼 같은 기에 속하는 장부가 한 처방에서 둘 다 사용된다면 복합처방은 거의 무한대로 늘어날 수 있다. 그런데 실제 그런 복합처방이 임상에서 종종 사용되고 있다.)

위 표의 각 셀(cell)마다 하나의 일반식이 존재한다. A행1열의 일반식으로 예를 들어보자. A행1열의 일반식은 AsBsSrDtEt이다. 이것은 한 장부의 과도불균형에서 네 장부의 과도불균형까지 모두 포함하는 식이다. 한 장부의 과도불균형으로 인한 경우는 As만으로 치료할 수 있다. 두 장부의 과도불균형인 경우는 AsBs 또는 정신부방까지 포함하여 AsBsSr로 치료한다. 그리고 세 장부의 과도불균형인 경우는 AsBsSrDt로 치료하고, 마지막으로 네 장부의 과도불균형인 경우는 AsBsSrDtEt로 치료한다. 따라서 병의 심화 정도에 따라 As(1단계) → AsBs(2단계) → AsBsSr(3단계) → AsBsSrDt(4단계) → AsBsSrDtEt(5단계) 중 어느 하나의 복합처방을 사용할 수 있다. 각 셀의 일반식이 한 장부(A)의 과도불균형부터, 두 장부(AB), 세 장부(ABD), 네 장부(ABDE)의 과도불균형으로 인해 유발될 수 있는 모든 경우의 복합처방을 대신하는 것이다. 따라서 하나의 일반식이 1단계부터 5단계까지의 처방을 다 포괄하고 있다는 것을 알 수 있다.

예를 들어 흔히 사용하는 2단계처방은 위 일반식에서 A가 병근인 목양, 금음, 수양, 토음체질의 경우는 A행3열의 앞의 두 단위처방(AsDt과 AsD't, 각각 부계염증방과 살균방이 이에 해당)과 A행5열의 앞의 두 단위처방(AsEt과 AsE't, 각각 장계염증방과 활력방)이 2단계복합처방이 되고, E가 병근인 금양, 목음, 토양, 수음체질의 경우는 E행3열의 앞의 두 단위처방(EtBs과 EtB's, 각각 부계염증방과 살균방)과 E행1열의 앞의 두 단위처방(EtAs과 EtA's, 각각 장계염증방과 활력방)이 2단계복합처방이 된다. 그리고 정신방은 A가 병근인 체질은 AsSr, E가 병근인 체질은 EtSr이 된다([그림-41]의 2단계복합처방 일람표 참조).

또 3단계처방의 대표인 디스크방은 A가 병근인 체질의 경우, A행5열의 앞의 세 단위처방 AsEtSr이 디스크방이 되고, E가 병근인 체질의 경우는 E행1열의 앞의 세 단위처방 EtAsSr이 디스크방이 된다. 이렇게 우리가 구성할 수 있는 모든 복합처방이 다 여기 일반식에서 도출될 수 있다.

표에서 보듯이 일반식은 모두 24개뿐이지만, 1단계부터 5단계까지의 경우의 수를 모두 계산하면 수많은 복합처방이 가능하다. 과연 그 수가 얼마나 될까?

네 장부가 과도불균형을 일으킨 경우(5단계복합처방)부터 살펴보자. 위의 표에서 각 식마다 다섯 개의 단위처방으로 구성되어 있고, 하나의 단위처방마다 각기 장과 부의 두 가지의 경우가 있으므로 이로부터 경우의 수를 계산해 낼 수 있다. 예를 들어 A행1열의 경우, A가 장 또는 부인 경우 두 가지, B가 장 또는 부인 경우 두 가지, S가 장 또는 부인 경우 두 가지, D가 장 또는 부인 경우 두 가지, 그리고 E가 장 또는 부인 경우 두 가지가 그것이다. 그러므로 네 장부가 과도불균형을 일으킨 경우, 하나의 일반식마다 $2 \times 2 \times 2 \times 2 \times 2 = 2^5 = 32$(가지)의 복합처방이 가능하다. 따라서 네 장부가 모두 과도불균형을 일으킨 경우는 24개의 셀마다 2^5가지가 있으므로 총 $2^5 \times 24 = 768$(가지)의 복합처방이 이론적으로 가능하다는 것을 알 수 있다(5단계복합처방).

그리고 세 장부가 과도불균형을 일으킨 경우는 위 표에서 각 일반식의 앞의 네 단위처방을 쓰면 되고(4단계복합처방. 예를 들면 A행1열에서는 AsBsSrDt, D행5열에서는 DtEtSrAs가 된다), 두 장부가 불균형을 일으킨 경우는 표의 1·3·5열(2·4·6열은 1·3·5열과 중복된다)의 일반식 중에서 앞의 두 단위처방(예를 들면 B행3열에서는 BsDt, E행5열에서는 EtDt가 된다)을 쓰거나(2단계복합처방), 또는 정신부방까지 합쳐 앞의 세 단위처방을 차례로 쓰면 된다(3단계복합처방. 예를 들면 B행3열에서는 BsDtSr, E행5열에서는 EtDtSr가 된다). 한 장부만 과도불균형을 이룬 경우는 표의 1열(다른 열들은 중복된다)에서 맨 첫 번째 단위처방을 쓰면 된다(1단계복합처방 As, Bs, Dt, Et).

4단계복합처방은 일반식 24개, 그리고 각 일반식의 단위처방마다 장과 부의 두 가지 경우가 있으므로 $2^4 \times 24 = 384$(개), 같은 방법으로 3단계복합처방은 $2^3 \times 12 = 96$, 2단계복합처방은 $2^2 \times 12 = 48$, 1단계복합처방은 $2 \times 4 = 8$의 경우의 수가 존재하므로, 1단계부터 5단계까지 모두 합하면 $8 + 48 + 96 + 384 + 768 = 1304$, 무려 1304개의 복합처방이 이론적으로 가능하다는 것을 알 수 있다.

이 복합처방의 일반식은 한 복합처방에서 동일한 기에 속하는 장과 부가 동시에 쓰이는 경우는 고려하지 않은 것이다. 예로써 목양체질에 IsVIItIII'rVIIIt라는 처방이 있는데, 이것을 일반식으로 表現하면 AsEtSrE't와 같아서 위의 일반식 표에서 이탈한다. 이것은 같은 금기金氣에 속하는 폐(E)와 대장(E')을 보하는 단위처방이 하나의 복합처방에 동시에 들어 있는 것이다. 이것은 디스크방에 활력방을 가미한 것이라고 할 수 있다. 근본처방은 여전히 디스크방 AsEtSr인 것이다. 이런 경우는 특수한 예로서 그리 흔한 경우는 아니다. 이러한 예외까지 고려한다면 앞에서 구한 처방의 수 1304보다 더욱 많은 처방이 존재하게 되는 것이다.

하나의 복합처방으로 여러 질병을 다스린다

또 하나 중요한 것은 복합처방 하나가 단지 하나의 질병만을 치료하는 것이 아니라는 것이다. 하나의 복합처방은 하나의 범주 같은 것이다. 이 범주에 포함될 수 있는 모든 질병은 이 하나의 복합처방으로 치료가 가능하다. 다시 말해 어떠한 질병이라도, 그리고 그것이 어떠한 병명을 갖고 있던지 간에 동일한 하나의 복합처방에 해당되는 병리를 갖는다면 그 질병군은 모두 이 한 복합처방으로 치료가 될 수 있다는 것이다. 앞에서 소개한 디스크방의 활용범위를 보라. 디스크방 하나만으로도 십 수 가지의 질환을 치료할 수 있는 것이다. 따라서 위의 1304개의 복합처방이 아우르는 질병의 수는 무한하다고 할 수 있다.

복합처방 일반식의 응용례

위 일반식을 응용하는 한 예를 토양체질(비위 심소장 간담 폐대장 신방광)을 통해 들어보겠다. 위 일반식에서 임의로 E행3열의 경우를 토양체질에 적용해 보자. E행3열의 일반식은 EtBsSrAsDt이다. 5단계처방을 구한다면 Et, Bs, Sr, As, Dt 모두 각기 장 또는 부의 과도불균형의 경우가 있으므로, 여기에 해당되는 경우를 모두 뽑으면 다음과 같다(총 2^5, 즉 32가지):

Ⅸt Ⅲs Ⅲ'r Ⅴs Ⅷt	Ⅹt Ⅲs Ⅲ'r Ⅴs Ⅷt	Ⅸt Ⅳs Ⅲ'r Ⅴs Ⅷt	Ⅸt Ⅲs Ⅳ'r Ⅴs Ⅷt
Ⅸt Ⅲs Ⅲ'r Ⅵs Ⅷt	Ⅸt Ⅲs Ⅲ'r Ⅴs Ⅷt	Ⅹt Ⅳs Ⅲ'r Ⅴs Ⅷt	Ⅹt Ⅲs Ⅳ'r Ⅴs Ⅷt
Ⅹt Ⅲs Ⅲ'r Ⅵs Ⅷt	Ⅹt Ⅲs Ⅲ'r Ⅴs Ⅷt	Ⅸt Ⅳs Ⅳ'r Ⅴs Ⅷt	Ⅸt Ⅳs Ⅲ'r Ⅵs Ⅷt
Ⅸt Ⅳs Ⅲ'r Ⅴs Ⅷt	Ⅹt Ⅲs Ⅳ'r Ⅵs Ⅷt	Ⅹt Ⅲs Ⅳ'r Ⅴs Ⅷt	Ⅸt Ⅲs Ⅲ'r Ⅵs Ⅷt
Ⅸt Ⅲs Ⅳ'r Ⅵs Ⅷt	Ⅸt Ⅳs Ⅲ'r Ⅵs Ⅷt	Ⅸt Ⅳs Ⅳ'r Ⅴs Ⅷt	Ⅸt Ⅳs Ⅳ'r Ⅵs Ⅷt
Ⅹt Ⅲs Ⅲ'r Ⅵs Ⅷt	Ⅹt Ⅲs Ⅳ'r Ⅴs Ⅷt	Ⅹt Ⅲs Ⅳ'r Ⅵs Ⅷt	Ⅹt Ⅳs Ⅲ'r Ⅴs Ⅷt
Ⅹt Ⅳs Ⅲ'r Ⅵs Ⅷt	Ⅹt Ⅳs Ⅳ'r Ⅴs Ⅷt	Ⅸt Ⅳs Ⅳ'r Ⅵs Ⅷt	Ⅹt Ⅲs Ⅳ'r Ⅵs Ⅷt
Ⅹt Ⅳs Ⅲ'r Ⅵs Ⅷt	Ⅹt Ⅳs Ⅳ'r Ⅴs Ⅷt	Ⅹt Ⅳs Ⅳ'r Ⅵs Ⅷt	Ⅹt Ⅳs Ⅳ'r Ⅵs Ⅷt

【그림-43】 일반식 EtBsSrAsDt의 토양체질 응용례

여기에 토양체질의 단위처방을 대입하면 E행3열의 모든 복합처방들이 손쉽게 도출된다. 토양체질의 단위처방은 다음과 같다:

Ⅸt(보신) = 태백c 태계c 경거p 부류p

Ⅲs(사심) = 태백c 신문c 경거p 영도p

Ⅴs(사비) = 소부c 대도c 음곡p 음릉천p

Ⅶt(보폐) = 소부c 어제c 음곡p 척택p

Ⅹt(보방광) = 삼리c 위중c 상양p 지음p

Ⅳs(사소장) = 삼리c 소해c 상양p 소택p

Ⅵs(사위) = 양곡c 해계c 통곡p 내정p

Ⅷt(보대장) = 양곡c 양계c 통곡p 이간p

Ⅲ'r(심포) = 노궁c 곡택p

Ⅳ'r(삼초) = 지구c 액문p

예를 들어 그림-43의 5행3열의 복합처방(Ⅸt Ⅳs Ⅳ'r Ⅴs Ⅷt)을 구체적인 처방(반복횟수는 4회로 하자)으로 나타내면 다음과 같다:

태백c 태계c 경거p 부류p 4회,

삼리c 소해c 상양p 소택p 4회,

지구c 액문p 4회,

소부c 대도c 음곡p 음릉천p 4회,

양곡c 양계c 통곡p 이간p 4회.

그림-43의 복합처방 EtBsSrAsDt의 응용례 32가지 중에서 Ⅸt Ⅲs Ⅲ'r

ⅤsⅦt과 ⅩtⅣsⅣ'rⅥsⅧt은 토양체질의 5단계치료에서 가장 많이 사용하는 복합처방이다. 전자는 장계의 단위처방으로만 구성된 5단계처방이고, 후자는 부계의 단위처방으로만 구성된 5단계처방이다. 이 두 처방은 매우 중요한 처방이다. 이 두 처방만으로도 많은 토양체질의 다수의 중한 질환을 치료할 수 있다. 이것을 토대로 필자가 파악한 가장 전형적 치료단계를 장계와 부계로 구분하여 일반식으로 표현하면 다음과 같다.

A가 병근인 목양, 금음, 수양, 토음체질의 5단계처방:
AsDtSrEtBs(장계)와 A'sD'tS'rE'tB's(부계)

E가 병근인 금양, 목음, 토양, 수음체질의 5단계처방:
EtBsSrAsDt(장계)와 E'tB'sS'rA'sD't(부계)

이러한 요령으로 다양한 질병에 대해서 처방을 만들어 보기 바란다. 만들 수 있는 모든 처방은 [그림-42]의 복합처방의 일반식에 다 들어 있다. 처음에는 2단계처방과 3단계처방을 적절하게 배합하여 치료를 해보고, 어느 정도 그 요령을 터득하게 되면 4단계, 5단계복합처방을 스스로 만들어서 치료를 해 보면 된다. 장계의 단위처방만으로 구성할 수도 있고, 부계의 단위처방만으로 구성할 수도 있으며, 때로는 장계와 부계의 단위처방을 적절하게 배합하여 구성할 수도 있다. 자신의 생리와 병리의 이론에 따라 원칙을 가지고 무한히 다양한 처방을 만들 수 있다.

또한 8체질의학에서는 한 체질에 대한 복합처방을 알면 다른 체질에 대해서도 위의 복합처방 일반식에 의해 장부를 변환하여 곧바로 원하는 치료 처방을 구할 수 있다. 8체질의학의 과학성이 바로 여기에서도 드러난다. 완벽한 규칙성이 내재해 있는 것이다. 각 체질 간 장부 변환표를 아래에 도시한다. 같은 행에 있는 장과 부는 서로 변환될 수 있다.

예를 들어 금양체질의 간과 비의 불균형은 목양체질의 간과 비의 불균형, 금음과 목음체질의 폐와 심의 불균형, 토양과 수양체질의 신과 심의 불균형, 토음과 수음체질의 비와 간의 불균형으로 변환된다. 따라서 필요한 경우 다른 체질의 동일한 병리의 질병에 사용할 수 있다. 방금의 예는 모두 부계염증방에 해당된다. 따라서 어느 체질에 새로운 처방으로 특정 질환을 치료했다면, 그와 동일한 질병이 발생한 다른 체질에도 같은 방식의 처방을 이 변환표에 의거하여 적용할 수 있다.

금양/목양	금음/목음	토양/수양	토음/수음
간(I)	폐(Ⅶ)	신(Ⅸ)	비(Ⅴ)
비(Ⅴ)	심(Ⅲ)	심(Ⅲ)	간(I)
심포(Ⅲ')	심포(Ⅲ')	심포(Ⅲ')	심포(Ⅲ')
폐(Ⅶ)	간(I)	비(Ⅴ)	신(Ⅸ)
신(Ⅸ)	신(Ⅸ)	폐(Ⅶ)	폐(Ⅶ)
담(Ⅱ)	대장(Ⅷ)	방광(Ⅹ)	위(Ⅵ)
위(Ⅵ)	소장(Ⅳ)	소장(Ⅳ)	담(Ⅱ)
삼초(Ⅳ')	삼초(Ⅳ')	삼초(Ⅳ')	삼초(Ⅳ')
대장(Ⅷ)	담(Ⅱ)	위(Ⅵ)	방광(Ⅹ)
방광(Ⅹ)	방광(Ⅹ)	대장(Ⅷ)	대장(Ⅷ)

【그림-44】 8체질 장부변환표

복합처방은 자유의 세계

필자는 이 복합처방을 자유의 세계라고 생각한다. 체질의 정의에서부터 장부 간의 기의 교환법칙, 그리고 단위처방의 구성까지는 한 치의 빈틈도 없는, 외길 같은 엄격한 수학의 원리의 세계이지만 복합처방에 오면 갑자기 넓은 평원이 전개되는 것이다. 복합처방의 일반식의 도출은 원리적이지만 그것의 구체적인 운용은 매우 개방되어 있다는 것이다. 의사의 경험과 직관, 감성, 탄탄한 이론, 그리고 개성에 따라 얼마든지 다양한 방식이 용인되는 세계라는 것이다.

그래서 필자는 단위처방을 단어라고 하고, 복합처방은 그 단어로 구성된 문장과 같은 것이라고 비유했다. 단어는 누구나 그 의미를 알고 있고 누구나 그것을 사용할 선택권이 있지만 그 자체만으로는 충분한 의미를 전달할 수 없다. 그 제한된 의미의 단어를 가지고 어떠한 문장을 만들어 내는가는 그 사람의 실력과 피나는 훈련에 따른 문장력에 의해 결정되기 때문이다. 즉 언어의 재료인 단어는 누구나 아는 것이지만 그것을 어떻게 조합하여 유려하고 정확한 명문장을 만들어내는가 하는 것은 그 단어를 이용하는 사람의 개인적 능력에 달려있다는 말이다.

물론 정확한 단어들의 라이브러리인 단위처방은 당연히 가장 기본적이고 중요한 전제이다. 복합처방은 이 단위처방을 가지고 마음껏 개성을 발휘하는 자유의 세계다! 하지만 그것은 체질이라는 장부대소구조의 엄격한 질서 속의 자유이다.

8체질의학에서는 현재 많은 복합처방들이 창안되어 감기나 식체, 두통, 염좌 등의 가벼운 질환에서부터 추간판탈출증, 간염, 간경화, 심장병, 중풍, 면역계질환, 알레르기성질환, 그리고 심지어 악성종양 등에 이르기까지 인간이 걸릴 수 있는 거의 모든 질환의 치료에 광범위하게 응용되고 있다. 그들 중 대부분이 위의 복합처방의 일반식 안에 포함되는 것들이다.

하지만 현재 사용되고 있는 복합처방들은 이 복합처방의 일반식 전체에서 극히 소수에 불과하다. 8체질의학은 개척지가 무궁무진하게 펼쳐져 있는 말 그대로 블루오션의 세계인 것이다. 아직도 그 효용이 알려지지 않은 수많은 복합처방들이 8체질의학 전문의들의 손길을 기다리고 있다.

체질침 처방집

체질침은
질병을 겨냥하지 않는다.
당신 자신을 겨냥한다.

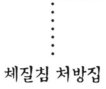

체질침 처방집

　다음은 임상에서 자주 사용되고 있는 체질침 처방들이다. 8체질을 연구하는 동료 한의사들로부터 알음알음 얻은 것도 있고, 또 필자가 임상을 시작한 후 많은 환자들의 치료 경험으로부터 몸소 터득한 것들도 있다. 이렇게 어렵사리 모은 귀한 자료들을 총 망라하여 여기 보기 쉽게 표로 작성한 것이다. 연원을 따라 올라가면 이 자료는 거의 대부분 8체질의학의 창시자인 권도원 선생이 직접 발표한 것이거나 혹은 권도원 선생의 임상 자료로부터 주위 사람들을 통해 흘러나온 것들이다. 평생 8체질의학의 연구에만 매진한 동호 권도원 선생께 빚진 것이라는 얘기다. 그러므로 이 자료를 귀히 여기고 임상에 잘 응용하기 바란다. 8체질의학을 전문으로 하는 한의사들이나 한의과대학 교수와 학생들, 그리고 사계의 연구자들에게 보석처럼 긴요한 정보가 될 것이다.

【범례】

　여기 소개하는 처방집에서 사용하는 규약을 설명한다. 체질 배열이 AA' BB' CC' DD' EE'(A, B, C, D, E는 오장을, A', B', C', D', E'는 장과 상보관계의 오부를 의미함)라 할 때 병근이 A인 금음, 토음, 목양, 수양체질의 경우 단위처방 규약은 다음과 같다(괄호 안은 약칭).

As: 기본방(기), A's: 부계기본방(본)

Bs: 퇴행부방(퇴), B's: 부계퇴행부방(행)

Sr: 정신부방(정), S'r: 부계정신부방(신)

Dt: 부계염증부방(부), D't: 살균부방(살)

Et: 장계염증부방(장), E't: 활력부방(활)

병근이 E인 금양, 토양, 목음, 수음체질의 경우 단위처방 규약:

Et: 기본방(기), E't: 부계기본방(본)

Dt: 퇴행부방(퇴), D't: 부계퇴행부방(행)

Sr: 정신부방(정), S'r: 부계정신부방(신)

Bs: 부계염증부방(부), B's: 살균부방(살)

As: 장계염증부방(장), A's: 활력부방(활)

편의상 여기 처방집에서는 단위처방의 첨자(s, r, t)를 생략하고 A, A', B, B', S, S', D, D', E, E'로 표기하기로 한다. 예를 들어 처방집에서 금음, 토음, 목양, 수양체질의 가려움증 처방인 BESD는 단위처방 Bs(퇴행부방), Et(장계염증부방), Sr(정신부방), Dt(부계염증부방)를 차례로 시술하는 처방을 의미한다.

처방 옆의 숫자는 일반적으로 알려진, 또는 필자가 임상 경험에 의거하여 평소 자주 적용하는 단위처방의 반복 횟수이다. 앞의 BESD는 4424로서 Bs 4회, Et 4회, Sr 2회, Dt 4회를 의미한다.

2단계처방에서 처방 뒤에 첨가된 영문 소문자 a는 ana, 즉 상초방을 의미하고, c는 cata, 즉 하초방을 의미한다.

　본 처방집에서 적용한 반복 시술의 횟수는 A가 병근인 체질(금음, 토음, 목양, 수양)에 대해서만 표기했지만, 당연히 E가 병근인 체질(금양, 토양, 목음, 수음)에 대해서도 동일한 횟수가 적용됨을 밝힌다.

　실제 임상에서는 체질별 장부 기호로 처방(복합처방)을 쓰고 있다. 각 체질별 단위처방을 장부 기호로 표시하면 다음과 같다. 여기서 양필드에 속하는 장부(A, B, A', B')는 사하고 음필드에 속하는 장부(D, E, D', E')는 보하는 건 숙지하고 있을 것이다.

장부	A	B	S	D	E	A'	B'	S'	D'	E'
처방명	기	퇴	정	부	장	본	행	신	살	활
금음	VII	IX	III'	III	I	VIII	X	IV'	IV	II
토음	V	VII	III'	I	IX	VI	VIII	IV'	II	X
목양	I	IX	III'	V	VII	II	X	IV'	VI	VIII
수양	IX	VII	III'	III	V	X	VIII	IV'	IV	VI
처방명	장	부	정	퇴	기	활	살	신	행	본
금양	VII	V	III'	IX	I	VIII	VI	IV'	X	II
토양	V	III	III'	VII	IX	VI	IV	IV'	VIII	X
목음	I	III	III'	IX	VII	II	IV	IV'	X	VIII
수음	IX	I	III'	VII	V	X	II	IV'	VIII	VI

【그림-45】 체질별 장부 기호로 표시한 단위처방표

예를 들어 위의 표에서 장臟 B는 양필드에 속하므로 단위처방은 Bs
로서 금음, 토음, 목양, 수양체질의 경우에는 퇴행부방에 해당하고, 금
양, 토양, 목음, 수양체질의 경우에는 부계염증부방에 해당한다. 또, 부
腑 E'는 음필드에 속하므로 단위처방은 E't로서 금음, 토음, 목양, 수양체
질의 경우에는 활력부방에 해당하고, 금양, 토양, 목음, 수음체질의 경
우에는 부계기본방에 해당한다. 구체적인 단위처방은 해당되는 장 또는
부를 사하거나 보하면 어렵지 않게 얻을 수 있다(제3장의 [그림-35a]와
[그림-35b] 단위처방표 참조).

앞에서 예를 든 복합처방 BESD를 목양체질에 대하여 장부 기호로
표시하면 다음과 같다(위에 제시한 표의 목양체질 행에서 찾는다). 원하는 복
합처방은 Ⅸ Ⅶ Ⅲ' Ⅴ 즉 퇴행부방인 사신(태백p 태계p 대돈c 용천c), 장계
염증부방인 보폐(태백p 태연p 대돈c 소상c), 정신부방인 심포(간사p 곡택c),
부계염증부방인 보비(경거p 상구p 음곡c 음릉천c)의 단위처방을 결합하면
된다(제3장의 단위처방표 참조). 다른 체질에 대해서도 위 표에서 동일한
방법으로 원하는 복합처방을 쉽게 구할 수 있다.

여기 공개하는 처방들은 주로 권도원 선생의 오랜 임상 과정을 통해
밝혀진 것들이다. 필자가 도올한의원에서 재직 당시 도올 김용옥 선생
으로부터 전수받은 8체질의학 관련 자료들, 도추한의원의 박재정 원장
과 동료 한의사들과의 세미나, 장미도의 『학습 8체질의학』, 그리고 필
자의 오랜 임상 경험으로부터 터득한 자료들로부터 모은 것이다. 이 외
에도 권도원 선생의 아카이브에는 평생토록 켜켜이 쌓인 수많은 처방
들이 사계에 공개되지 않은 채 잠자고 있을 것이다. 그 귀한 자료들이
한의학계 전문가들의 연구를 위해 공개되길 바란다. 여기 필자가 공개한
처방들은 질병의 경중이나 환자의 상태 및 특성 등에 따라 8체질의학의
전문가가 적절한 것을 선택해서 사용해야 할 것이다.

【체질침 처방집】

체질 장부구조: AA' BB' CC' DD' EE'

이 표에서 금음, 토음, 목양, 수양은 병근이 A이고(좌측 열의 처방 적용), 금양, 토양, 목음, 수음은 병근이 E이다(우측 열 처방 적용).

병명 및 증상	금음, 토음, 목양, 수양	금양, 토양, 목음, 수음
가려움증	BESD 4424	DASB
간경화, 간암	BESDA 55555	DASBE
간경화, 간암	BESDA' 55555	DASBE'
간경화, 간암	BESD'A' 55555	DASB'E'
간경화, 간암	AESDB 55555	EASBD
간염	AE/ASa 51/51	EA/ESa
간질	ADS 551	EBS
감기	AD'S/ADa 551/42	EB'S/EBa
감기(몸살)	AD'S/AES 551/551	EB'S/EAS
갑상선기능저하증	ADa/AE'a 42/42	EBa/EA'a
갑상선기능항진증	ADa/AD'a 42/42	EBa/EB'a
갑상선기능항진증	BDSE 4424	DBSA
갑상선종	ADa/AD'a 42/42	EBa/EB'a
갑상선질환	A'D'S'E'B 44424	E'B'S'A'D
강직성척추염	BESD'/AES 5555/551	DASB'/EAS
강직성척추염	ABSA'D' 55515	EDSE'B'
갱년기증후군	A'DS' 551	E'BS'

건선	E'B'S'A' 4444	A'D'S'E'
건선	ADSE'B' 44444	EBSA'D'
건초염[1]	BDS 551	DBS
견비통	BDSE' 5515	DBSA'
고혈압	A'D'S'D 5555	E'B'S'B
고혈압	BDSE 5555	DBSA
고혈압	A'D'S'B'E' 55555	E'B'S'D'A'
골반복막염	BESD 5551	DASB
골반염	AESD' 5551	EASB'
골수염	AESD' 5555	EASB'
골수종	DASB 5555	BESD
공황장애	A'D'S'B'E' 55555	E'B'S'D'A'
과민성대장염	ADS/AD'c 442/42	EBS/EB'c
관절부종	ADSD'E'/AES 55555/551	EBSB'A'/EAS
구내염	ADa/AD'a 42/42	EBa/EB'a
궤양(위 · 대장)	ADS 442	EBS
근무력증	ABSE' 5515	EDSA'
근육통	AES 551	EAS
기관지염	D'A'S'DE 55515	B'E'S'BA
기관지천식	D'E'S'EA 55515	B'A'S'AE
기관지확장증	DESB'A' 55515	BASD'E'
기관지확장증	EBSD'A' 55515	ADSB'E'
난관염	BESD 4442	DASB

8체질의학_핵심 원리와 체질침 치료법

난소낭종	ADc/AD'c 42/42	EBc/EB'c
난소낭종	AES/ADc 551/42	EAS/EBc
난청, 이명	AD'S 551	EB'S
난청, 이명	AESDA' 55515	EASBE'
냉증	AE'SD 4442	EA'SB
녹내장	A'D'S'E 4424	E'B'S'A
뇌경색	E'BS'A 4424	A'DS'E
뇌경색(혈전)[2]	AE'S 551	EA'S
뇌경색(저혈압)[3]	BESA' 4424	DASE'
뇌종양	BE'SA 4424	DA'SE
뇌출혈	A'D'S'D 5515	E'B'S'B
뇌출혈	BDSD' 5515	DBSB'
뇌출혈	BDSE 5515	DBSA
뇌하수체종양	BE'SA 4424	DA'SE
담관결석	AE' 42	EA'
담낭염, 담도염, 담낭물혹	AD/AD' 42/42	EB/EB'
당뇨병	AE/ASa 51/51	EA/ESa
당뇨병	A'D'S'E'B 55555	E'B'S'A'D
대하	ADc 42	EBc
대하	AD'c 42	EB'c
독감	AD'S/AES 551/551	EB'S/EAS
독감	A'D'S'E'B' 55555	E'B'S'A'D'
독감	AD'S/A'D'S'E'B' 551/55555	EB'S/E'B'S'A'D'

동맥경화	D'E'S' 442	B'A'S'
동맥경화	B'E'S'A 4444	D'A'S'E
동상	ADS/AD' 442	EBS/EB'
두드러기(식중독)	AE/AD' 51/42	EA/EB'
두드러기(식중독)	AD/AD' 42/42	EB/EB'
두드러기(알레르기)	D'A'S'DE 44444	B'E'S'BA
두통	AES 551	EAS
두통(신경성)	A'D'S'B'E' 55555	E'B'S'D'A'
두통(허증)	BE'SD' 5555	DA'S'B'
디스크질환	AES 551	EAS
디스크질환	AES/AE' 551/42	EAS/EA'
디스크질환	AES/AD 551/42	EAS/EA'
디스크질환	AESD' 5555	EASB'
디스크질환	AESD'/AE' 5555/42	EASB'/EA'
디스크질환	AESE'/AE' 5555/42	EASA'/EA'
람세이-헌트증후군[4]	AES/AD'S 551/551	EAS/EB'S
레이노증후군[5]	AES/AE' 551/42	EAS/EA'
루게릭병[6]	BESAE' 55555	DASEA'
루푸스(SLE)[7]	DASBE 55555	BESDA
류머티스관절염(RA)	ADSB/BE'S 5555/551	EBSD/DA'S
류머티스관절염(RA)	ADSD'E' 55555	EBSB'A'
류머티스관절염(RA)	ADSE'B' 55555	EBSA'D'
류머티스관절염(RA)	E'B'S'A'D' 55555	A'D'S'E'B'

마목[8]	AE'SD 5555	EA'SB
망막염	ADS 442	EBS
맥립종(다라끼)	ADa/AD'a 42/42	EBa/EB'a
멀미	B'E'S' 442	D'A'S'
메니에르증후군[9]	AESDA' 55555	EASBE'
무월경	AD'S 442	EB'S
바이러스성질환	AD'S 551	EB'S
발기부전	AES/AE' 551/42	EAS/EA'
방광무력증	AE'c 42	EA'c
방광염, 요도염	ADc/AD'c 42/42	EBc/EB'c
배란장애	BE'SD' 4442	DA'SB'
백내장	D'A'S'B'D' 44424	B'E'S'D'B'
백내장	D'A'S'B'E' 44424	B'E'S'D'A'
백반증	ADS/AD' 442/42	EBS/EB'
베체트병[10]	ADS/AD' 442/42	EBS/EB'
변비	AD/AD' 42/42	EB/EB'
변비	AD/AE' 42/42	EB/EA'
변비	ADS/AD' 442/42	EBS/EB'
변비	ADSD'E' 44442	EBSB'A'
복시	ADS 442	EBS
부계염증방	AD 42	EB
부종	ADSD'E' 55555	EBSB'A'
부종(당뇨성)	A'D'S'E'B 55555	E'B'S'A'D

불면증	A'D'S'B'E' 55555	E'B'S'D'A'
불안신경증	AE/AS 51/51	EA/ES
불안신경증	A'D'S'B'E' 55555	E'B'S'D'A'
불임	ADc 42	EBc
불임	BE'SD' 4442	DA'SB'
비만	ADSD'E' 55555	EBSB'A'
비염	ADa/ADa' 42/42	EBa/EB'a
비염	BESD/AD 4424/42	DASB/EB
비염(알레르기)	D'A'S'DE 55515	B'E'S'BA
비장종대	AE/ASa 51/51	EA/ESa
비증(저림)	AES 551	EAS
비증(저림)	A'D'S'B'E' 55555	E'B'S'D'A'
빈뇨	B'A'SEE' 55555	D'E'SAA'
사구체신염	ADc/ASc 51/51	EBc/ESc
사구체신염	A'D'S'DB 55555	E'B'S'BD
산후풍	AES 551	EAS
산후풍	BE'SD' 4424	DA'SB'
살균방	AD' 42	EB'
삼차신경통	AES 551	EAS
삼차신경통	EDSD'A' 55515	ABSB'E'
생리통	ADc 42	EBc
생리통	AES/ADS 551/442	EAS/EBS
생리통	AE'S/ADc 551/42	EA'S/EBc

설사	ADc/AD'c 42/42	EBc/EB'c
소변거품(거품뇨)	AEc/ASc 51/51	EAc/ESc
수장각화증[11]	ABSE 5555	EDSA
수전증	AES 551	EAS
수전증	ABSE' 5515	EDSA'
수전증	BE'SD' 4424	DA'SB'
수족냉증	AE'SD' 4424	EA'SB'
수족냉증	BE'SD 4424	DA'SB
수족다한증	AE/ASa 51/51	EA/ESa
식도염, 매핵기	AE'a 42	EA'a
식도염, 매핵기	ADa/ASa 51/51	EBa/ESa
식도염, 매핵기	ADS/AD'a 442/42	EBS/EB'a
식도염, 매핵기	ADS/AE'a 442/42	EBS/EA'a
식도염, 매핵기	A'D'S'B'/ADS 4424/442	E'B'S'D'/EBS
신부전증	A'D'S'B 5551	E'B'S'D
신부전증	A'D'S'B' 5551	E'B'S'D'
신부전증	DESB 5551	BASD
신부전증(부종)[12]	ADSD'E'/A'D'S'B' 55551/5551	EBSB'A'/E'B'S'D'
신우신염(부종)[13]	AEc/ASc 51/51	EAc/ESc
심장병	B'E'S'D' 5515	D'A'S'B'
아토피피부염	A'D'S'D 4424	E'B'S'B
아토피피부염	A'D'S'B' 4424	E'B'S'D'
아토피피부염	BESD/A'D'S'B' 4424/4424	DASB/E'B'S'D'

안구통증 및 충혈	AE/ASa 51/51	EA/ESa
안면경련[14)	AES 551	EAS
안면신경마비	AESE' 5515	EASA'
안면신경마비	A'DS'E 5515	E'BS'A
안면통증	AES 551	EAS
안면통증	AES/AD'S 551/442	EAS/EB'S
안면통증	AES/AD'a 551/42	EAS/EB'a
안면통증	EDSD'A' 55515	ABSB'E'
알레르기	D'A'S'DE 55555	B'E'S'BA
알레르기	BESE'D' 55555	DASA'B'
알레르기결막염	A'D'S'BE 55515	E'B'S'DA
알레르기비염	B'E'S'D' 4424	D'A'S'B'
알레르기비염	AE'S'D 4424	EA'S'B
알레르기비염	AE'SD 4424	EA'SB
알레르기비염	A'D'S'DE 44424	E'B'S'BA
알레르기천식	D'A'S'DE 55515	B'E'S'BA
알레르기천식	ADSE'B' 55515	EBSA'D'
알레르기피부염	A'DS'D'E 44424	E'BS'B'A
알레르기피부염	ADSE'B' 44424	EBSA'D'
알레르기피부염	A'D'S'BD 44424	E'B'S'DB
야뇨, 빈뇨, 요실금	AEc 51	EAc
야뇨, 빈뇨, 요실금	ADc 42	EBc
야뇨, 빈뇨, 요실금	AE'c/ADc 42/42	EA'c/EBc

야뇨, 빈뇨, 요실금	ADS/AE'S 442/442	EBS/EA'S
야뇨, 빈뇨, 요실금	AES/AE'c 551/42	EAS/EA'c
야뇨, 빈뇨, 요실금	B'A'SEE' 44442	D'E'SAA'
여드름	ADS/AD'a 442/42	EBS/EB'a
여드름	A'DS'/AD' 442/42	E'BS'/EB'
여드름	E'B'S'AD 44444	A'D'S'EB
연골마모	ABS 551	EDS
연골마모	ABSB' 5555	EDSD'
연골연화증[15]	AESB' 5555	EASD'
오십견	AES 551	EAS
오십견	AESD'/AE'a 5515/42	EASB'/EA'a
오십견	E'ASD'/AES 5515/551	A'ESB'/EAS
오십견	BDSE' 5515	DBSA'
요도염	ADc/AD'c 42/42	EBc/EB'c
요로결석	AE'c/ADc 42/42	EA'c/EBc
요통[16]	AES/AE'c 551/42	EAS/EA'c
요통	AESD' 5555	EASB'
요통	AESB 5555	EASD
요통	AESE' 5555	EASA'
우울증	AE/ASa 51/51	EA/ESa
우울증	B'E'S' 551	D'A'S'
위궤양	ADS/AD' 442/42	EBS/EB'
위궤양 및 점막궤양	ADS/A'D'S'B' 442/4444	EBS/E'B'S'D'

위암	A'D'S'E' 5555	E'B'S'A'
위암	A'D'S'E'B' 55555	E'B'S'A'D'
위염	AD/AD' 42/42	EB/EB'
위염(헬리코박터균)	ADS/AD' 442/42	EBS/EB'
위축성위염	BE'S 442	DA'S
위·장하수, 탈장	AE'S 442	EA'S
이명, 난청	AD'S 551	EB'S
이명, 난청	AESDA' 55515	EASBE'
이명, 난청	BESD' 5515	DASB'
이명, 난청	DESA' 5515	BASE'
인후염	ADa/AD'a 42/42	EBa/EB'a
자궁근종	ADc/AD'c 42/42	EBc/EB'c
자궁내막염	BESD 4442	DASB
자궁내막염	BESD' 4442	DASB'
자궁하수증	ADc/AE'c 42/42	EBc/EB'c
자반병	A'D'S'DB 44444	E'B'S'BD
자반병	BESE'A' 44444	DASA'E'
자율신경실조증	A'DS' 442	E'BS'
자율신경실조증	D'E'S' 442	B'A'S'
자율신경실조증	B'E'S'D' 4444	D'A'S'B'
자율신경실조증	A'D'S'B'E' 44444	E'B'S'D'A'
장염방	AE 51	EA
저림	AES 551	EAS

저림	AE'S 442	EA'S
저림	A'DS' 442	E'BS'
저림	A'D'S'B'E' 44444	E'B'S'D'A'
저혈압	DES 551	BAS
저혈압	BES 442	DAS
저혈압	B'E'S' 442	D'A'S'
저혈압	BE'SD' 4424	DA'SB'
저혈압	BESA' 4424	DASE'
전립선비대증	BESA 4444	DASE
전립선비대증	ADSE' 4444	EBSA'
전립선비대증	B'A'SEE' 55555	D'E'SAA'
전립선염	ADc/AD'c 42/42	EBc/EB'c
전립선염	AD'S 442	EB'S
전립선염	ADSE' 4444	EBSA'
전립선염	BESD 4444	DASB
전립선염	BESD' 4444	DASB'
점막궤양	A'D'S'B' 4444	E'B'S'D'
정력감퇴	AE'S 442	EA'S
정력감퇴	BE'S 442	DA'S
정신방	AS 51	ES
조열[17]	A'DS' 442	E'BS'
조열	A'D'S'D 4444	E'B'S'B
중이염	ADa/AD'a 42/42	EBa/EB'a

중이염	ADS/AD' 442/42	EBS/EB'
중이염	AD'S/AD' 442/42	EB'S/EB'
중이염	BDSE' 4424	DBSA'
중이염	BDSD' 4424	DBSB'
중이염	BD'SD 4424	DB'SB
중이염	B'DS'D' 4424	D'BS'B'
중이염	BESA' 4424	DASE'
중이염	BESD' 4424	DASB'
중이염	BE'SD' 4424	DB'SB'
중풍(뇌경색)	AE'S'D 4424	EA'S'B
중풍(뇌경색)	AE'SD 4424	EA'SB
중풍(뇌경색)	BDSE/DESA' 4424/4424	DBSA/BASE'
중풍(뇌경색)	BDSE/D'E'S'A' 4424/4424	DBSA/B'A'S'E'
중풍(뇌경색)	BDSE/BESA' 4424/4424	DBSA/DASE'
중풍(뇌출혈)	BDSE/A 4424/6	DBSA/E
중풍(뇌출혈)	BDSE/AES 4424/551	DBSA/EAS
척추(척수)질환	AES 551	EAS
척추관협착증	BESDA 55555	DASBE
척추관협착증	BESDA' 55555	DASBE'
척추관협착증	BESE'A 55555	DASA'E
척추불안증[18]	BESD 5555	DASB
척추불안증	BESD' 5555	DASB'
척추압박골절	ABSB'/AES 5555/551	EDSD'/EAS

천식	BESD'A' 55515	DASB'E'
천식	BESD'E' 55515	DASB'A'
천식	EBSD'A' 55515	ADSB'E'
천식	D'A'S'E'E 55515	B'E'S'A'A
천식	A'D'S'E'B' 55515	E'B'S'A'D'
천식(알레르기천식)	A'D'S'DE 55515	E'B'S'BA
축농증(부비동염)	ADa/AD'a 42/42	EBa/EB'a
축농증(부비동염)	ADS/AD' 442/42	EBS/EB'
축농증(부비동염)	AD'S/AD' 442/42	EB'S/EB'
축농증(부비동염)	AE'SD 4424	EA'SB
축농증(부비동염)	BD'SD 4424	DB'SB
축농증(부비동염)	BDSD' 4424	DBSB'
축농증(부비동염)	BDSE' 4424	DBSA'
축농증(부비동염)	BESA' 4424	DASE'
축농증(부비동염)	BESD' 4424	DASB'
축농증(부비동염)	BE'SD' 4424	DB'SB'
축농증(부비동염)	B'DS'D' 4424	D'BS'B'
축농증(부비동염)	BESD/ADa 4424/42	DASB/EBa
축농증(부비동염)	BESDA' 44424	DASBE'
축농증(부비동염)	D'A'S'DE 44424	B'E'S'BA
출혈	A 6	E
췌장암	ADSEB 55555	EBSAD
췌장염	AE/ASa 51/51	EA/ESa

TMJ질환[19]	AES 551	EAS
TMJ질환	AES/AD'a 551/42	EAS/EB'a
TMJ질환	AES/AE'a 551/42	EAS/EA'a
치질, 치루	ADc/AE'c 42/42	EBc/EB'c
치질, 치루	ADS 442	EBS
치은염, 치주염	ADa/AD'a 42/42	EBa/EB'a
치은염, 치주염	AES/AD'a 551/42	EAS/EB'a
탈장	AE'S 442	EA'S
테니스엘보우	AES/AD'a 551/42	EAS/EB'a
테니스엘보우	AES/AE'a 551/42	EAS/EA'a
통풍	ADSEB' 55555	EBSAD'
통풍	ADSE'B' 55555	EBSA'D'
통풍	BESD' 5555	DASB'
통풍	EDSA'B' 55555	ABSE'D'
퇴행성관절염	AE'S 551	EA'S
퇴행성관절염	BES 551	DAS
퇴행성관절염	B'E'S' 551	D'A'S'
퇴행성관절염	ABSB'/AESD' 5555/5555	EDSD'/EASB'
퇴행성관절염	E'B'S'A'D' 55555	A'D'S'E'B'
파킨슨병	AA'SE' 5515	EE'SA'
파킨슨병	BDSD'A 55515	DBSB'E
편도선염(중증)	A'D'S'E'B' 44424	E'B'S'A'D'
폐결핵	AD'a 51	EB'a

폐담음(객담)	BESD 5515	DASB
폐무력증	AE'a/AEa 42/42	EA'a/EAa
폐섬유증[20]	BESD'A' 55515	DASB'E'
피부균열	ABSE 5555	EDSA
피부염	A'D'S'DE 44444	E'B'S'BA
하성, 성시[21]	ADa/AE'a 42/42	EBa/EA'a
하성, 성시	BESD/ADa 4424/42	DASB/EBa
해수	A'D'S'DE 55515	E'B'S'BA
현기증	B'E'S' 442	D'A'S'
혈뇨(신장성)	AEc 51	EAc
혈액순환장애	AE'SD 4444	EA'SB
혈액순환장애	B'E'S'D' 4444	D'A'S'B
혈전	AE'S 442	EA'S
혈전	BE'SA 4444	DA'SE
협심증	BE'S/ADa 551/42	DA'S/EBa
협심증	BE'S/AEa 551/51	DA'S/EAa
협심증	B'E'S'D' 5515	D'A'S'B'
협심증	BDSA/ADSD'E' 5515/55515	DBSE/EBSB'A'
활력방	AE' 42	EA'
흉민(가슴답답)	B'E'S' 551	D'A'S'

---

1) 건초염(tenosynovitis): 건(힘줄)을 싸고 있는 활막에 염증이 발생한 것으로 통증, 부종, 근력약화 등의 운동장애를 일으킨다. 어깨관절에 자주 발생한다.

2) 혈전으로 인한 뇌경색을 말한다.

3) 저혈압으로 인한 뇌경색을 말한다.

4) 람세이-헌트증후군(Ramsay-Hunt syndrome): 대상포진과 안면마비가 동시에 발병하는 질환.

5) 레이노증후군(Raynaud syndrome): 추위나 진동, 스트레스(심리적 변화) 등에 노출되었을 때 손가락 끝, 발가락 끝, 코 끝, 귓볼 등의 혈관이 비정상적으로 과도하게 수축되어 나타나는 증후군. 손끝, 발끝 등의 말단이 창백해지고 저리거나 통증 등의 감각 이상이 나타난다.

6) 루게릭병(Lou Gehrig's Disease): 근위축성 측삭 경화증(amyotrophic lateral sclerosis, ALS)을 이르는 병. 1939년 이 병에 걸린 미국 메이저리그의 유명 야구선수 루게릭의 이름을 따서 명명한 것으로 근육 약화, 위축 및 운동 기능 상실을 초래한다. 말하기 장애, 연하 장애, 호흡곤란, 진행성 마비 등의 증상을 갖는다.

7) 전신성 홍반성 루푸스(systemic lupus erythematosus). 만성 염증성 자가면역질환으로 결합조직과 피부, 관절, 혈액, 신장 등 신체의 다양한 기관을 침범하는 질환이다. 증상으로는 전신 쇠약감, 피로, 발진, 구강 궤양, 관절 통증, 열, 체중변화, 두통, 탈모, 호흡시 가슴통증, 하지 부종, 레이노 현상 등이 있다.

8) 마목麻木. 신체의 감각 이상 및 감각 저하(둔감) 증상.

9) 메니에르증후군(Ménière's syndrome): 내이의 만성질환으로 현훈(어지럼증), 이명, 난청, 귀의 먹먹한 느낌 등의 증상을 보인다.

10) 베체트병(Behçet's disease): 희귀성 만성염증성질환으로 신체의 여러 기관에 염증을 일으킨다. 주 증상은 구강궤양, 성기 궤양, 안구염증(포도막염), 피부의 붉은 결절, 관절통, 혈관염, 중추신경계 염증 등이 있다.

11) 가을 찬바람이 불면 손바닥과 손가락 피부가 각질화 하고, 심하면 갈라져 피가 나는 증상.

12) 신부전증 또는 그로 인한 부종이 심할 때 사용.

13) 신우신염 또는 그로 인한 부종이 심할 때 사용.

14) 눈꺼풀이나 입술 등의 근육 경련 증상.

15) 연골연화증(Chondromalacia): 슬개골 아래의 연골의 연화 및 파열로 슬관절의 통증, 마모 또는 파열의 느낌, 부종 등을 초래하는 병.

다음은 단위처방을 약칭으로 표기한 간단 체질침 처방표이다. 이를 이용하면 보다 편리하게 처방을 운용할 수 있을 것이다.

---

16) 일반적인 요통 또는 디스크 질환이나 좌골신경통 등에 의한 요통을 말한다.
17) 열감이 주기적으로 왔다가 사라지는 증상. 갱년기증후군에서 주로 나타나나 다른 질환에서도 일어날 수 있다.
18) 척추를 지지하는 근육과 인대가 약해져 척추의 안정성이 저하되는 증상.
19) 측두하악관절(temporomandibular joints, TMJ)에 발생하는 질환으로 흔히 턱관절 질환을 말함.
20) 폐섬유증(Pulmonary fibrosis): 폐조직의 섬유화를 일으키는 병으로 호흡 단축, 만성마른기침, 피로, 체중감소, 근육통 등의 증상을 보인다.
21) 목이 쉬거나 소리를 잘 내지 못하는 증상.

【간단 체질침 처방집】

규약: 기(기본방), 본(부계기본방), 퇴(퇴행부방), 행(부계퇴행부방), 정(정신부방), 신(부계정신부방),
부(부계염증부방), 살(살균부방), 장(장계염증부방), 활(활력부방)

병명 및 증상	체질침 처방
가려움증	퇴장정부 4424
간경화·간암	퇴장정부기 55555
간경화·간암	퇴장정부본 55555
간경화·간암	퇴장정살본 55555
간경화·간암	기장정부퇴 55555
간염	기장/기정a 51/51
간질	기부정 551
감기	기살정/기부a 551/42
감기(몸살)	기살정/기장정 551/551
갑상선기능저하증	기부a/기활a 42/42
갑상선기능항진증	기부a/기살a 42/42
갑상선기능항진증	퇴부정장 4424
갑상선종	기부a/기살a 42/42
갑상선질환	본살신활퇴 44424
강직성척추염	퇴장정살/기장정 5555/551
강직성척추염	기퇴정본살 55515

갱년기증후군	본부신 551
건선	활행신본 4444
건선	기부정활행 44444
건초염	퇴부정 551
견비통	퇴부정활 5515
고혈압	본살신부 5555
고혈압	퇴부정장 5555
고혈압	본살신행활 55555
골반복막염	퇴장정부 5551
골반염	기장정살 5551
골수염	기장정살 5555
골수종	부기정퇴 5555
공황장애	본살신행활 55555
과민성대장염	기부정/기살c 442/42
관절부종	기부정살활/기장정 55555/551
구내염	기부a/기살a 42/42
궤양(위·대장)	기부정 442
근무력증	기퇴정활 5515
근육통	기장정 551
기관지염	살본신부장 55515

기관지천식	살활신장기 55515
기관지확장증	부장정행본 55515
기관지확장증	장퇴정살본 55515
난관염	퇴장정부 4442
난소낭종	기부c/기살c 42/42
난소낭종	기장정/기부c 551/42
난청, 이명	기살정 551
난청, 이명	기장정부본 55515
냉증	기활정부 4442
녹내장	본살신장 4424
뇌경색	활퇴신기 4424
뇌경색(혈전)	기활정 551
뇌경색(저혈압)	퇴장정본 4424
뇌종양	퇴활정기 4424
뇌출혈	본살신부 5515
뇌출혈	퇴부정살 5515
뇌출혈	퇴부정장 5515
뇌하수체종양	퇴활정기 4424
담관결석	기활 42
담낭염·담낭물혹·담도염	기부/기살 42/42

당뇨병	기장/기정a 51/51
당뇨병	본살신활퇴 55555
대하	기부c 42
대하	기살c 42
독감	기살정/기장정 551/551
독감	본살신활행 55555
독감	기살정/본살신활행 551/55555
동맥경화	살활신 442
동맥경화	행활신기 4444
동상	기부정/기살 442
두드러기(식중독)	기장/기살 51/42
두드러기(식중독)	기부/기살 42/42
두드러기(알레르기)	살본신부장 44444
두통	기장정 551
두통(신경성)	본살신행활 55555
두통(허증)	퇴활정살 5555
디스크질환	기장정 551
디스크질환	기장정/기활 551/42
디스크질환	기장정/기부 551/42
디스크질환	기장정살 5555

디스크질환	기장정살/기활 5555/42
디스크질환	기장정활/기활 5555/42
람세이−헌트증후군	기장정/기살정 551/551
레이노증후군	기장정/기활 551/42
루게릭병	퇴장정기활 55555
루푸스	부기정퇴장 55555
류머티스관절염(RA)	기부정퇴/퇴활정 5555/551
류머티스관절염(RA)	기부정살활 55555
류머티스관절염(RA)	기부정활행 55555
류머티스관절염(RA)	활행신본살 55555
마목	기활정부 5555
망막염	기부정 442
맥립종(다래끼)	기부a/기살a 42/42
멀미	행활신 442
메니에르증후군	기장정부본 55555
무월경	기살정 442
바이러스성질환	기살정 551
발기부전	기장정/기활 551/42
방광무력증	기활c 42
방광염·요도염	기부c/기살c 42/42

배란장애	퇴활정살 4442
백내장	살본신행살 44424
백내장	살본신행활 44424
백반증	기부정/기살 442/42
베체트병	기부정/기살 442/42
변비	기부/기살 42/42
변비	기부/기활 42/42
변비	기부정/기살 442/42
변비	기부정살활 44442
복시	기부정 442
부계염증방	기부 42
부종	기부정살활 55555
부종(당뇨성)	본살신활퇴 55555
불면증	본살신행활 55555
불안증	기장/기정 51/51
불안신경증	본살신행활 55555
불임	기부c 42
불임	퇴활정살 4442
비만	기부정살활 55555
비염	기부a/기살a 42/42

비염	퇴장정부/기부 4424/42
비염(알레르기)	살본신부장 55515
비장종대	기장/기정a 51/51
비증(저림)	기장정 551
비증(저림)	본살신행활 55555
빈뇨	행본정장활 55555
사구체신염	기부c/기정c 51/51
사구체신염	본살신부퇴 55555
산후풍	기장정 551
산후풍	퇴활정살 4424
살균방	기살 42
삼차신경통	기장정 551
삼차신경통	장부정살본 55515
생리통	기부c 42
생리통	기장정/기부정 551/442
생리통	기활정/기부c 551/42
설사	기부c/기살c 42/42
소변거품(거품뇨)	기장c/기정c 51/51
수장각화증	기퇴정장 5555
수전증	기장정 551

수전증	기퇴정활 5515
수전증	퇴활정살 4424
수족냉증	기활정살 4424
수족냉증	퇴활정부 4424
수족다한증	기장/기정a 51/51
식도염·매핵기	기활a 42
식도염·매핵기	기부a/기정a 51/51
식도염·매핵기	기부정/기살a 442/42
식도염·매핵기	기부정/기활a 442/42
식도염·매핵기	본살신행/기부정 4424/442
신부전증	본살신퇴 5551
신부전증	본살신행 5551
신부전증	부장정퇴 5551
신부전증(부종)	기부정살활/본살신행 55551/5551
신우신염(부종)	기장c/기정c 51/51
심장병	행활신살 5515
아토피피부염	본살신부 4424
아토피피부염	본살신행 4424
아토피피부염	퇴장정부/본살신행 4424/4424
안구통증·충혈	기장/기정a 51/51

안면경련	기장정 551
안면신경마비	기장정활 5515
안면신경마비	본부신장 5515
안면통증	기장정 551
안면통증	기장정/기살정 551/442
안면통증	기장정/기살a 551/42
안면통증	장부정살본 55515
알레르기	살본신부장 55555
알레르기	퇴장정활살 55555
알레르기결막염	본살신퇴장 55515
알레르기비염	행활신살 4424
알레르기비염	기활신부 4424
알레르기비염	기활정부 4424
알레르기비염	본살신부장 44424
알레르기천식	살본신부장 55515
알레르기천식	기부정활행 55515
알레르기피부염	본부신살장 44424
알레르기피부염	기부정활행 44424
알레르기피부염	본살신퇴부 44424
야뇨·빈뇨·요실금	기장c 51

야뇨·빈뇨·요실금	기부c 42
야뇨·빈뇨·요실금	기활c/기부c 42/42
야뇨·빈뇨·요실금	기부정/기활정 442/442
야뇨·빈뇨·요실금	기장정/기활c 551/42
야뇨·빈뇨·요실금	행본정장활 44442
여드름	기부정/기살a 442/42
여드름	본부신/기살 442/42
여드름	활행신기부 44444
연골마모	기퇴정 551
연골마모	기퇴정행 5555
연골연화증	기장정행 5555
오십견	기장정 551
오십견	기장정살/기활a 5515/42
오십견	활기정살/기장정 5515/551
오십견	퇴부정활 5515
요도염	기부c/기살c 42/42
요로결석	기활c/기부c 42/42
요통	기장정/기활c 551/42
요통	기장정살 5555
요통	기장정퇴 5555

요통	기장정활 5555
우울증	기장/기정a 51/51
우울증	행활신 551
위궤양	기부정/기살 442/42
위궤양·점막궤양	기부정/본살신행 442/4444
위암	본살신활 5555
위암	본살신활행 55555
위염	기부/기살 42/42
위염(헬리코박터균)	기부정/기살 442/42
위축성위염	퇴활정 442
위·장하수, 탈장	기활정 442
이명·난청	기살정 551
이명·난청	기장정부본 55515
이명·난청	퇴장정살 5515
이명·난청	부장정본 5515
인후염	기부a/기살a 42/42
자궁근종	기부c/기살c 42/42
자궁내막염	퇴장정부 4442
자궁내막염	퇴장정살 4442
자궁하수증	기부c/기활c 42/42

자반병	본살신부퇴 44444
자반병	퇴장정활본 44444
자율신경실조증	본부신 442
자율신경실조증	살활신 442
자율신경실조증	행활신살 4444
자율신경실조증	본살신행활 44444
장염방	기장 51
저림	기장정 551
저림	기활정 442
저림	본부신 442
저림	본살신행활 44444
저혈압	부장정 551
저혈압	퇴장정 442
저혈압	행활신 442
저혈압	퇴활정살 4424
저혈압	퇴장정본 4424
전립선비대증	퇴장정기 4444
전립선비대증	기부정활 4444
전립선비대증	행본정장활 55555
전립선염	기부c/기살c 42/42

전립선염	기살정 442
전립선염	기부정활 4444
전립선염	퇴장정부 4444
전립선염	퇴장정살 4444
점막궤양	본살신행 4444
정력감퇴	기활정 442
정력감퇴	퇴활정 442
정신방	기정 51
조열	본부신 442
조열	본살신부 4444
중이염	기부a/기살a 42/42
중이염	기부정/기살 442/42
중이염	기살정/기살 442/42
중이염	퇴부정활 4424
중이염	퇴부정살 4424
중이염	퇴살정부 4424
중이염	행부신살 4424
중이염	퇴장정본 4424
중이염	퇴장정살 4424
중이염	퇴활정살 4424

중풍(뇌경색)	기활신부 4424
중풍(뇌경색)	기활정부 4424
중풍(뇌경색)	퇴부정장/부장정본 4424/4424
중풍(뇌경색)	퇴부정장/살활신본 4424/4424
중풍(뇌경색)	퇴부정장/퇴장정본 4424/4424
중풍(뇌출혈)	퇴부정장/기 4424/6
중풍(뇌출혈)	퇴부정장/기장정 4424/551
척추(척수)질환	기장정 551
척추관협착증	퇴장정부기 55555
척추관협착증	퇴장정부본 55555
척추관협착증	퇴장정활기 55555
척추불안증	퇴장정부 5555
척추불안증	퇴장정살 5555
척추압박골절	기퇴정행/기장정 5555/551
천식	퇴장정살본 55515
천식	퇴장정살활 55515
천식	장퇴정살본 55515
천식	살본신활장 55515
천식	본살신활행 55515
천식(알레르기천식)	본살신부장 55515

축농증(부비동염)	기부a/기살a 42/42
축농증(부비동염)	기부정/기살 442/42
축농증(부비동염)	기살정/기살 442/42
축농증(부비동염)	기활정부 4424
축농증(부비동염)	퇴살정부 4424
축농증(부비동염)	퇴부정살 4424
축농증(부비동염)	퇴부정활 4424
축농증(부비동염)	퇴장정본 4424
축농증(부비동염)	퇴장정살 4424
축농증(부비동염)	퇴활정살 4424
축농증(부비동염)	행부신살 4424
축농증(부비동염)	퇴장정부/기부a 4424/42
축농증(부비동염)	퇴장정부본 44424
축농증(부비동염)	살본신부장 44424
출혈	기 6
췌장암	기부정장퇴 55555
췌장염	기장/기정a 51/51
TMJ질환	기장정 551
TMJ질환	기장정/기살a 551/42
TMJ질환	기장정/기활a 551/42

치질·치루	기부c/기살c 42/42
치질·치루	기부정 442
치은염·치주염	기부a/기살a 42/42
치은염·치주염	기장정/기살a 551/42
탈장	기활정 442
테니스엘보우	기장정/기살a 551/42
테니스엘보우	기장정/기활a 551/42
통풍	기부정장행 55555
통풍	기부정활행 55555
통풍	퇴장정살 5555
통풍	장부정본행 55555
퇴행성관절염	기활정 551
퇴행성관절염	퇴장정 551
퇴행성관절염	행활신 551
퇴행성관절염	기퇴정행/기장정살 5555/5555
퇴행성관절염	활행신본살 55555
파킨슨병	기본정활 5515
파킨슨병	퇴부정살기 55515
편도선염(중증)	본살신활행 44424
폐결핵	기살a 51

폐담음(객담)	퇴장정부 5515
폐무력증	기활a/기장a 42/42
폐섬유증	퇴장정살본 55515
피부균열	기퇴정장 5555
피부염	본살신부장 44444
하성·성시	기부a/기활a 42/42
하성·성시	퇴장정부/기부a 4424/42
해수	본살신부장 55515
현기증	행활신 442
혈뇨(신장성)	기장c 51
혈액순환장애	기활정부 4444
혈액순환장애	행활신살 4444
혈전	기활정 442
혈전	퇴활정기 4444
협심증	퇴활정/기부a 551/42
협심증	퇴활정/기장기 551/51
협심증	행활신살 5515
협심증	퇴부정기/기부정살활 5515/55515
활력방	기활 42
흉민(가슴답답)	행활신 551

제 6 장

8체질 진단

체질진단이란
나를 발견하는 과정이다.

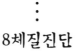

8체질진단

8체질의학의 진단은 곧 체질진단을 통해 이루어진다. 체질진단으로부터 그 사람이 어떤 상태에 있는지를 진단하는 것이다. 체질을 알면 그 사람의 질병이 무엇 때문에 발생했고, 그 사람의 병리가 어떠하며, 그 질병에 어떻게 대처해야 할까 하는 최적의 치료 전략을 짤 수 있다.

체질의 진단은 여러 가지 기법이 있다. 일반적인 진단법인 보고, 듣고, 묻고, 만져보는 4진四診 외에, 체질에 대한 여러 가지 질문을 정형화하여 테스트하는 설문방법, 표준화된 체형의 특징을 가지고 진단하는 방법, 그리고 전기나 전자기기, 또는 컴퓨터를 통한 진단방법 등이 있다.

하지만 8체질의학에서 가장 중요한 진단법은 바로 체질맥진이다. 이 체질맥진법體質脈診法은 이미 권도원 선생의 1965년 논문에 창안되어 나온다. 이것은 전통적인 맥법과 판이하게 다르다. 그것을 요약하면 다음과 같다.

8체질맥진법[1]

① 의사의 오른손가락으로 환자의 왼손의 맥을 잡고, 왼 손가락으로 환자의 오른손의 맥을 잡는다.

② 의사의 집게손가락을 환자의 요골경상돌기(radial styloid process)의 손바닥 쪽 가장 높은 뼈 부위의 옆, 바로 요골동맥(arteria radialis)상에 둔다.

③ 의사의 집게손가락이 ②에서 잡은 부위의 상향 경사면과 요골수근굴근(flexor carpi radialis muscle)의 선 사이에 다리처럼 놓이도록 하고, 그 손가락의 끝은 장장근(palmaris longus muscle)에 거의 닿도록 한다.

---

1) 이 맥법에 대한 원문의 내용은 다음과 같다: "The positions of the pulse under the doctor's first finger(that is, the index finger), indicated in Figure 10, is the very A. radialis beside the part of the palm side highest bone of the patient's processus styloides radialis. The doctor's first finger should be as a bridge laid between the upward inclined plane of the part and the line of M. flexor carpi radialis, the tip of the finger being almost touched to the M. palmaris longus of the patient. And after his adjusting the finger feelings, so as to be able to observe the A. radialis under the finger, the doctor should in order lay both his second and third fingers according to the same method. His right fingers should be laid on the patient's left hand; and his left ones, on the latter's right one.

Having done thus, he should press down both the pulse and muscle of the patient with an equal pressure, using his three fingers. By pressing them down as hard as possible vertically when the patient's muscle is elastic, or by doing so through pulling it toward the patient's radius when it is inelastic, the doctor should try to find out under which finger the pulse remains strongly to the end. If the same answer is repeated, even though the left and the right pulses are thus examined two or three times, the doctor should refer it to Figure 10." Dowon Kuon, *A Study of Constitution-acupuncture*, 1965, pp.37-38. 여기 논문의 그림-10의 맥상도가 본문의 8체질맥상도로 개정된 것이다.

④ 손가락의 느낌을 조절하여 손가락에 느껴지는 요골동맥을 관찰할 수 있도록 한 다음, 의사는 두 번째와 세 번째의 손가락을 같은 방법으로 순서에 맞춰 내려놓아 정렬한다.

⑤ 이렇게 하여 의사는 세 손가락으로 환자의 맥과 근육을 함께 같은 압력으로 눌러 잡는다.

⑥ 환자의 근육의 탄성이 좋은 경우는 환자의 맥과 근육을 가능한 한 강하게 수직으로 누르고, 환자의 근육에 탄성이 없는 경우는 환자의 요골 쪽으로 당기면서 눌러, 맥이 끝까지 남아 있는 손가락이 어느 것인지를 찾아내도록 한다.[2]

⑦ 왼손과 오른손의 맥을 이와 같이 두세 번 반복 검사해도 동일한 반응이 계속 나타나면, 의사는 맥상도脈象圖에 따라 체질을 진단한다.

이 논문에 나온 설명만으로는 그 맥진법을 이해하기가 상당히 어렵다. 보는 각도에 따라 달리 해석될 소지가 많기 때문이다. 보다 실용적인 맥진법과 구체적인 맥진의 그림을 자세한 해설과 함께 뒤에 실었다.

8체질맥상도

논문에는 이렇게 맥진하는 방법과 함께 맥상도를 제시하고 있다. 이 맥상도는 그 후에 보다 입체적이고 동적인 면까지도 반영된 새로운 맥상도로 개정되었다. 개정 맥상도는 다음과 같다:

---

2) 도올 김용옥 선생은 이렇게 강하게 눌러 잡는 체질맥법을 인체의 심층구조深層構造(deep structure)를 파악하는 것이라고 한다. 심층구조는 인체라는 생명체의 깊은 내면의 구조이므로 환자의 증상이나 정서적 상태, 환경의 영향에 따라 변하지 않는다는 것이다. 인체의 변함없는 체질의 구조를 파악하는 체질맥법에 합당한 맥법이라고 생각한다.

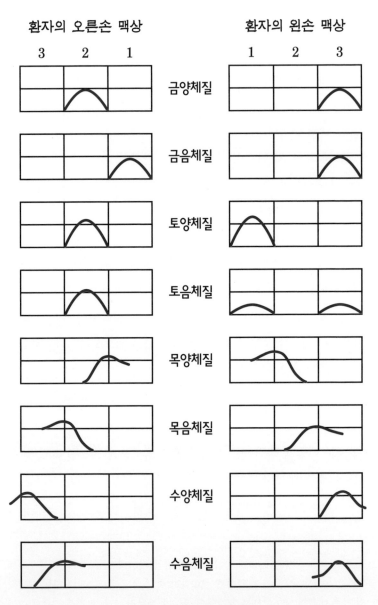

【그림-46】 8체질맥상도

부위 1은 의사의 검지, 부위 2는 중지, 부위 3은 약지가 위치하는 곳이다.

8체질맥법의 실용

이 맥법은 상당히 어렵고 힘도 많이 든다. 실제 임상에서의 요령을 말하면 다음과 같다:

일반적인 촌관척寸關尺의 삼부맥법三部脈法보다 1횡지 정도 주관절쪽으로 조금 올라간 요골의 경사면에 집게손가락(부위 1)부터 차례로 가운데손가락(부위 2), 약손가락(부위 3)을 댄다(앞의 그림-46과 뒤에 오는 그림-48 참조). 세 손가락을 힘껏 눌러 이 3부의 맥이 뛰지 않을 때까지 잡은 후 약간 힘을 뺐을 때 제일 먼저 뛰는 맥이 어디인지를 본다. 맥을 누를 때, 요측수근굴근건(flexor carpi radialis tendon)을 요골쪽으로 당겨 요골에 붙게 한다. 요골동맥이 미끄러지지 않도록 요골과 이 근건 사이에 오도록 하는 것이 중요하다.

맥진시 환자의 자세는 하늘을 보고 반듯하게 눕는 앙와위仰臥位로 하는 것이 좋다. 이런 자세로 하지 않으면 맥진이 정확하게 되지 않는다. 맥진은 미세한 자세 변화에도 영향을 받는 지극히 섬세한 행위이므로 이렇게 가장 미동이 없는 자세로 하는 것이 바람직하다.[3]

① 맥진의 키는 환자의 왼손에 있다. 의사는 환자의 왼손에서 부위 3에 맥이 뛰는지의 여부를 맨 먼저 살핀다. 여기에서 맥이 느껴지면 금양, 금음, 수양, 수음체질 중 하나에 해당된다. 그렇지 않으면 당연히, 토양, 토음, 목양, 목음체질 중의 하나이다. 부위 3에서 맥이 느껴지면 환자의

---

3) 이 앙와위의 참뜻은 측정하는 사람에 의해 유발되는 측정오차의 오류를 최소화하기 위한 것이다.

오른손으로 가서 금양, 금음, 수양, 수음체질을 가려낸다.

② 오른손 역시 부위 3에서 뛰면 수양 또는 수음체질이다. 단, 부위 3에서 더 바깥쪽으로 흘러가면 수양체질이고, 부위 3에서 부위 2로 흘러가면 수음체질이다. 이렇게 맥이 흐르는 듯 이동하는 맥을 유동맥流動脈이라고 한다.

③ 그렇지 않고 만일 오른손의 부위 2의 제자리에서 머무른 상태로 뛰면 금양체질이고, 부위 1에서 머무른 상태로 뛰면 금음체질이다. 한 곳에 머물러 뛰는 맥은 고정맥固定脈이라고 한다. 금양, 금음, 토양, 토음체질은 고정맥에 속하고, 목양, 목음, 수양, 수음체질은 유동맥에 속한다. 그래서 목양, 목음, 수양, 수음체질의 맥상은 두 부위에 걸쳐 있는 것이다.

④ 환자의 왼손에서 처음 맥을 잡았을 때 부위 3이 아닌 부위 1에서 뛰면 토양 또는 토음체질이다. 단, 토음체질은 동시에 부위 3에서도 미세하게 뛰므로 주의해야 한다. 대개 토음에 비하여 토양이 통계적으로 훨씬 많으므로 토양체질로 진단하는 경우가 많다. 토양이나 토음체질은 환자의 오른손에서는 부위 2에 고정맥으로 나타난다. 토양체질이 조금 더 세게 뛴다.

⑤ 만일 환자의 왼손에서 부위 2에 맥이 뛰면 목양 또는 목음체질이다. 목양은 부위 2에서 부위 1로 이동하면서 뛰고, 목음은 부위 2에서 부위 3로 역시 이동하면서 뛴다. 둘 다 유동맥이므로 이를 잘 잡아내야

한다.

    이상은 실제 임상에서 체질맥을 잡는 실용적 방법의 하나이다. 하지만 의사마다 자신에게 가장 최적인 방법을 개발하는 것이 중요하다. 이것은 하나의 참고사례로 제시한 것일 뿐이다.

    이 8체질맥상은 말 그대로 맥의 이미지이다. 그것은 전통적인 촌관척삼부맥법寸關尺三部脈法에서처럼 장부와 연관지어 맥을 보는 그런 것이 아니라, 각 체질마다 갖고 있는 특징적인 맥의 총체적 모습이라는 말이다. 거기에는 요골동맥이 뛰는 여덟 타입이 있을 뿐이다. 그 동맥의 박동에는 각 체질의 장부구조가 융합되어 녹아 있다. 따라서 그것을 간·심·비·폐·신·심포나 담·소장·위·대장·방광·삼초와 같은 육장육부와 직접 연관관계로 파악하려고 하는 노력은 하지 말 것이다. 항상 원뜻에서 벗어나 확대해석하는 데서 진리가 왜곡된다.

8체질맥진 실습

　다음 그림은 8체질맥진의 실례이다. 그것을 잘 살펴보고 끊임없이 반복 연습을 하여 올바른 체질맥진을 터득하도록 한다.

8체질맥진 준비단계 1

　환자의 왼손을 의사의 양손으로 잡고 요골동맥 부위가 잘 노출되도록 가지런히 한다. 이때 환자의 팔꿈치는 자연스럽게 살짝 굽힌 상태로 하고, 손목은 약간 뒤로 젖혀지게 잡는다. 그리고 팔은 침상과 약간의 경사를 이루게 한다([그림-47]).

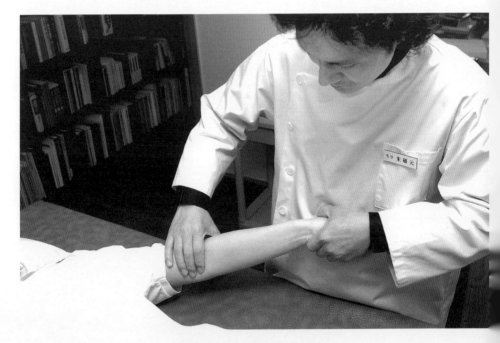

【그림-47】 8체질 맥진 준비단계 1

8체질맥진 준비단계 2

요골의 경사면에 집게손가락부터 가운데손가락, 약손가락을 차례로 갖다 댄다. 이때 세 손가락이 가지런히 일직선이 되도록 하는 것이 중요하다. 맥은 손가락 끝에서 잡는 것이 아니라, 손가락의 제1관절과 손가락지문 형성 부위의 사이에서 잡는 것이 좋다([그림-48]).

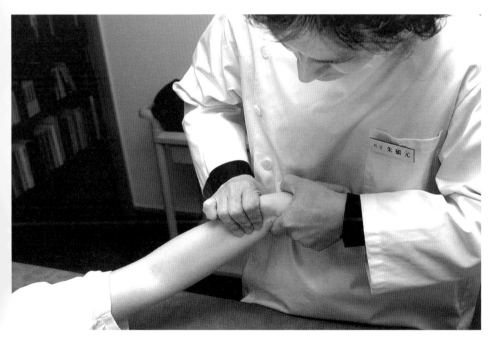

【그림-48】 8체질 맥진 준비단계 2

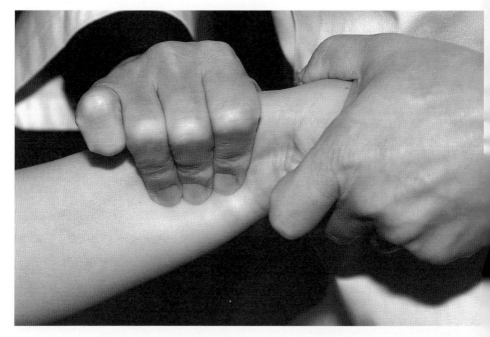

【그림-49】 8체질맥진(실제 맥을 잡는 순간)

세손가락을 동시에 균등하게 힘껏 누른다. 이렇게 균등한 압력으로 누르는 것이 가장 중요한 핵심이다. 균등하지 않으면 아무리 다른 요건을 준수해도 허사일 뿐이다. 누를 때 요측수근굴근건(flexor carpi radialis tendon)을 요골 쪽으로 당기면서 누르는 것이 중요하다. 손가락 제1관절을 유심히 보라. 뒤로 상당히 젖혀져 있다. 맥은 손가락 끝으로 잡는 것이 아니라, 이렇게 끝마디손가락뼈(distal phalanges)의 제1관절과 손가락 지문부위의 사이에서 잡는다. 이와 같이 힘껏 눌러 압력에 의해 맥의 박동이 사라지게 한 다음 5초 정도 유지하다가 살짝 힘을 빼서 어느 손가락에서 먼저 맥이 뛰는지 면밀하게 살핀다. 이때 맨 먼저 뛰는 손가락의 맥이 바로 체질맥이다. 환자 오른손의 맥도 동일한 요령으로 잡는다.

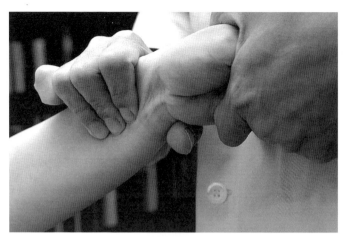

【그림-50】 8체질맥진(밑에서 본 모습)

엄지손가락으로 손목을 밀착되게 감아쥐어 손가락이 누르는 힘을 균등하게
받치도록 한다. 그림은 사진촬영을 위해 약간 손목을 든 것이다. 실제로는 손
목을 낮춰야 한다.

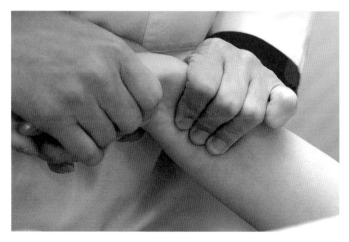

【그림-51】 8체질맥진(오른손의 맥진)

왼손의 맥진과 요령은 동일하다.

체질진단의 중요성

8체질의 진단은 매우 중요하다. 체질의학의 모든 치료는 이 체질의 진단으로부터 시작하기 때문이다. 정확한 체질의 진단 하에서만이 앞의 모든 단위처방과 복합처방들이 의미가 있다. 아무리 체질의 이론에 달통하고 수많은 명 처방을 알고 있다 할지라도 그 사람의 체질을 진단하지 못하면 아무런 의미가 없다. 따라서 항상 체질맥진의 연습을 게을리 하지 말아야 할 것이다.

8체질의 진단은 그 밖의 보편적인 진단 방법, 예를 들어 시진視診(보는 진단), 촉진觸診(만져보는 진단), 청진聽診(듣는 진단), 그리고 가장 기본적인 진단법인 문진問診(물어보는 진단)도 동시에 진행하는 것이 좋다. 보거나, 만지거나, 듣거나, 물어보는 간단한 방법만으로도 쉽게 진단할 수 있는 경우가 많기 때문이다.

그리고 체질을 정확하게 진단하기 위한 흔들리지 않는 자신만의 기법이나 노하우를 끊임없이 개발해야 할 것이다.

체질침 시술법

모든 전문적 행위는
몸의 단련(discipline)을
요구한다.
체질침 시술 역시
그것이 필요하다.

체질침 시술법

체질침의 시술법은 다른 침법에 비해서 매우 독특하다. 체침體鍼이나 다른 일반 침법에서처럼 침을 피부나 근육에 꽂아 놓고 일정 시간 놓아두는 '유침留鍼'이 없다. 해당 체질에 과도불균형이 유발된 장부들을 바로잡는 단위처방들의 조합(복합처방)을 그 순서대로 순식간에 놓는 특이한 방법으로 한다.

이러한 침법은 세계 어디에도 없는 8체질의학만의 유니크한 것이다. 이것은 체질의 장부대소구조로부터 파생된 과도불균형과 오행의 상생상극관계의 역학관계를 고려하여 과도한 것은 덜고 부족한 것은 더하는, 수학처럼 정교한 계산에 의한 시술이다.

8체질침술의 경지에 오른 의사의 침놓는 모습은 가히 예술이라 해도 과언이 아니다. 고요한 진료실에 찰칵 찰칵 침놓는 소리만 리드미컬하게 울리는 가운데, 마치 무술의 달인이 권법을 행하듯 환자의 팔과 다리를 오가며 시술하는 그 모습은 신비스러움을 자아낸다.

체질침 도구를 알아보자

체질침 시술에는 그 순간적 자침을 위하여 고안된 전용 침관을 사용한다. 이 침관은 약간씩의 설계변경을 통해 끊임없이 그 기능이 개선되고 있다. 침관에 들어가는 침은 규격이 지름 0.25mm, 길이 30mm인 것이 좋다. 시술자의 선호도에 따라 더 가는 침이나 더 두꺼운 침을 쓸 수도 있으나, 필자의 경우 두께가 0.25mm인 것이 가장 좋은 침감을 전달한다. 길이는 반드시 30mm이어야 한다. 침관의 길이가 30mm의 길이를 갖는 침에 맞춰서 제작되었기 때문이다. 침관의 형태와 침은 다음 그림과 같다.

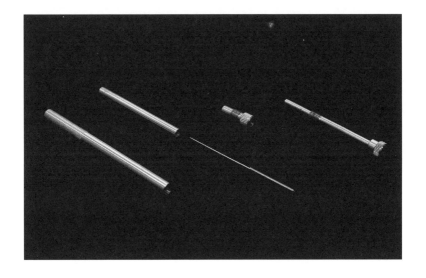

【그림-52】 침관의 구성 부품들과 침

위 그림은 침관을 구성하는 부품들과 침을 보여준다. 맨 왼쪽이 침관의 최 외곽을 이루는 외곽통이고, 다음은 침을 장착하는 침 장착기, 그 다음은 침 장착기에 들어가는 침, 다음은 외곽통과 결합하는 조임 나사, 마지막은 침을 찌를 때 오른손 집게손가락으로 치는 침관 공이이다(오른손잡이를 기준으로 설명함).

[그림-52]의 부품들을 조립하면 다음 [그림-53]과 같다.

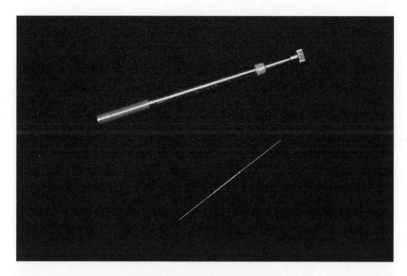

【그림-53】 조립한 침관과 침

침관은 그 부품들이 나사로 조립되므로 잘 조여 있어야 한다. 그렇지 않으면 체질침을 시술하는 과정에서 가끔 풀릴 수 있기 때문이다. 침관은 항상 잘 소독하여 무균의 청결한 상태를 유지하도록 한다.

체질침 실습 준비

침관은 그 끝 부분에 약 2cm 정도 길이의 깔쭈기 가공을 한 부위가 있는데, 이 부위를 왼손 엄지와 집게손가락으로 잡고, 오른손 엄지와 집게손가락으로 침관 공이의 머리를 위로 당기면서 잡는다. 오른손 가운데 손가락과 약손가락으로는 침관의 몸통을 지지한다. 다음 그림은 침관을 바르게 쥐어 시술 부위에 갖다 대는 모습이다. 이하 그림 자료는 필자의 시술 사진들이다.

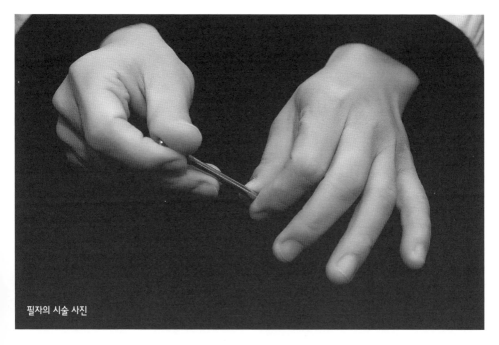

필자의 시술 사진

【그림-54】체질침 시술(준비단계)

오른손 엄지와 집게손가락으로 침관의 공이를 뒤로 당기면서 잡는다. 그리고
침관이 흔들리지 않도록 양손을 사용하여 잘 지지한다.

체질침 시술 3단계

[그림-54]와 같이 침관을 잡아 시술부위에 45도 각도로 대고 침을 놓
을 준비를 한다. 침을 놓은 요령은 다음과 같다. ① 오른손 집게손가락
을 뒤로 젖힌다. ② 집게손가락과 손목의 스냅을 이용하여 가볍게 순간
적으로 침관의 공이를 친다. ③ 공이를 침과 동시에 오른손 엄지와 집
게손가락으로 공이의 머리를 잡아 뒤로 **뺀다**. 이때 침관이 관성에 의해
서 약간 뒤로 들리게 된다. 침을 놓고 **빼는** 동작을 할 때 침관이 좌우로 흔
들림이 없도록 잘 지지한다.

이 세 가지 동작이 전광석화 같이 거의 동시에 유연한 연속동작으로 이뤄지게 침을 놓아야 좋은 체질침 시술이 된다. 이것은 말은 쉽지만 처음에는 상당히 어렵다. 첫술부터 배부를 순 없다. 자~! 먼저 인체의 근육과 질감이 비슷한 고무판 같은 것을 놓고 구분 동작으로 연습을 시작하자. 다음 그림을 보라.

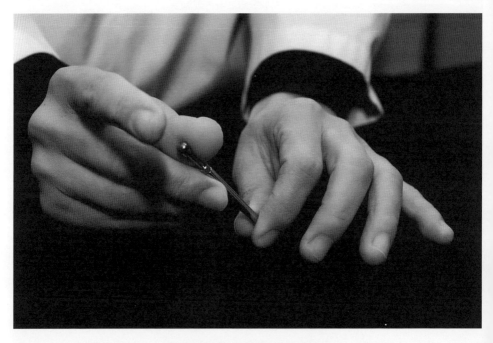

【그림-55_1】 체질침 시술 1단계

오른손 집게손가락을 뒤로 젖힌다. 오른손 엄지손가락은 공이를 계속 지지한다.
왼손도 침관 끝을 잘 지지하여 침을 놓을 때 침관이 흔들림이 없도록 한다.

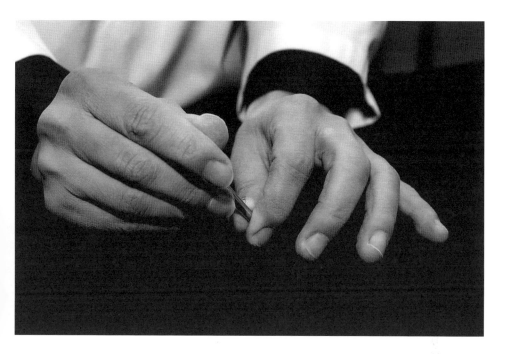

【그림-55_2】 체질침 시술 2단계

순간적으로 침관의 공이를 친다. 칠 때 손목 스냅을 잘 이용하여 신속하게
끊어 쳐야 한다. 밀어 치면 안 된다. 밀어 치면서 침관이 흔들리면 침 끝이
휘거나 구부러진다. 실제로 환자에 침을 놓을 때 체질침 시술 초기에는 이런
일이 종종 일어난다.

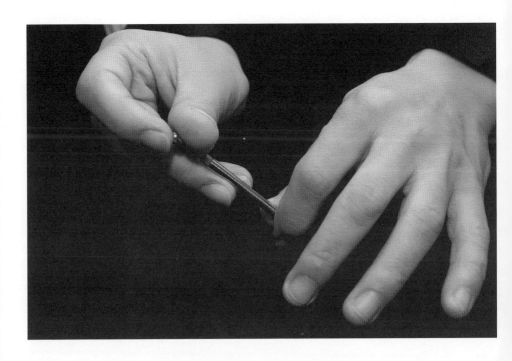

【그림-55_3】체질침 시술 3단계

침관 공이의 머리를 잡아 뒤로 뺀다. 이때 관성에 의해서 자연스럽게 침관과
침관을 잡은 손이 공이를 빼는 후진방향으로 들린다. 여기에서는 편의상 ①,
②, ③의 3단계를 구분해서 설명했지만, 실제 시술은 이 3단계가 순간적으로
이뤄지기 때문에 거의 동시 동작이라고 생각해야 한다.

체질침은 장부혈을 피부의 표면에서 대략 깊이 1~2mm 이내의 깊이
로 들어갔다 나오도록 시술하므로 지극히 얕게 시술하는 침법의 하나
이다. 따라서 이는 피부나 피하의 근육 또는 신경을 물리적으로 깊이
자극하는 일반적인 침법과는 판이하게 다른 목적으로 시술된다.

체질침법은 결코 피부나 근육, 또는 신경조직을 물리적으로 자극하는 침법이 아니다. 비록 겉으로 보기에는 그런 모습으로 보일지라도, 그것은 오장오부를 조절하는 목·화·토·금·수의 오기의 신호의 전송, 즉 정보전달을 목적으로 하는 것이다.

그래서 체질침을 아무리 얕게 시술한다 해도 그것이 우리 몸에서 신호로 받아들일 수 있는 역치閾値(threshold) 이상의 것이면, 그것은 의미 있는 정보로서 받아들인다. 세게 친다고 효과가 그에 비례해서 세게 나타나고, 약하게 친다고 그에 비례해서 약하게 나타나는 것이 아니라는 것이다.

중요한 것은 얼마나 리드미컬하고 정확하게, 그리고 적절한 깊이로 침이 잘 들어가게 시술하느냐 하는 것이다. 신호는 두 가지의 신호로만 구성된다. 하나는 플러스, 하나는 마이너스. 플러스의 신호는 경락의 유주 방향과 같은 방향으로 침을 놓는 영수보사법迎隨補瀉法의 수법隨法을 말하며, 마이너스는 경락의 유주방향에 거스르는 방향으로 침을 놓는 영법迎法을 말한다.

연습!

체질침은 이렇게 얕게 시술하지만 초보자가 침을 놓으면 상당히 아프다. 왜냐하면 침관을 다루는 요령이 부족하여 필요 이상으로 깊게 찌르기 때문이다. 물론 효과는 마찬가지이나, 보다 숙련되게 침을 놓을 수 있도록 수많은 연습을 하여 약간 따끔따끔하는 정도의 느낌이 들도록 시술하는 것이 좋다.

어린 아이에게 시술할 때는 특히 통증에 민감하므로, 되도록 약하게 시술하여 통증이 최소로 느껴지도록 하는 고도의 기술이 요구된다.

또 체질침을 놓는 부위는 대개 침을 놓기에 고약한 위치가 많다. 손끝, 발끝, 오금, 팔꿈치 등등. 게다가 이런 부위들은 피부가 두텁거나 예민한 부위이어서 통증도 강하다. 그래서 숙련된 침술이 요구되는 것이다. 어떻게 그런 경지에 도달할 것인가?

대답은 단 하나, 연습, 또 연습이다. 그렇게 연습을 하다보면 어느 순간 아! 하면서 돈오頓悟처럼 문득 요령을 터득하게 된다. 그리고 자유자재의 경지가 되면 침이 피부에 들어가는 깊이를 섬세하게 조절할 수 있게 된다. 물론 잊지 말 것은 연습! 연습이다.

연습은 처음에는 라텍스 같은 고무판을 이용하여, 머릿속에 가상의 혈 자리를 그리고 속으로 반복 횟수를 되뇌면서 한다. 고무 같은 재질의 인체 모형이나 인형이 있으면 더욱 좋다. 침관을 잡는 법, 침관과 시술 부위가 이루는 각도, 적절한 타이밍의 손놀림 등의 사항에 유의하면서 정확하게 반복하는 습관을 들인다.

체질침의 시술 실례

이제 좀 더 구체적으로 8체질 중 하나인 금음체질을 통해 체질침을 놓는 예를 한번 살펴보자. 금음체질의 기본방을 놓는 것을 예로 든다. 금음체질의 기본방은 폐를 사하는 단위처방으로서 음곡c 척택c 대돈p 소상p으로 구성되어 있다. 침 시술은 다음과 같은 순서로 한다.

【그림-56】 금음체질의 기본방 시술의 예시

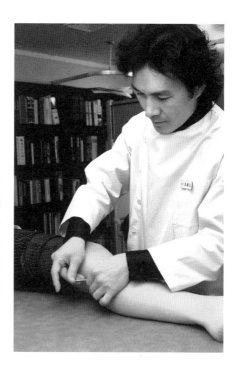

① 간경의 수혈水穴인 음곡에 간경의 유주방향과 반대인 발쪽을 향하여 영법으로 놓는다. 이때 침관 끝이 발끝쪽을 향하도록 하고 시술 면에 대해 45도의 각도를 유지한다.

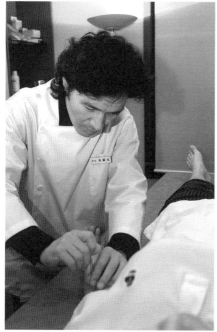

② 폐경의 수혈인 척택에 폐경의 유주방향과 반대인 몸통 쪽을 향하여 영법으로 놓는다.

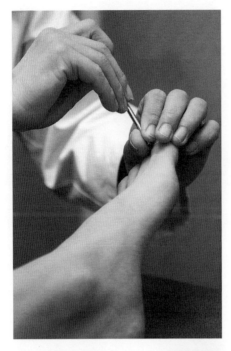

③ 간경의 목혈인 대돈에 간경
의 유주방향과 같은 방향인
몸통 쪽을 향하여 수법으로
놓는다.

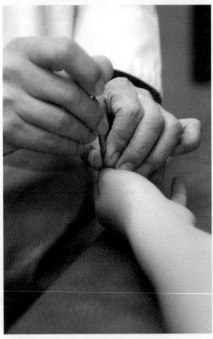

④ 폐경의 목혈인 소상에 폐경
의 유주방향과 같은 방향인
손끝 쪽을 향하여 수법으로
놓는다.

위와 같이 침관 잡는 법을 준수하고 경락의 유주방향을 잘 고려하여 침관의 방향과 각도를 정확하게 취하면서 침착하고 신속하게 놓을 수 있도록 많은 연습을 기울여야 한다.

만일 위 [그림-56]의 예시와 같은 기본방을 5회 반복한다면, 위의 ①, ②, ③, ④를 순서대로 5번 반복하면 된다. 즉 ①, ②, ③, ④ (1회), ①, ②, ③, ④ (2회), ①, ②, ③, ④ (3회), ①, ②, ③, ④ (4회), ①, ②, ③, ④ (5회)와 같이 한다.

다음으로 위와 같은 예시를 토대로 실제 복합처방을 시술하는 예를 들어 보자. 많은 사람들이 잘 걸리는 질환으로 위장의 염증성질환을 치료해 보자. 이 처방은 2단계처방인 부계염증방으로 치료하면 된다. 처방은 기본방 4회, 부계염증부방 2회로 구성되어 있다. 기본방인 폐를 사하는 단위처방(Ⅶs) 4회와 부계염증부방인 심을 보하는 단위처방(Ⅲt) 2회로 시술하면 된다.

먼저 위의 [그림-56]과 같이 음곡c 척택c 대돈p 소상p을 4회 반복한다. 다음으로 심을 보하는 단위처방(Ⅲt) 음곡c 소해c 대돈p 소충p을 같은 요령으로 2회 반복한다. 이렇게 순서대로 반복횟수를 머릿속으로 잘 헤아리면서 정확하게 놓는 습관을 들여야 한다.

체질침 시술은 단위처방들을 반복하면서 그 효과를 증폭하는 방식을 취하므로 고단계의 복합처방을 시술할 때는 상당히 많은 횟수의 반복 시술이 행해진다. 만약 5회 반복하는 5단계의 복합처방을 시술하는 경우에는 양필드의 장부 둘, 음필드의 장부 둘, 도합 네 장부들의 단위처방에 대한 자침 $4 \times 5 \times 4 = 80$(회), 여기에 심포 또는 삼초의 단위처방에 대한 자침 $2 \times 5 = 10$(회), 총 90회의 침놓기가 행해진다.

만일 좌우에 둘 다 5단계처방을 시술한다면 무려 180회가 된다. 한

번의 시술에 180회의 자침이 행해진다는 것을 상상해 보라! 대단히 강한 증폭 효과가 있을 것이라는 것을 예상할 수 있을 것이다. 그래서 고단계의 처방일수록 중한 질병의 치료에 쓰인다. 그러나 고단계처방이 꼭 능사는 아니다. 이제마의 말대로 중병에는 중한 방으로 치료하고, 경병에는 경한 방으로 치료하는 것이 정도이다.

항상 모든 시술은 숙련이 요구되며 그것은 우리 몸의 행위이므로 체질침도 처음 익힐 때 기본에 충실하여 자신도 모르게 몸에 배게 하는 것이 매우 중요하다. 기본에 충실한 성실한 훈련으로 체질침의 신침神鍼이 되기를 바란다.

8체질 임상 사례
(의학 에세이)

같은 병이라도
환자마다 그 질병의 양상이
무지개처럼 다르다.
병의 차이는
사람 사이에도 있고
그 사람 내부에도 있다.
질병의 차이는
반복에 거주한다.

8체질 임상 사례
(의학 에세이)

　다음은 8체질의 임상 사례이다. 수많은 임상사례 중에 기억에 남는 특별한 케이스를 선택했다. 일반적으로 이와 같은 특수한 케이스의 환자들은 전체 환자들에 비하면 그리 많은 건 아니다. 하지만 아무리 평범한 병이라도 치료가 그렇게 호락호락한 경우 또한 별로 많지 않다. 질병의 치료 과정이란 어떤 경우는 드라마틱하게 해결되기도 하지만, 어떤 경우는 아주 어렵게 풀리기도 하고, 어떤 경우는 그리 만족스럽지 않게 종결되기도 한다.

　우리가 앓는 대부분의 질병은 사실 외부에서 침범하는 것이 아니다. '자초'한 것이다. 맞지 않은 음식인 줄 뻔히 알면서 온갖 구실로 먹어대고, 희로애락을 적절히 조절하지 못해 늘 스트레스의 늪 속에서 헤매고, 평소에 몸을 열심히 단련하지 못하고 게으름을 피운 결과 결국 병자가 되고 만다. 출구가 봉쇄된 우리 몸이 일으킨 반란으로 '스스로 발현된' 것이 바로 질병이다. 그러니까 병의 원인은 나다. 병은 내가 나 자신에게 초래한 내 몸의 슬픈 외침이다. 단재丹齋 신채호申采浩(1880~1936) 선생은 저서 『조선상고사朝鮮上古史』에서 역사를 "아我와 비아非我의 투쟁"

이라고 했는데, 질병에 있어서만큼은 사실 그렇지 않다. 질병은 아我와 아我의 투쟁이다. 적은 항상 내부에 있다. 여기, 필자가 소개하는 8체질 임상 사례에서 여러분은 이러한 실상을 수도 없이 목격할 것이다.

병의 치료란게 사실 생각보다 그리 호락호락 하진 않다. 흔히 "정치는 생물生物"이라고 한다. 정치라는 행위가 고정된 사물이 아니라 살아 숨 쉬는 변화무쌍한 생명체 같다는 말이다. 그렇다면 인간의 질병이야말로, 그리고 이에 대처하는 인간의 몸이야말로 생물이다. 끊임없는 치열한 공방 속에 종횡무진하는, 예측불허의 비선형 함수(nonlinear function) 같은 것이다. 여기 제시된 구체적인 사례를 통해 8체질의 질병이 어떻게 발생하고, 어떤 증상을 보이며, 어떤 치료로 치유되는지 독자들은 바로 눈앞에서 목격하듯 생생하게 체험할 수 있을 것이다.

본 임상 사례에서 공개하는 필자의 치료 방법은 대체로 앞의 복합처방의 원리 편에 소개한 치료법과 일치한다. 하지만 필자 나름의 방법으로 접근한 결과 정석적 치료에서 벗어난 것도 종종 있다(시술 횟수나 좌우 위치 등에서 특히 그렇다). 오랜 임상이 쌓이다 보면 임기응변의 변용적 치료법이 예기치 않게, 혹은 자연스레 발현되기 때문이다. 따라서 필자가 복합처방의 원리에서 논한 바와 다른 식의 치료 과정이 있을 것임을 잘 감안하고 보기 바란다. 초심자는 먼저 정석적인 치료법으로 틀을 잡는 것이 좋다는 점을 조언한다.

8체질의학은 그 원리는 매우 엄격하고 치밀하지만 그 원리 안에서 운용되는 치료 과정은 창의적인 일탈이 십분 허용된다. 체질침은 말 그대로 지대무외至大無外의 자유의 세계이다. 체질장부구조라는 전제의 틀을 벗어나지 않은 이상, 모든 가능한 치료법을 무한히 수용할 수 있는 무한대의 공간을 가지고 있다. 시술자는 이 체질장부구조의 공간 안에서 마음껏 치료의 나래를 펼쳐보길 바란다.

병이 나면 우리 몸은 일시적으로 생명의 질서를 잃게 된다. 중병이나 고질이 되면 그야말로 아수라장이 된다. 고도의 술수와 지략이 난무하는 손자병법의 전쟁터가 따로 없다. 건강을 위협하는 질병과 그를 복구하려는 생명의 힘이 극적으로 대치하는 치열한 전장이다. 토인비Arnold J. Toynbee(1889~1972)가 말한 '도전과 응전Challenge and Response'의 시리즈가 적나라하게 펼쳐진다. 질병과 치료의 변주곡이 헤겔Georg Wilhelm Friedrich Hegel(1770~1831)의 정반합처럼 파노라마로 펼쳐진다. 그 극한의 공방 속에서 8체질치료를 통해 우리 몸이 스스로 질서를 회복해가는 과정은 때론 신비롭고, 때론 아름답고, 때론 장엄하다. 그 스릴 넘치는 우리 몸속의 쟁투 속에 몸소 참여함으로써 독자 여러분은 8체질의학을 보다 심도 있게 이해할 수 있을 것이다. 그럼 그 살아있는 생명의 현장으로 지금, 당장 떠나보자!

금양체질 임상 사례

금양 사례_1: 성악가와 가수의 성지聖址, 8체질의학

G씨, 남, 내원 당시 43세

주소主訴(chief complaints)1): 구내염과 혓바늘이 자주 발생한다.

환자는 성악가로서, 평소 구내염이 잘 걸리고 혓바늘이 자주 생기는 사람이었다. 직업적으로 노래를 하는 사람에게 이런 증상은 여간 성가신 일이 아닐 수 없다.

금양체질로 진단하였다. 치료 부위인 구강이 부계이며 상초에 속하므로 우측에 부염방과 좌측에 살균방을 4:2 상초방으로 시술했다. 구체적인 혈명과 보사법은 다음과 같다.

처방: 금양 체질침 R. I V (ana 42) / L. I VI (ana 42)

[우측] 상초 부염방

경거c 중봉c 음곡p 곡천p: 순서대로 총 4회 반복.

경거c 경거c 상구c 상구c 음곡p 음릉천p: 순서대로 총 2회 반복.

---

1) 환자가 주로 호소하는 증상이나 질병.

[좌측] 상초 살균방

경거c 중봉c 음곡p 곡천p: 순서대로 총 4회 반복.

상양c 상양c 여태c 여태c 통곡p 내정p: 순서대로 총 2회 반복.

환자는 이 처방으로 단 1회에 완치되었다! 사실 이런 결과는 대단한 것이다. 만성구내염으로 고생하는 사람들이 주위에 부지기수인 걸 보면 정말 그렇다.

그는 한 달 후에 다시 내원했다. 이번에는 목구멍(인후)이 부어서 방문한 것이다. 인후 역시 부계에 속하면서 상초에 위치하므로 처음과 같은 처방으로 치료하였다. 역시 단 1회에 완치됐다.

이렇게 다른 병이 같은 치료법으로 치유되는 것은 마치 철학에서 말하는 '동일성identité의 원리' 같다. 서로 다른 현상의 배후에 숨어있는 공통의 속성에 주목하기 때문이다. 하지만 현대철학의 조류는 사실 동일성보다는 '차이Différence'에 무게를 주고 있다. 체질처방은 어떤 면에서는 이런 추세를 거스르고 동일성을 추구하는 것처럼 보인다. 하지만 같은 병을 체질에 따라 다르게 치료하는 점에 주목하면 또 얘기는 180도 달라진다. 이것은 같음이 아닌 차이에 주목하는 것이기 때문이다. 이렇게 같음과 다름은 공존한다.

이 케이스의 환자는 체질침 치료가 아주 잘 듣는 사람이다. 생각보다 치료가 그리 호락호락하지 않은 고질적 질환인 구내염과 인후염이 동일한 상기 2단계처방 각각 1회의 치료로 쉽게 치유되었다.

금양체질은 장부구조가 '폐대장 비위 심소장 신방광 간담'으로서, 폐가 양필드의 최외곽 장기이므로 건강한 상태인 경우 폐활량이 좋고 성량이 풍부하여 성악에 최적인 체질이다. 하지만 체질에 맞지 않은 섭생을 자주 하면 체질장부구조에 과도불균형이 발생하여 성대에 염증이 생기기도 하고, 심하면 성악가에게 치명적인 성대결절(vocal nodules)이 생기기도 한다. 이렇게 성악가나 가수와 같은 직업을 가진 사람들에게 종종 성대에 문제가 생겨 노래를 할 수 없는 상황이 발생하는데 이런 문제를 해결하는데 체질 치료가 탁월할 효능을 발휘한다.

가수 최백호(1950~)씨가 예전에 금양체질로 진단 받고 체질 치료를 받은 후 건강이 무척 좋아졌다고 밝힌 적이 있다. 그는 건강뿐만 아니라 가수의 생명선인 성대가 전성기보다 한결 더 좋아져 소리를 더 잘 내게 되었다고 자랑한다. 그래서 '8체질 전도사'를 자처하고 만나는 사람마다 8체질의학 홍보에 진심이라고 들었다. 필자도 평소 가수로서의 그를 무척 좋아했던 까닭에 그의 실황공연을 찾아 과거와 현재를 면밀히 비교해봤다. 정말 음정이나 성량, 고음 처리 등의 목소리의 컨트롤이 전보다 더 안정적이었다. 그의 초기 대표곡 '내 마음 갈 곳을 잃어' 같은 노래는 심지어 젊었을 때보다 키를 올려서 노래하는 것도 보았다. 70이 훌쩍 넘은 그의 나이를 감안하면 놀라운 일이 아닐 수 없다.

뮤지컬 배우 옥주현(1980~)씨도 8체질의 전령이다. 그녀는 목양체질로서 진단 받은 후 목양체질 섭생을 철저히 한 후 들쭉날쭉하던 발성을 바로잡아 꾸준히 좋은 목소리를 유지하고 있다고 스스로 밝힌다. 필자의 한의원에 오는 환자 중에 그녀에게서 8체질에 관한 얘기를 듣고 알음알음으로 오는 분들이 종종 있다.

사실 옥주현씨와 같은 목양체질은 장부구조적인 관점에서 볼 때 가

수로서 핸디캡이 많은 체질이다. '간담 신방광 심소장 비위 폐대장'에서 폐가 음필드의 최외곽 장기로 장부준위가 가장 낮은 체질이기 때문이다. 하지만 체질섭생을 철저히 하면 이를 극복할 수 있다. 폐의 준위를 최적으로 상향시켜주는 체질섭생의 도움을 듬뿍 받을 수 있기 때문이다. 그리고 서두에서 말한 케이스의 성악가처럼 스스로 해결되지 않는 문제는 전문적인 8체질 치료로 어렵지 않게 풀 수 있다. 체질의학은 우리 몸을 최적상태(optimal state)로 이끄는 중용中庸의 의학이다. 가수 옥주현씨는 체질의학으로 목양체질의 약점인 발성의 문제를 잘 극복했다고 생각한다.

필자는 평소 임상에서 성악가나 가수의 성대 문제를 8체질의학으로 해결한 경험이 꽤 많다. 한때 한국의 간판 여자 트로트 가수였던 김OO씨가 어느 휴일에 황급히 전화한 적이 있다. 그날 공연 중인데, 1회 차 공연 후 목소리가 나오지 않는다고 하소연하였다. 그래서 부랴부랴 침통을 챙겨 가지고 공연장인 장충체육관에 헐레벌떡 뛰어갔다. 2회 차 공연이 남아 있는데 큰일이라고 제발 와달라고 그녀가 간곡히 청하였던 것이다. 그분 역시 금양체질이어서 금양에 해당하는 체질침으로 성대 치료를 했다. 그녀는 목소리가 회복되어 무사히 2회 차 공연을 마칠 수 있었다.

그때 같이 공연하던 동료 가수들(당시 같은 장르의 간판 가수들)인 현O, 남O, 그리고 뮤지컬 배우 박OO도 어떤 결에 체질진단을 해주고 체질침도 놔준 기억이 있다. 당시 가수 현O씨는 그 공연이 있기 얼마 전 다른 콘서트에서 공연하다 어두운 무대에서 발을 잘못 디뎌 무대 아래로 추락하는 바람에 갈비뼈가 뚝 부러져(늑골골절) 몸통에 붕대를 둘둘 감고 있었다. 노래를 부를 때마다 호흡근인 늑간근(intercostal muscle)이 수축·이완하는 바람에 흉협부가 아파 심히 고통스러워했다. 그는 필자의 8체질침 치료로 통증이 줄어 역시 공연을 잘 마칠 수 있었다. 하여튼 이날 당시 한국을 대표하는 4명의 가수들을 한꺼번에 치료한, 필자의 8체질 임상에 기념비적인 날이었다.

금양 사례_2: 빛나는 피부 되찾기
G양, 여, 내원 당시 9세
주소: 아토피피부염으로 얼굴과 전신 피부에 심한 염증 및 각질.

초등학생 여아가 온 얼굴에 아토피피부염이 덕지덕지한 상태로 내원했다. 얼굴뿐만 아니라 팔다리, 몸통 등 온몸에 극심했다. 그해 겨울에 수영장에 자주 다녔더니 아토피가 심해졌다는 것이다. 그 전엔 조금씩 나다가 없어지곤 했는데 이번엔 나아지지 않고 계속 악화된다고 한다. 베드에 뉘여 진단을 하려는데 온몸에서 각질이 눈처럼 우수수 떨어져 베드에 수북이 쌓인다. 당시 판단으로 치료가 꽤 길게 걸릴 것처럼 보였다.

금양체질이 체질에 맞지 않은 음식, 특히 고기나 밀가루음식, 매운 음식, 유제품 등을 자주 섭취하면 이렇게 아토피피부염이 발생하는 경우가 많다. 아마도 평소 체질에 맞지 않은 섭생을 지속하면서 아토피피부염이 발생할 소인이 축적돼 왔는데, 이렇게 수영장에 자주 다니면서 수영장 물에 사용된 소독제가 아토피피부염을 본격적으로 일으키는 트리거로 작용한 것 같다.

20XX. 2. 28. 치료에 들어갔다. 처방은 우측과 좌측에 각기 다른 아토피 피부염 처방을 다음과 같이 썼다.

금양 체질침 R. Ⅱ Ⅵ Ⅳ' Ⅹ (4444) / L. Ⅱ Ⅵ Ⅳ' Ⅴ (4444)

상세히 기술하면, 우측에 부계기본방 – 살균부방 – 부계정신부방 – 부계퇴행부방 각 4회, 그리고 좌측에 부계기본방 – 살균부방 – 부계정신부방 – 부계염증부방 각 4회를 시술한 것이다.

이 같은 처방의 체질침을 한참 놓고 난 후 필자는 아이와 모친에게 금양체질의 특성을 설명하고 체질식 등 섭생 요령을 꼼꼼히 알려줬다. 아토피피부염 같은 악성의 피부질환은 체질식을 철저히 해야 한다. 그렇지 않으면 치료가 상당히 어렵다. 치료가 잘 되다가도 체질에 안 맞는 음식을 조금이라도 먹으면 금방 악화되는 수가 많기 때문이다. 아이와 엄마는 내 말을 귀담아 듣고 돌아갔다.

20XX. 3. 2. 이틀 후 내원했다. 약간 더 심해졌다고 한다. 필자의 한의원에서 치료받기 시작하면서 양약 사용을 끊어 더 심해진 것 같다고 한다. 양약을 사용하다가 바로 끊으면 반드시 금단현상이 나타난다. 그로 인해 일시적으로 더 심해지는 경향이 많다. 따라서 치료 초기에 아토피피부염이 더 심해지는 경우가 종종 있다는 사실을 환자에게 잘 주지시켜야 환자와 의사 모두 흔들리지 않고 계속 치료를 이어갈 수 있다. 동일한 체질침 치료를 행하고 체질식을 철저히 하라고 당부했다.

20XX. 3. 4. 이틀 후 내원. 밤에 가려워 엄청 고생했다고 한다. 이 고비를 넘겨야 아토피피부염을 근본 치료할 수 있다. 역시 체질섭생을 강조하고 동일한 치료를 계속 했다.

20XX. 3. 5. 다음 날 내원해서 가려움이 좀 감소해서 잠을 잘 잤다고 한다. 생각보다 빨리 호전되는 느낌이 들었다. 희망이 보였다. 역시 동일한 체질침 처방을 시술했다.

20XX. 3. 6. 전날은 조금 긁었다고 한다. 동일 처방 시술.

20XX. 3. 7. 이튿날. 약간 긁었다고 한다. 그리고 피부에 딱지가 지기 시작한다고 한다. 이것은 좋은 사인이다. 진물이 나고 염증이 중복되는 과정이 감소한다는 징조이기 때문이다. 동일 처방 시술.

20XX. 3. 9. 이틀 후 내원. 증상은 조금씩 호전되고 딱지가 많이 떨어져 없어졌다. 가려움은 거의 없어졌다! 이 사실은 매우 중요한 변화이다. 아토피피부염 치료가 어려운 게 가려움으로 긁어서 피부염이 계속 재발하기 때문이다. 가려움이 사라지면 긁지 않게 되고 그러면 염증이 일어나지 않으므로 치유의 방향으로 쭉 나아갈 수 있다. 동일 처방 시술.

20XX. 3. 12. 사흘 후. 각질이 덜 떨어진다고 한다. 각질이 떨어진 자리에 피부가 재생되고 있었다. 밤에는 아직 가려움이 있다고 한다. 동일 처방 시술.

20XX. 3. 14. 이틀 후. 나아지고 있다고 한다. 역시 동일 처방 시술.

20XX. 3. 18. 나흘 후. 나아진다. 동일 처방 시술.

20XX. 3. 20. 이틀 후. 각질이 덜 떨어진다. 동일 처방 시술.

20XX. 3. 25. 닷새 후. 아침에 일어나면 각질 떨어지고 진물 났는데, 이제는 그런 일이 별로 없다고 한다. 동일 처방 시술.

20XX. 3. 26. 이튿날. 이제 별로 긁지 않고 잔다고 한다. 동일 처방 시술.

20XX. 4. 4. 거의 2·3일에 한 번씩은 내원했는데, 오늘은 지난 번 치료 후 무려 9일 만에 내원했다. 얼굴에 각질이 약간 올라오지만, 가려움이 많이 줄고 피부도 많이 호전되어 내원하는 빈도가 많이 뜸해진 것이다.

동일 처방 시술.

20XX. 4. 18. 이번엔 14일 만에 내원했다. 얼굴, 다리 등 몸의 대부분의 부위에서 아토피피부염이 많이 감소했다고 한다. 동일 처방 시술.

20XX. 7. 6. 거의 2달 반 만에 모친만 홀로 내원. 딸이 아주 많이 좋아졌다며 필자의 치료에 감사하다고 인사하고 돌아감. 끝.

이 환자는 첫 내원부터 마지막 치료까지 총 15회의 체질침 치료로 완치되었다. 필자의 첫 예상과는 달리 꽤 빠른 시간 내에 치료된, 성공적인 케이스였다.

아토피피부염은 사실 치료가 그리 쉬운 질환은 아니다. 특히 필자의 한의원에 내원하는 환자들은 대개 양방 피부과에서 스테로이드와 같은 독한 약제를 오래 사용한 후 더 이상 치료가 어려워 내원하는 경우가 많아 더욱 어려운 편이다. 따라서 아토피피부염은 평소 체질에 맞는 섭생을 꾸준히 하여 예방하는 것이 가장 좋다. 가장 중요한 예방법은 체질식을 잘 준수하는 것이다.

하지만 음식 외에도 아토피피부염을 악화시키는 복병은 도처에 있다. 스트레스는 음식을 제외하면 가장 유력한 용의자이다. 시험 기간에 직면한 학생들의 아토피피부염이 부쩍 심해지는 걸 보면 어렵지 않게 이를 확인할 수 있다. 그 외 미세먼지나 기후 등도 아토피피부염에 큰 영향을 끼칠 수 있는 인자들이다.

'집밥'이 아닌, 밖에서 사먹는 음식, 즉 외식도 아토피피부염을 악화시키는 강력한 주범 중 하나이다. 외식을 하면 체질에 맞는 음식을 주문해서 먹어도 아토피피부염을 도지게 하는 경우가 많다. 이유는 MSG(mosodium glutamate), 즉 미원이나 다시다 같은 화학조미료일 확률이 높다. 많은 환자들이 이구동성으로 얘기하는 게, 밖에서 뭘 먹기만 하면 금방 아토피피부염이 악화된다는 것이다. 웬만하면 집에서 깨끗한 체질식단으로 식사하기를 권장한다.

아토피피부염을 유발하는 인자로 뜻밖에 건축 내장재도 그 중 하나이다. 일전에 심한 아토피피부염으로 내원한 남학생이 있었다. 처음엔 이유를 잘 알 수 없었는데 부친이 가만 생각해 보니, 새 아파트로 이사 간 후로 아들에게 아토피피부염이 발생했다는 사실을 발견했다. 더 자세히는, 새 아파트에 사용된 갖가지 건축 자재에서 흘러나온 유해 화학물질이 아들에게 아토피피부염을 유발한 것이다.

이 환자 역시 아토피피부염 치료를 위해 온갖 병원 치료와 한약 복용 및 건강식품 섭취 등 안 해본 것이 없었다. 하지만 백약이 무효, 아니 더 악화되기만 했다. 그러던 차에 소문을 듣고 필자의 한의원에 내원한 것이다. 필자는 환자의 체질을 금양으로 진단하고, 금양 체질침 및 체질약으로 그 학생의 아토피피부염을 치료하기 시작했다. 체질 치료로 약간씩 호전은 됐으나 진도가 느렸다.

문제는 아직도 스멀스멀 기어 나오고 있는 새 아파트의 화학물질. 아무리 청결하게 청소를 거듭하고 거듭해도, 또 아토피에 좋다는 갖가지 해독제, 예를 들면 편백나무 피톤치드phytoncide 성분 같은 유해물질 제거제를 써 봐도 별 무효였다. 하지만 굴하지 않고 부친은 새 아파트 유해물질 문제를 해결하기 위해 온갖 방책을 연구하고 또 연구했다. 그런 그에게 필자는 혹시나 하는, 안타까운 마음으로 소나무가 금양체질의 아토피에 좋으니 소나무 목재를 사서 아들 방 내장을 좀 바꿔 보라고 했다. 아들이 좋아지기만 한다면야 무슨 일인들 못하랴! 마침내 그는 목공소에 가서 고급 소나무 판재를 대거 구입했다. 그리고 아들의 방 내부를 몽땅 소나무 판으로 덧대어, 360도로 돌아가며 사정없이 벽지 아닌 소나무로 도배를 했다. 그 결과 아들 방은 완전 통나무집으로 변신했다. 겉은 비록 콘크리트 아파트였지만.

놀랍게도 이게 정말 효과가 있었다. 진실로 경이 그 자체였다. 사실 필자도 긴가민가하면서 소나무 공법을 권했었다. 그런데 눈 감고 대충 휘두른 배트에 공이 와서 맞아 홈런이 된 것이다.

이후 환자의 치료는 몰라보게 잘 듣기 시작했다. 새 아파트의 유해물질이 소나무 방벽으로 차단되자 아토피피부염 유발 인자가 피부나 호흡기로 유입되지 못해 체질침 치료를 하는 족족 그대로 잘 먹히기 시작한 것이다. 목기가 부족한 금양체질에 소나무의 목기가 보충되면서 전세를 극적으로 역전시켰다고 해석할 수 있다.

금양체질은 금음체질과 더불어 화학적인 독성물질에 매우 취약한 체질이다. 지금 이 환자처럼 건축 자재에서 뿜어져 나오는 유해물질뿐만 아니라 공장이나 자동차의 매연, 미세먼지, 농약, 염료의 화학성분도 강한 영향을 줄 수 있고, 화장품이나 향수의 냄새, 음식에 넣는 화학조미료, 심지어는 우리가 일용하는 옷감의 소재인 화학 섬유 등도 적지 않은 영향을 줄 수 있다.

더욱 심한 경우에는 전자파도 영향을 준다. 컴퓨터나 휴대폰의 전자파는 물론이고 ATM 기계마저도 상당한 문제를 일으킨다. 어떤 금양체질 환자는 전자렌지만 켜도 두통으로 시달렸는데, 전자렌지가 있는 주방에서 가장 멀리 떨어진 안방으로 피신해도 두통이 있을 정도였다.

필자가 임상에서 만난 최극한의 경우는 형광등 전자파에도 못 견디는 환자였다. 그는 결국 강원도 두메산골로 이사를 가 일체의 문명의 이기를 멀리하고 호롱불을 켠 채 텃밭을 일구면서 살고 있다고 한다. 금양체질은 심한 경우 이렇게 문명과 담을 쌓고 살아가야 하는 '자연'의 체질이라고 할 수 있다.

금양 사례_3: 간질환은 8체질의학에 맡겨라

G씨, 남, 내원 당시 57세, 회사원
주소: 간암, 알레르기비염

환자는 간암 치료 중에 필자의 한의원에 내원했다. 그 전 해에 간암으로 진단받고 항암 치료를 받았으며 색전술(embolization)[2]을 1회 받았다. 오래 전부터 만성비형간염이 있었는데 몸이 좋지 않아 1차 의료기관에서 간 초음파 검사를 받고 이상 소견 있어 K대병원에 간 후 간암 확진을 받았다. 만성비형간염이 오래 진행된 후 간암으로 전환된 전형적인 케이스였다. 젊어서 음주를 자주 한 경력이 있었으나, 간암 확진 후 간담이 서늘해져 바로 금주했다고 한다. 금연은 17년 전 경에 이미 한 상태. 간암 이외에 평소 알레르기비염이 있다.

20XX. 10. 13. 첫 치료는 다음과 같은 기본적인 2단계처방으로 시작했다.

R. I VII (51) / L. I V (42)

---

2) 특정 부위로 흐르는 혈류를 차단하는 의학적 시술. 여기서는 환자의 간암 병소로 가는 혈관을 차단하여 암세포를 사멸케 하는 치료법을 말한다.

오른쪽에 장계염증방(5:1) 그리고 왼쪽에 부계염증방(4:2)을 시술했다. 이렇게 장계염증방과 부계염증방을 함께 놓는 것은 필자가 오래전에 고안한 처방 방식이다. 처방의 의미로부터 장에 속하는 간 치료와 부에 속하는 위 치료를 동시에 행한 것이다. 중병인 간암이지만 시작은 좀 낮은 단계로 하여, 말하자면 '시동'을 건 것이다.

오른쪽에 시술한 장계염증방은 간과 폐의 과도불균형을 바로잡는 처방이다. 그리고 왼쪽에 시술한 부계염증방은 간과 비의 과도불균형을 바로잡는 처방이다. 이 부계염증방은 한의학에서 소화계에 발생하는 주요 병리 중의 하나인 간비불화肝脾不和(간과 비가 서로 조화롭지 못한 증)를 다스리는 처방으로 볼 수 있다.

이렇게 체질침을 시술한 후 간을 다스리는 체질약을 추가 처방하고 체질식 등 금양체질에 중요한 섭생 요령을 상세히 설명했다. 간암 같은 간질환은 해독의 중추 장기에 발생한 병이므로 체질식이 매우 중요하다. 그래야 간이 몸에 해로운 음식을 해독하는 데 소모되는 에너지를 최소화 하여 스스로 간을 치료하는 데 집중할 수 있기 때문이다. 환자에게 체질식을 반드시 준수하기를 신신당부 했다.

20XX. 10. 15. 이틀 후 환한 얼굴로 내원해서 마음이 한결 편해졌다고 한다. 이는 매우 좋은 사인이다. 낮은 단계의 치료도 잘 먹히는 것을 여실히 보여줬기 때문이다. 사실 환자가 진료실 문을 열고 들어오는 순간 표정을 읽고 필자는 예후가 좋을 것임을 직감했다. 이젠 치료의 기어를 고단으로 올리기로 했다. 처방은 역시 나만의 특이한 처방을 썼다.

R. I VII (51) / L. V III' VII IX I (55555)

오른쪽은 그대로 장계염증방을 시술하고, 왼쪽은 부계염증부방-정신부방-정계염증부방-퇴행부방-기본방의 순서로 각 5회 반복 시술했다. 마지막 기본방이 간을 보하는 단위처방이므로 간을 타겟으로 한다는 의미에서 그렇게 처방을 구성한 것이다. 대개 암의 5단계처방을 쓸 때 기본방-부계염증부방-정신방-장계염증부방-퇴행부방의 순서로 쓰는데, 필자의 처방은 기본방(보간의 단위처방)을 맨 뒤로 빼면서 동일한 순환 순서를 유지하도록 한 것이다. 역시 체질식 준수를 강조하면서 치료를 마쳤다.

20XX. 10. 19. 내원해서 지난 번 치료받고 숨쉬기가 훨씬 편해졌다고 한다. 대개 간암처럼 간에 질병이 생기면 간의 기가 소통되지 못하고 울체되는 증상(肝氣鬱結, 간기울결)이 일어나 흉협부가 그득한 증상(胸脇苦滿, 흉협고만)이 나타나므로 숨쉬기가 답답한 증상이 있는데 이런 증상이 제거되어 호흡이 한결 편해진 것이다. 이것은 침치료가 간에 잘 작용한다는 중요한 사인이다. 더불어 목소리도 좋아졌다고 한다. 양필드의 폐의 과도불균형이 감소하여 적정한 불균형, 즉 생리적불균형으로 들어섰다는 것을 시사한다.

20XX. 10. 22. 피곤이 많이 감소하여 아침에 일어났을 때 예전처럼 피곤하지 않다고 했다. 간 치료가 계속 잘 되고 있다는 말이다. 하지만 소변이 너무 잦다고 했다. 이와 같은 빈뇨 증상은 항암제 주사 치료 후 심해진 것이라고 한다. 동일한 체질침 치료를 계속했다.

20XX. 10. 25. 몸이 엄청 가벼워진다고 한다. 그리고 숨 차는 게 없어져 호흡을 길게 내쉴 수 있어 너무 좋다고 한다. 상당히 빠른 속도로 치료가 진행되고 있음을 환자의 진술을 통해 확인할 수 있다. 동일한 체질침 치료 시술함.

20XX. 10. 27. 몸 좋다고 한다. 역시 같은 체질침 치료 시술.

20XX. 10. 29. (몸 컨디션이) 다 괜찮다고 한다. 양방 병원에서 치료 받으면 몸이 너무 괴롭고 병은 나아지지 않았다며, 그래서 서점에 가 건강에 관한 책을 찾다가 필자의 책을 발견하고 내원하게 되었다고 필자의 한의원을 찾은 동기를 이야기한다. 체질 치료를 받은 후 요즘 같으면 정말 살 것 같다고 한다. 잠도 잘 오고 몸도 피곤하지 않다고 덧붙인다. 이 환자의 선택은 정말 말 그대로 '탁월한 선택'이었다고 생각한다. 계속 같은 체질 처방을 시술함.

20XX. 11. 1.~12. 11. 이틀 또는 사흘 간격으로 꾸준히 내원하여 몸이 계속 좋아지고 있다고 하였다. 체질침은 계속 같은 처방을 유지하고 11월 1일에는 두 번째 체질약을 처방했다. 환자는 이후 한의원에 내원하지 않고 체질 섭생만으로 착실하게 몸을 관리하다 이듬해 8월 3일, 근 9개월 만에 다시 내원했다.

20XX. 8. 3. 느낌으로는 몸이 완전 정상이 됐다고 한다. 그러면서 덧붙이길 몸에 지렁이가 다니는 증상이 없어졌다고 한다. 이렇게 환자들이 특이한 표현으로 자신의 증상을 말하는 경우가 있다. 이는 한의학에서는 '의주감蟻走感'이라고 하는데 직역하면 개미가 기어가는 느낌의 증상을 말한다. 서양의학 용어로 'formication'이라고도 하는데 역시 개미 기어가는 느낌이라는 어원을 갖는 말이다. 동서양이 공히 벌레 기어가는 느낌을 개미가 기어가는 것으로 표현했다는 점이 흥미롭다.

이 증상을 서양의학적으로는 파킨슨병이나 하지불안증후군 등 도파민성의 요인으로 보거나 당뇨병성신경병증이나 대상포진, 섬유근육통과 같은 신경병증의 하나로 보거나, 혹은 갱년기증후군 같은 호르몬의 변화로 오는 증상으로 보기도 한다.

한의학에서는 대체로 기허氣虛 또는 혈허血虛, 담음痰飮, 중풍 전조증 등으로 인한 증상으로 보는데, 이 환자의 경우는 혈허로 인한 풍증으로 보인다. 간의 기능을 한의 고전에서는 간장혈肝藏血이라고 하여 혈을 저장하고 혈류를 조절하는 작용으로 이해하기 때문이다. 서양의학에도 간의 주요 기능 중 하나로 영양소의 합성을 꼽는데, 이것은 한의학에서 말하는 간의 장혈 작용으로 볼 수 있다.

간암 같은 중병이 오면 이러한 장혈 기능이 크게 저해되므로 인체의 혈이 허해지기 쉽다. 환자가 지렁이 기어가는 느낌이 사라졌다는 말은 간암이 치유되면서 간의 장혈 기능이 회복되었음을 보여주는 소견이라고 할 수 있다.

환자는 내원하지 않았던 그 동안 체질식을 100프로 지켰다고 확고하게 말했다. 심지어 직장에 나갈 때는 도시락을 싸가지고 다녔다고 한다. 생명을 앗아갈지도 모르는 중병인 간암으로부터 벗어나기 위해 그가 얼마나 이를 악물고 분투했는지 잘 보여주는 예라고 할 수 있다. 치료는 동일한 체질침 처방으로 시행했다.

20XX. 8. 27. 근 한 달 만에 내원했는데 몸은 여전히 좋다고 한다. 역시 동일한 체질침 처방으로 시술함.

20XX. 9. 17. 3주 만에 내원해서 환절기로 인해 비염이 심해졌다고 한다. 그럼에도 나의 처방은 역시 동일했다. 비염보다 간암이 훨씬 중요한 질환이기 때문이다.

환자는 올 초부터는 전혀 내원하지 않다가, 8월부터 내원을 재개했는데 정기적으로 내원하기보다는 몸에 특정 증상이나 질환이 발생했을 때만 잠시잠깐 내원하고 있다. 이는 그만큼 그가 간암으로부터 많이 회복했다는 명확한 증표이다.

　20XX. 9. 24. 1주 후 내원해서 비염은 감소하고 눈이 아프던 증상은 없어졌다고 한다. 한의 고전에 간주목肝主目이라는 말이 있다. 간이 눈을 주관한다는 말이다. 그래서 한의학에서는 눈을 통해 간의 상태를 엿볼 수 있다. 이 또한 간암이 치유되는 과정에서 나타난 호전 반응의 일종으로 볼 수 있다. 체질침은 역시 동일하게 시술했다.

　20XX. 10. 15. 내원해서 말하길, 시티 촬영을 했는데 간이 깨끗하게 나왔다고 한다. 혈액검사 소견 역시 클리어! 작년 10월 13일 처음 필자의 한의원에 내원해서 간암 치료를 개시한 지 꼭 1년 만에 받은 놀라운 낭보였다. 올해는 자주 오지 않고 띄엄띄엄 왔으므로 사실상 작년 10월 13일부터 12월 11일까지 약 2달 정도가 필자의 실제 치료기간이었다고 할 수 있다. 횟수로 따져보니 총 16회의 체질침 시술이 있었고, 체질약은 총 2제를 쓴 것으로 나타났다. 가히 놀라운 성과라 하지 않을 수 없다.

　간에 발생하는 병은 서양의학에서는 생각보다 잘 대처하지 못하는 경향이 있다. 간이 해독작용을 하는 중추 기관인데 간에 병이 들어 해독작용이 저하됐기에 양약을 잘 수용하지 못하고 곧잘 부작용을 잘 일으키기 때문이다. 하지만 8체질의학은 그 체질에 최적의 경혈과 체질약을 사용하므로 그런 예기치 않은 부작용 없이 매우 효과적으로 간 질환을 다스릴 수 있다. 간에 관한 체질의학의 강력한 효능을 이 환자의 케이스에서 여실히 확인할 수 있었다.

금음체질 임상 사례

금음 사례_1: 간증

G씨, 여, 내원 당시 53세
주소: 거대결장, 배에 가스가 차서 크게 부풀어 오른다.

　환자는 평소 배가 부풀어 올라 죽겠다고 했다. 그녀는 신장이 144cm에 체중이 38kg으로서 상당히 왜소한 여성이었다. 그런데 그녀의 배는 산처럼 부풀어 만삭의 임부처럼 어마어마하게 볼록했다. 그녀는 이 지옥처럼 괴로운 증상을 해소하기 위해 아기오 과립(agiocur pregranules)[3])과 포리부틴정(polybutine tab)[4])과 같은 병원 약으로 하루하루를 연명하고 있었다. 치료라기보다는 걷잡을 수 없이 심해지는 증상을 임시변통처럼 땜질하고 있었던 것이다.

---

3) 차전자와 차전자피로 구성된 과립제로서, 변비, 복부팽만, 장내이상발효, 치질 등에 쓰이는 생약 성분의 약이다. 차전자車前子는 우리에게 친숙한 질경이풀(차전초)의 씨앗을 말한다(예전에 수레나 차들이 다니는 비포장 길가에 잘 자라던 식물이라서 이렇게 차전자라는 명칭이 붙었다). 이제마의 『동의수세보원』에 의하면 소양인 한약재로서 주로 신장 기능을 북돋아 이뇨작용을 촉진하는 데 사용된다. 하지만 여기서는 차전자의 풍부한 섬유질을 이용하여 변비와 저하된 장운동 치료에 응용한 것이다.

4) 소화기능이상 및 과민성대장증후군 완화에 쓰이고 또 소아의 습관성 구토, 변비, 설사 치료에 쓰이는 약.

그녀는 이 거대결장 외에도 대장에 문제가 많았다. 게실diverticulum도 많고 선종도 있어 수술로 제거한 병력이 있었다. 모친이 대장암으로 별세했다는 말을 하는 걸로 봐 그녀의 병은 가족력을 띤 것이었다. 그렇게 힘든 데도 그녀는 지역 성당에서 구역장을 맡아 체력적으로 무리하게 봉사하고 있는 것도 큰 부담이었다.

대장의 문제가 그녀에겐 당면한 가장 큰 숙제였지만, 그 외에도 알레르기비염, 불면증, 역류성식도염 등의, 다른 사람 같으면 그 자체로 꽤 중한 병일 수 있는 병들도 산적했다.

그녀의 체질은 금음이었다. 금음체질의 장부구조는 '폐대장 신방광 비위 심소장 간담'이다. 체질의학에서는 음의 체질의 경우 장계보다 부계의 장기가 생리나 병리에 지배적인 영향을 미치는 경우가 많다는 것은 이미 언급한 바 있다. 금음체질은 대장이 양필드의 최외곽 장기인데, 권도원 선생은 금음체질을 일컬어 소위 '대장이 가장 긴 체질'이라고 칭했다. 일부 금음체질 환자들에 따르면 병원에서 대장 내시경 할 때 실제로 대장이 아주 길다는 얘기도 종종 듣는다고 한다. 그래서 가끔 내시경 하는 의사가 짜증낸다고도 했다. 항문을 통해 초소형 카메라로 직장, 하행결장, 횡행결장, 상행결장 등등을 한참 동안 헤집고 다녀야 하는데 금음체질처럼 대장의 경로가 구곡간장九曲肝腸, 꼬불꼬불 길고도 길면 시간도 많이 걸리고 손도 아프고, 또 눈도 꽤 아플 것이다.

아마도 이 환자는 자신의 체질에 대해 아무 것도 모른 채 생활하면서 부지불식간에 체질에 맞지 않은 음식을 꽤 자주 섭취한 것 같다. 그리고 힘에 부침에도 봉사 일을 떠맡아 악전고투 하면서 부담스런 책임감에 과중한 스트레스를 받은 것도 그녀의 거대결장 형성에 상당한 영향을 준 것 같다.

권도원 선생에 따르면 특별히 금음체질은 분노를 삼가라고 한다. 금음체질의 심한 분노는 파킨슨병이나 근무력증 같은 신경 – 근육계가 무력해지는 심각한 질병을 유발하는 경우가 종종 있기 때문이다. 이제마도 『동의수세보원』에서 해역증解㑊症이라는 병을 논하면서 근무력증과 유사한 증을 말한 바 있다. 그러면서 이제마는 깊이 슬퍼하는 것을 경계하고 또 크게 노하는 것을 멀리해야 병을 치유할 수 있다고 했다.[5] 근무력증이나 해역증이 골격근에 무력을 일으킨다면, 그녀에게 스트레스는 대장의 무력을 일으킨 것 같다. 필자는 환자에게 금음체질의 장부 구조와 특성, 체질식 요령 등 체질섭생에 대해 상세히 설명하고 다음과 같이 치료에 들어갔다.

20XX. 1. 22. 첫날은 간단하게 부계염증방으로 시작했다. 그리고 장운동에 도움이 되는 체질약도 처방했다.

R. VII III (42)

오른쪽에 기본방과 부계염증부방을 4 : 2로 시술했다. 대장이 부계에 속하지만 하초방으로 하지 않은 것은 스트레스를 많이 받는 그녀의 상황을 고려해서 상초의 심도 고려해야 했기 때문이다. 체질식을 철저히 하라고 강하게 당부하고 첫날 치료를 마쳤다.

20XX. 1. 24. 이틀 후 그녀가 다시 내원했다. 치료 받고 속이 좀 편해졌

---

5) 靈樞曰髓傷則消爍, 胻痠, 體解㑊, 然不去矣. 不去謂不能行去也. 論曰此證卽太陽人腰脊病, 太重證也. 必戒深哀, 遠嗔怒, 修淸定, 然後其病可癒. 이제마, 『동의수세보원』(서울: 행림출판, 1993), p.127.

다고 한다. 침 맞고 반짝 좋았다고 소감을 밝혔다. 2단계 기본처방에 대한 반응으로는 상당히 고무적인 것이었다. 치료에 대한 확신이 들어 처방을 다음과 같이 5단계처방(좌우 각각 단위처방당 3회씩 반복)으로 상향했다.

R. VIII IV IV' II X (33333) / L. VII III III' I IX (33333)

오른쪽에는 부계 5단계처방을, 왼쪽에는 장계 5단계처방을 시술했다. 오장육부 전부를 조절하는 처방을 쓴 것이다.

20XX. 1. 26. 그녀는 이틀에 한 번씩 꼬박꼬박 필자가 말한 대로 열심히 내원했다. 내원해서는 좀 나아지고 있다고 말한다. 금요일에 많이 움직여 피곤했지만 움직일만하다고 했다. 전날과 동일한 처방으로 체질침을 시행했다.

20XX. 1. 28. 몸이 많이 편안하다고 한다. 장이 팽창하는 증상이 완화하고 있다는 반증이다. 역시 동일 처방으로 체질침 시술.

20XX. 1. 29. 그녀는 치료에 효과를 실감했는지 매일 내원하기 시작했다. 그리고 이날 처음으로 배고픔을 느낀다고 했다. 그동안은 식욕을 통 못 느꼈다는 것이다. 이는 치료가 제대로 먹히고 있다는 결정적인 증거이다. 식욕은 생명의 가장 근본적이고 본능적인 생존 욕망이기 때문이다. 역시 동일한 체질침 처방을 시술했다.

20XX. 1. 30. 또 하루 만에 내원했다. 요즘 밥맛이 생기고 장도 나아졌다고 한다. 어지럼도 줄었다고 했다. 어지럼의 감소는 소화기능이 회복되면서 영양의 흡수가 좋아지고 혈액순환도 호전되고 있다는 것을 뜻한다. 역시 동일한 처방을 시술했다.

20XX. 2. 1. 장이 더 편해진 느낌이라고 한다. 치료에 탄력이 붙은 느낌이 들 정도로 일취월장 몸이 좋아지는 느낌이 들었다. 역시 동일한 처방.

20XX. 2. 2. 자고 났는데 감기 증세로 기침한다고 한다. 배에 힘이 생겨 활동하려고 했는데 감기 때문에 자제했다고 한다. 동일 처방으로 시술.

20XX. 2. 8. 매일 내원하다가 처음으로 6일 만에 내원했다. 진료실에 들어서자마자 며칠 전 그녀의 기이한 체험을 말한다. 토요일에 점심 먹은 후 설사를 하고, 이후 배가 요동치면서 밤새 난리 났다는 것이다. 동시에 엄청난 양의 가스가 항문을 통해 하염없이 빠져 나왔다고 한다. 거대한 풍선처럼 부풀었던 장이 꺼지면서 안에 있던 기체가 출애굽기처럼 대거 밖으로 탈출한 것이다. 그리고 마침내 복통이 없어졌다! 대장이 용트림을 하면서 힘찬 활동을 재개한 것이다(그녀의 이 기적 같은 체험은 사실 종교적으로 보면 신앙간증信仰干謠을 방불케 한다). 그녀는 이 과정을 독이 빠져나가는 것으로 이해했다. 거대결장은 말하자면 어떤 요인으로 대장이 완전히 무력해지면서 운동을 멈추고 꼼짝달싹하지 않아 장이 풍선처럼 크게 부푸는 현상이었던 것이다. 그녀의 이 신비체험은 치료에 확실한 승기를 잡았다는 것을 상징한다. 동일한 처방을 밀어부쳤다.

20XX. 2. 11. 몸이 아주 좋다고 한다. 동일 치료 계속.

20XX. 2. 16. 성당 일로 4일 동안 무척 바빴다고 한다. 그녀가 그렇게 무리하면 탈진한다고 한다. 하지만 배는 아프지 않았다. 장운동은 계속 정상적으로 작동한다는 말이다. 동일한 체질침 처방으로 치료하고 체질약도 추가 처방했다.

그녀는 이후 한 번 더 내원하고 더 이상 내원하지 않았다. 주원장한의원에 내원했던 근본 원인인 거대결장이 해결되자 스스로 치료를 종결한 것이다.

금음 사례_2: 금음과 금양 사이

Y씨, 여, 내원 당시 50세

주소: 불면증으로 잠을 못 자고 귀에서 소리가 난다(이명).

환자는 승용차로 2시간가량 걸리는 지방에서 상경하여 주원장한의원에 내원했다. 이렇게 먼 데서 내원하는 사람들은 대체로 난치의 질환으로 오는 경우가 많다. 그녀는 내원 당시 루푸스(전신성홍반성루푸스)로 지역 양방병원에서 치료 중이었다(스테로이드와 항말라이아제 복용중). 동시에 그 지역의 다른 8체질한의원에서 체질침 치료도 받고 있었다.

문제는 그 한의원에서 금양체질로 진단받았던 것이다. 금양체질! 금양체질과 금음체질, 같은 금체질(태양인)로 한끝 차인데 무슨 큰 문제가 있을까 생각하기 쉽다. 물론 체질식은 90% 이상 대동소이하니 별 문제가 없다. 따라서 사상체질四象體質적 차원에서 식이조절하고 사상처방으로 치료하여도 증證에 맞으면 잘 치료될 수 있다.

하지만 체질침 치료가 문제가 된다. 금양체질과 금음체질의 장부구조가 다르므로 치료하는 경혈이 달라지고 목표하는 장부균형점이 달라지기 때문이다. 이 두 체질의 장부구조는 다음과 같다.

금양: 폐대장 비위 심소장 신방광 **간담**
금음: 폐대장 신방광 비위 심소장 **간담**

두 체질 모두 양필드와 음필드의 최외곽 장부는 폐대장과 간담으로 동일하다. 이러한 최외곽 장부의 동일성으로 인해 유사한 금체질의 체질적 특성을 지니는 것이다. 하지만 이 최외곽 장부를 제외한 다른 세 쌍의 장부는 위와 같이 배열이 다르다(비위 심소장 신방광 vs 신방광 비위 심소장). 이 때문에 장부구조의 전체 지형이 달라지고, 그래서 이 지형을 균형이 되게 하는 단위처방이 달라지는 것이다. 이 차이가 이 환자에게 어떤 드라마틱한 영향을 주는지는 구체적 치료과정에서 논하겠다.

이 환자는 난시도 있었는데 이는 피디정(메틸프레드니솔론)이라는 스테로이드 치료를 받고 발생한 백내장 때문이었다. 약물에 취약한 금음 체질의 전형을 보여준다. 필자와 같은 8체질한의원에 있으면 이런 부작용 사례로 내원하는 환자가 차고 넘친다. 의학이 인간을 구하지 못하고 오히려 해할 수도 있다는 사실이 안타깝다.

그녀는 피부가 항상 가렵다는 말도 했다. 이를 위해 그 지역 8체질한의원에서 치료를 받고 있었는데 오히려 난시가 악화되어 그 전해 12월에 치료를 중단했다고 한다. 금양 체질침으로 인한 부작용으로 보인다.

이 환자는 금양체질식을 철저히 함과 동시에 당해 9월부터 다시 그 지역 8체질한의원에 다니면서 체질침을 맞았는데, 10월경부터 생리가 비정상적이 되고 최근에는 체질침을 맞자 새벽에 몸이 갑자기 떠는 증상이 생겼다고 한다. 금양 체질침으로 인한 부작용이 명확해 보이는데 계속 같은 체질로 의사는 치료를 하고, 환자는 또 같은 체질로 치료를 받고 있는 상황을 이해하기 어려웠다. 물론 그녀도 한의사에게 그런 증상이 발생한다고 몇 번 호소했었다. 그런데 한사코 그가 금양체질이 확실하다고 말하는 바람에 금양체질로 치료를 계속 받은 것이다. 그만큼 환자에게 의사의 권위란 대단한 것이다. 의사의 지위에 있는 사람이 이 사실을 명확하게 이해하고 환자에 임해야 한다고 생각한다.

환자는 20대 초반에 갑자기 중증근무력증(myasthenia gravis)이 발발하여 흉선절제술(thymectomy)을 받고 나은 병력도 있었다. 중증근무력증 환자 중에 흉선에 종양이 발생하거나 비후한 경우가 있는데 이를 절제하면 50~85%에서 병이 호전됨을 기대할 수 있다고 한다. 이 병력 역시 그녀가 금음체질임을 방증한다.

20XX. 11. 28. 금음체질로 진단하고 다음과 같은 체질침 처방으로 시술했다.

R. Ⅶ Ⅰ (51) / L. Ⅷ Ⅳ Ⅳ' Ⅹ Ⅱ (55555)

우측에 장계염증방을 놓고 좌측에 자율신경부조증 처방을 놓은 것이다. 그리고 금음체질에 대한 섭생법을 상세히 설명하고 체질약 처방도 내렸다.

20XX. 11. 29. 잠은 그런대로 잤지만 아직 큰 차도는 모르겠다고 한다. 체질침은 동일 처방을 유지했다.

20XX. 12. 2. 침 맞고 간 날 이명이 그쳤다고 한다. 항상 변의가 있는데 잘 보지 못하다가 처음으로 깨끗하게 대변을 봤다고 즐거워한다. 그것도 황금색 대변을. 하여튼 대변 잘 보는 건 무조건 좋은 것이다. 하지만 토요일 밤 12시 넘어 캔 맥주를 마시고 잤는데 새벽에 다리가 심하게 가려워서 많이 긁었다고 한다. 그리고 아침에는 속이 메스꺼워 토할 것 같았다고 한다. 흔히 사람이란 간사한 동물이라고들 한다. 몸이 아플 때는 음식 잘 지키고 운동 열심히 하고 의사 지시 사항도 충실히 지키다가 몸이 좀 나아지면 금방 꾀가 나서 "이 정도는 괜찮겠지?" 하면서 섭생을 어긴다. 그리곤 영락없이 부작용이 나서 고초를 겪고 후회막심 한다. 나는 체질식을 철저히 하라고 재삼 강조했다. 치료는 동일 처방.

20XX. 12. 4. 대변실금이 가끔 있다고 한다. 그리고 전날 새벽 2시에 깼다고 한다. 하여튼 금음체질은 대장에 문제가 잘 발생한다. 과민성대장증후군도 금음체질에 매우 많다. 그래서 금음체질의 무병 조건으로 필자는 '대변왕다大便旺多'를 말한다. 대변이 쾌하게 나오고 그 양도 많아야 한다. 금음체질이 건강이 좋아지면 이런 말을 한다. "대변이 엄청나게 많이 나와요! 먹은 게 흡수가 안 되고 도로 다 나오는 거 아니에요?"

아니다! 대변은 무조건 많이, 그리고 순식간에 쫙 나와야 한다. 그게 금음체질이 몸이 좋아졌을 때 나타나는 퍼펙트한 건강 배변이다. 동일한 체질침 처방을 내렸다.

20XX. 12. 11. 일주일 만에 와서는 이명이 재발했다고 하소연이다. 필자의 한의원이 멀어서 지역의 8체질한의원에서 다시 금양 체질침을 맞고 그렇게 됐다는 것이다. 말이 안 나왔다. 금음체질로 치료받고 있으면서 다른 한의원에 가서는 금양체질 치료를 받다니! 환자에게 자초지종을 물었다. 환자 말이, 주원장한의원에서 금음체질로 진단 받고 치료받아 좋아졌다고 하는데도, 그 의사가 금양체질이 확실하다면서 주장을 굽히지 않아 할 수 없이 금양 체질침을 다시 맞았다는 것이다(이렇게 의사 말은 환자에게 절대적이다).

가장 확실한 증거는 환자의 호전여부 아닌가? 이보다 더 명확한 증거가 있을까? 나는 의사의 성실한 판단을 존중한다. 하지만 의사도 사람 아닌가? 필자도 종종 실수를 한다. 그러면 빨리 고치면 된다. 명의란 만병을 신출귀몰 다 치료할 수 있는 사람을 말하는 것이 아니다. 잘못된 판단을 빨리 간파하고 그를 신속히 바로잡아 치료하는 의사라고 생각한다. 공자가 말했다. "과즉물탄개過則勿憚改," 과오를 고침을 꺼리지 마라!

체질진단은 목적이 아니다. 질병을 치료하기 위한 과정에 불과하다. 과정에서 오류가 감지되면 빨리 궤도 수정을 해야 한다. 독단(dogma)은 무서운 것이다. 중세의 독단은 많은 사람을 화형에 처했다. 8체질의학의 독단도 환자를 해할 수 있다. 아니, 모든 의학의 독단이 환자를 해할 수 있다. 우리는 독단의 잠에서 깨어나야 한다. 그리고 환자의 절박한 호소를 경청해야 한다. 치료는 같은 처방으로 갔다.

20XX. 12. 12. 잠 너무 너무 잘 잤다고 한다! 가려움도 없어 한 번도 긁지 않고 잤다는 것이다. 하지만 이명은 아침에 심하다고 한다. 그럼에도 잠 한숨 잘 잤다는 소박한 사실에 저렇게 즐거워하다니!

그녀는 온천만 가면 남들은 다 좋다는데 본인만 죽는다고도 했다. 금음체질은 온천이 좋지 않다(사우나도 역시 해롭다). 그런데 의외로 일본 백부의 실외온천에 갔을 때는 좋았다고 한다. 노천에서 눈 맞으면서 온천 목욕하는데 말할 수 없이 좋았다는 것이다. 설산의 차가운 공기가 폐의 항진을 진압하여 장부균형을 잡아 준 것이다. 금음체질이 온천을 하려면 주위가 차가운 환경의 실외온천을 추천한다.

등산만 갔다 오면 얼굴이 빨갛게 홍조되고 컨디션이 안 좋다고도 했다. 금양체질과 더불어 금음체질은 등산이 그다지 좋지 않은 체질이다. 높은 포화도의 산소를 가진 산이 오히려 장부준위가 가장 높은 이들 체질의 폐를 지나치게 항진시키기 때문이다.[6] 금음체질은 등산보다는

---

6) 세계 최초로 5극지(에베레스트, 북극점, 남극점, 베링해협, 그린란드)를 모두 정복한 세계적인 등반가이자 탐험가 홍성택 대장이 일전에 자신이 겪은 일화를 소개한 적이 있다. 히말라야 등반에서 자주 도움을 받던 한 셰르파Sherpa에 대한 얘기다. 홍대장은 셰르파에게 그간 고마움을 표하기 위해 한국에 초청했다. 한국의

평지 걷기를 추천한다.

20XX. 12. 13. 역시 잠을 너무 너무 잘 잤다고 한다. 그리고 가려움증도 없어졌다고 덧붙인다. 잔변감 역시 없어졌다. 다만 이명은 남아 있다고 한다. 이건 참 아쉽다. 잘 치료될 수 있었는데 말이다. 하지만 꾸준히 금음체질 치료를 받으면 역시 호전될 수 있을 것으로 기대한다. 체질침은 동일한 처방을 고수했다.

이 환자는 이후 가끔 띄엄띄엄 서울에 올 일이 있으면 주원장한의원에 내원했으나 정기적으로는 내원하지 않았다. 원하던 증상이 어느 정도 치료되어 자신이 사는 지역에서 체질섭생으로 건강을 유지하면서 산다고 한다. 다만 이명이 재발한 것만큼은 안타깝다. 금양 체질침만은 다시 맞지 않기를 간절히 바란다.

명승지를 구경시켜 주고, 맛있는 한국 음식도 대접했다. 그리고 한국에 왔으니 한국에서 제일 유명한 산의 하나인 설악산을 같이 가자고 제안했다. 설악산 탐방 길에 같이 올랐다. 그런데 기이한 일이 발생했다. 해발 8,000m가 족히 넘는 에베레스트(8,848m)는 식은죽 먹기처럼 드나들던 그가 2,000m도 안 되는 설악산(1,708m)은 낑낑 대면서 힘들어 하더니 조금 오르다 너무 힘들다며 포기하는 사태가 발생한 것이다. 이 무슨 수수께끼 같은 일일까? 이것이야말로 체질의학적으로밖에는 해석할 길이 없다. 아마도 그 셰르파는 금양이나 금음체질이었을 것이다. 금체질은 폐의 장부준위가 가장 높은 체질이기 때문에 수목이 울창한 설악산과 같이 산소 포화도가 매우 높은 산에 가면 폐기능이 항진되어 호흡곤란이 발생할 수 있다. 그는 산소가 희박한 히말라야에 최적화한 체질이었던 것이다. 필자의 한의원에서도 등산을 즐겨하던 금양이나 금음체질이 등산으로 인해 병이 나거나 고통을 겪은 사례는 즐비하다. 그래서 금체질은 평지에서 걷기를 추천한다.

금음 사례_3: 알레르기를 벗어던져라

O양, 여, 내원 당시 6세, 유치원생.
주소: 알레르기피부염, 피부 가렵고 발진 올라온다.

이 어린이는 멀리 경기도의 한 도시에서 밀가루 음식과 과자 등을 먹고 피부 발진이 나 심한 가려움으로 내원했다. 평소에도 이런 일은 자주 일어나는 것 같았다. 아주 어릴 때부터 알레르기피부염이 자주 있었던 것이다. 맨 처음 발병은 분유 섭취 때문이었다. 분유를 먹자 알레르기가 일어난 것이다. 그 외 소고기, 우유, 계란 등에도 발생했고, 호두 먹고는 응급실에 간 적도 있었다. 그래서 어려서는 모유만 먹었다.

알레르기는 한번 일어나면 재발하는 경향이 많다. 면역세포 중에 기억세포(memory cell)라는 림프구가 있는데, 이들은 전에 침입한 적이 있는 항원(병을 일으키는 원인 물질을 말하며, 이에는 미생물이나 환경오염물질 등이 있다)에 대한 항체(항원을 죽이거나 무력화 하는 면역물질) 정보를 기억하고 있는 면역세포들이다. 기억 B세포(memory B cell)와 기억 T세포(memory T cell)가 바로 그들이다. 이 녀석들이 우리 몸을 단단히 지키고 있어서 전에 온 적 있는 해로운 미생물이나 물질이 재침입하면 지체 없이 반격을 가할 수 있는 것이다. 이것이 소위 면역이라는 기전이다. 우리가 백신vaccine을 맞는 것도 이렇게 항원에 대한 정보를 사전에 줘서 미리 스파링을 시켜 기억세포를 형성케 함으로써 면역을 얻기 위함이다.

알레르기는 아이러니하게도 이러한 면역기전의 부작용으로 일어난다. 알레르기 유발물질인 알레르겐allergen이 들어왔을 때 적당히 방어하고 배출시켜 상황이 끝나면 다시 원상으로 돌아가야 하는데 어떤 이유인지 원상으로 돌아가지 않고 계속 A급 비상경계태세로 있다가 이물질이 그다지 많이 침입한 것도 아닌데 극심하게 방어 작용을 일으키는 것이다. 간첩 한 사람이 비무장지대를 침범했으면 소대나 중대 정도 수준에서 방어하면 되는데, 사단이 즉각 동원되고 심지어 군단이 대거 참전하는 것과 비슷한 상황이 일어난다. 간첩 하나 잡기 위해 전군이 동원되는 어처구니없는 촌극이 펼쳐지는 것이다. 이러면 당연히 간첩은 잡을 수 있을 지 모른다. 하지만 불행히도 아군 또한 상당한 데미지를 입을 수 있다. 아군이 몸 전체에 넘치고 넘쳐 피아 식별에 혼선이 일어나 아군이 아군을 살상하는 비극적 사태가 발생하는 것이다.

다시 말해 알레르기란 과도한 면역반응이다. 면역계가 신경질적으로 예민하게 반응하는 것이다. 이런 경우 면역계만 신경질적이게 되는 게 아니라 그 사람 자체도 신경질적이 된다. 뭘 조금만 잘못 먹어도 알레르기가 나고, 미세먼지만 조금 들여 마셔도 알레르기가 나고, 날씨만 조금 추워져도 알레르기가 나는데 신경질적이 되지 않을 사람이 얼마나 될까? 알레르기는 이렇게 엉뚱하게 사람 인성도 해칠 수 있다. 특히 어린 나이에 이런 알레르기가 발생하면 참 안타깝다. 해맑게 자라야 할 아이가 이 아이처럼 항상 찡그리고 있게 되니 말이다.

이 어린이에게 발생하는 알레르기의 대부분은 음식으로 인한 것이다. 아이가 좋아하는 것들이 죄다 이 아이에겐 체질적으로 맞지 않다. 사탕, 비스켓, 빵, 우유, 케익, 국수, 라면 등등이 죄다 알레르기 유발범이다. 이 아이에게 행복한 어린 시절은 과연 가능할까? 항상 음식 주의하면서 살아야 하는데. 하지만 달리 방도가 없다. 건강을 위해선 어쩔 수 없이 지켜야 하는 것이다. 필자는 금음체질의 특성을 설명하고 체질식 등의 주의사항을 주지시켰다. 치료과정은 다음과 같다.

20XX. 4. 18. 어린이인 까닭에 2단계의 기본적인 치료를 행했다. 처방은 다음과 같다.

R. Ⅶ I (51) / L. Ⅶ Ⅲ (42)

오른쪽엔 장계염증방, 왼쪽에는 부계염증방을 시술했다.

20XX. 4. 29. 이틀에 한번 꼴로 내원하라고 일러줬지만 사정 때문인지 11일 만에 내원했다. 요새 피부가 올라온다고 한다. 그리고 미세먼지가 심할 땐 가래가 토하듯 많이 나온다고 한다. 처방은 동일하게 유지했다.

20XX. 5. 21. 이번에도 거의 한달 만에 내원했다. 하지만 침 반응은 좋았다. 지난 번 체질침 치료로 허벅지에 돋았던 피부알레르기가 싹 들어갔다고 한다.

20XX. 6. 23. 에어컨 많이 쐬어 기침이 나고 맑은 콧물을 흘린다. 감기에 걸린 것이다. 동일한 처방으로 시술했다.

20XX. 6. 25. 침 맞고 기침은 그날 바로 잦아들었다고 한다. 하지만 가래는 나온다. 같은 처방으로 체질침을 놨다.

20XX. 7. 12. 물놀이를 하고 기침을 하더니 코가 막혔다. 역시 처방은 동일하게 내렸다.

20XX. 11. 14. 식물성 케익을 먹었는데 닭살처럼 피부가 돋아서 내원했다. 같은 처방으로 체질침을 놔줬다.

20XX. 12. 12. 피부가 한 번씩 가려워서 긁는다고 한다. 같은 체질침 처

방을 시술했다.

　20XX. 12. 19. 독감 걸렸다고 한다. 기침, 가래 심하다. 역시 동일하게 체질침을 시술했다.

　20XX. 2. 24. 태국 푸켓에 가서 버터 들어간 감자 먹고 토했는데, 이후 다리와 팔에 피부염이 발생했다. 동일한 체질침 치료를 해줬다.

　20XX. 3. 28. 전에 체질침 맞고 피부 깨끗해졌다고 한다. 하여튼 이 아이는 '침발'이 좋다. 한번 만 맞아도 대체로 증상이 해결된다. 하지만 잘못 먹거나 섭생이 체질에 안 맞으면 다시 증상이 즉각 발현된다. 기억세포야, 제발 좀 기억상실에 걸려라! 이런 말을 해주고 싶다.

　환자는 이후에도 알레르기나 감기 증세가 있을 때면 주원장한의원에 내원해 치료를 받았다. 삶이란 과정이다. 따라서 건강도 결국 과정적이다. 완결이란 없다.

토양체질 임상 사례

토양 사례_1: 누가 토양더러 위가 젤 세다고 했나?

B씨, 여, 내원 당시 47세

주소: 항상 소화가 안 된다. 입에서 신맛이 난다.

이 환자는 멀리 남부지방에서 찾아왔다. 그만큼 절박한 마음에서 내원한 것으로 추측된다. 그녀의 제1성은 소화가 전혀 안 된다는 것이었다. 물도 소화가 안 될 정도도 심각하다는 것. 위에 항상 출렁출렁 소리가 난다고도 했다. 이렇게 소화가 안 되는데도 식탐은 많아 뭘 자꾸 먹는다는 말도 한다. 문제는 먹고 나서 소화가 안 되고 뱃속이 고통스러워 잘 움직이지도 못하는 것이다. 식욕은 넘치는데 그걸 위가 감당 못하고 있다. 근래 와서는 전혀 입도 대지 않은 귤을 몇 개나 먹은 것처럼 입에서 신맛이 자꾸 맴 도는데 이 역시 너무 고통이라고 한다.

토양체질은 장부구조가 '비위 심소장 간담 폐대장 신방광'이다. 양필드의 최외곽 장부가 비위이므로, 소화기관의 중추가 되는 장부의 준위가 가장 높다는 말이다. 당연히 소화력이 매우 좋을 것이라고 기대하기 쉽다. 하지만 장부준위가 가장 높다는 게 언제나 기능이 가장 좋다는 말은 결코 아니다. 비위가 항진되어 지나치게 장부준위가 높아지면 오히려 소화가 안 될 수 있기 때문이다. 물도 소화가 되지 않는다고 하지 않은가! 그러니까 토양체질이 비위가 세서 소화력이 최강이라는 둥, 아무거나 다 잘 먹는다는 둥 하는 이런 신화는 철저히 파괴돼야 마땅하다. 그건 체질의 장부 균형이 잘 잡혀 있는 경우에 해당하는 얘기인 것이다. 그렇지 않으면 이렇게 물도 소화 못할 수 있다. 그리고 장부 균형이 잘 잡혀 있는 상황이라면 어떤 체질도 다 소화가 잘 되게 되어 있다. 비위의 장부준위가 가장 낮은 수양이나 수음체질도 역시 소화 잘 시키고 뭘 먹어도 별 탈 없다. 요는 장부균형이 잘 잡혀 있는 생리적 상태냐 아니냐가 관건인 것이다.

필자가 체질진단 후 이 환자에게 체질이 토양이라고 하니까 펄쩍 뛰었다. 이 환자야말로, 그런 체질에 관한 선입견으로 똘똘 뭉쳐 있는 분이었던 것이다. 그래서 그녀는 토양체질의 가능성은 아예 제로, 다시 말해 우선적으로 배제하고 체질생활을 시작했던 것이다. 그동안 다녔던 8체질한의원에서 잘못 진단한 것도 한몫 했다. 어떤 곳에서는 목양체질, 다른 데서는 수음체질로 진단한 곳도 있었다. 체질의학은 이렇게 체질진단이 잘못 되면 치료가 전혀 되지 않는다. 아예 번지수가 틀리기 때문에 모든 치료가 수포가 된다. 아니, 오히려 부작용이 날 수 있다. 약이고 침이고 뭘 해도 듣지 않고 음식 또한 핀트가 맞지 않아 부작용을 일으킨다. 8체질 치료는 하드코아 장르 같은, 올 오어 낫띵All or nothing의 무대다. 모 아니면 도다.

나는 그녀를 납득시키기 위해 많은 시간 동안 공들여 설명했다. 토양체질식을 열심히 하라고 하고, 먹을 때는 음식도 뜨겁지 않게, 가능하면 차게 먹으라고 했다. 일반인의 상식처럼 그녀는 소화가 되지 않을 것을 염려해서 찬 것도 극도로 피하고 있었다. 그리고 찬 것을 먹으면 실제로 소화가 되지 않고 이상하게 열꽃이 올라와 몸이 심히 나빠졌다. "진짜 찬 것 먹어도 괜찮아요?"그녀는 내 말을 반신반의하면서 두 번 세 번 고쳐 물었다. 필자는 괜찮을 테니 음식도 차게 먹고 토양체질식도 철저히 하라고 충언했다. 그러고 나서 이 난해한 토양체질 환자의 치료에 돌입했다.

20XX. 1. 15. 침 치료는 다음과 같이 했다.

R. IX V (51) / L. X VI (42)

우측에는 장계염증방을 썼고, 좌측에는 필자가 고안한 방을 시술한 것이다. 우측에서는 비(췌장)를 겨냥했고, 좌측에서는 위를 겨냥한 것이다. 침 치료와 더불어 비위의 소화기를 치료하는 체질약도 처방했다.

20XX. 1. 17. 그녀는 내원하지 않고 장거리전화를 걸어왔다. 나는 잔뜩 가슴 졸이며 전화기 저편의 목소리에 귀를 쫑긋 세웠다.
"속도 편해지고 입안 신 게 가셨어요!"
그리고 다음과 같이 또 말한다.
"차게 먹어도 열꽃이 안 올라와요!"
기뻤다. 그녀가 기뻐한 것보다 내가 더 기뻤다. 필자의 진단이 옳았음을 환자 자신의 언어로 증명했기 때문이다. 이럴 땐 정말 기쁘다. 모든 스트레스가 눈 녹듯이 사라진다. 의사란 직업을 택한 것이 크나큰 보람으로 돌아오는 순간이다.
20XX. 1. 23. 전화로 통화한 지 일주일 만에 그녀가 내원했다. 만면에 미소를 머금은 채. 그리고 친구에게 수다하듯 경험담을 주렁주렁 쏟아

놓는다.

"너무 신기한 건 화장이 안 뜬다는 거예요!"

그녀의 딸이 말하길 엄마가 화장하고 3시간이 넘었는데도 안 뜬다고 놀라워했다는 것이다. 필자는 사실 화장이 안 뜬다는 말을 잘 이해하지 못한다. 뭐 화장이 잘 먹는다는 말로 이해하면 될 것 같다. 사실 화장이 잘 먹는다는 말도 잘 이해가 되는 말은 아니다. 얼굴이 화장품을 잘 받아들인다는 말일 것으로 짐작만 할 뿐이다. 아무렴 어떠랴! 하여튼 환자가 좋아하고 좋아졌다는 사실이 중요할 뿐이다. 필자가 여자가 아니니 평생 그 말의 진의가 뭔지는 결코 알아차리지 못할 것이다.

입이 신 것도 체질식을 하고 바로 없어졌다고 한다. 가공할 체질식의 위력이다. 다 좋아졌다고 계속 한 말 또 하고 한 말 또 한다. 사실 이런 말은 여러 번 들어도 그리 괴롭진 않다. 아프고 괴롭고 우울하고 불편하다는 말만 계속 늘어놓는 많은 다른 환자들에 비하면 이런 말은 진짜 초콜릿 같은 달콤한 속삭임이다.

20XX. 1. 27. 이 날도 내원하지는 않고 전화로 알려왔다. 그런데 이날은 낭보가 아니라 비보였다. 손에 자꾸 땀이 나고 눈이 자꾸 흐리다는 것이다. 팥물, 보리차, 오이, 당근, 배추김치, 귀리가루 등 토양체질에 좋다는 것만 먹고 있다고 추신한다. 나는 잘 하고 있다고 기를 북돋고 체질약 잘 복용하고 더욱 체질식을 철저히 하라고 당부했다.

20XX. 2. 4. 다시 그녀에게서 전화가 왔다. 눈에 뭐가 낀 것 같은 증상은 이제 사라졌다고 한다. 그리고 몸 상태가 너무 좋아졌다고 자랑한다. 지난번 불편했던 증상은 명현반응이었다고 스스로 평가했다. 명현반응이라는 해석은 대개 의사가 환자에게 하는데 여기서는 환자가 의사한테 스스로 결론을 내리고 일방통보 했다. 필자의 설명 의무를 면제해 주니

한편으로 홀가분하고 한편으론 기분이 좀 이상했다. 하여튼 좋은 게 좋다는 말이 있듯이 환자가 좋으면 어떤 경우에도 다 좋다.

그녀와는 이 통화를 끝으로 더 이상의 통화는 없었다. 좀 의외였다. 대개 이런 유형의 환자들은 자주 한의원에 전화해서 이것저것 물어보거나 자신의 상황을 하나하나 보고하는 경향이 많기 때문이다. 그녀는 반대로 뚝 하고 소식을 끊었다. 하지만 괜찮다. 무소식이 희소식이려니 하면서 필자는 또 다른 환자들을 보고 있다. 돌이켜 보니 그녀는 필자의 한의원에서 단 두 번의 체질침 치료만 받은 셈이었다. 몇 달은 치료한 것 같은데.

토양 사례_2: 손이 가려워

J씨, 여, 내원 당시 29세
주소: 환절기 피부 두드러기, 손에 포진.

환자는 환절기만 되면 피부에 두드러기가 나는 사람이었다. 대개 봄에 그랬는데 이번에는 가을이 되려 하니 그런다고 한다. 6년 전쯤 수영을 1년 정도 했는데 그때 생긴 것 같다고 회상한다(토양체질은 수영이 해롭다).

손에도 포진에 자주 생긴다. 한포진이라는 것이다. 되게 가렵고 신경 쓰이게 하는 피부병이다. 손에 가려운 피부병이 생기면 한마디로 짜증이 난다. 인간이 하는 일이 거의 대부분 손을 쓰는 경우가 많은데 그럴 때마다 손이 가려우니 신경질이 팍팍 나는 것이다. 병도 참, 벼라 별 병이 다 있다.

발바닥에도 화끈, 뜨거워지는 열감이 있다고 했다. 그래서 발에 선풍

기를 쐬곤 한다는 것이다. 이런 게 사실 별 것 아닌 것 같지만 큰 괴로움과 불쾌감을 주는 질환이다. 잠도 설치게 하는 흉측한 불청객이 되기도 한다. 그녀는 골반도 안 좋다고 한다.

특이한 사항으로 전에 여행 가는데 생리기간이 겹쳐 그를 피하려고 피임약을 먹은 적이 있었는데 효과가 없었다고 한다. 3번이나 시도했는데 모두 실패했다는 것이다. 이런 경우는 사실 매우 이례적인 일이다. 피임약이란 게 호르몬을 투여하여 강제적으로 월경주기를 바꾸는 것이라 거의 실패할 수가 없는 것인데 말이다. 인간의 다양성은 정말 무궁무진하다. 한 사람 한 사람이 다 다르다.

환자는 전에 다른 8체질한의원에서 목양체질이라는 진단을 받았었다. 겉으로만 봐서는 그렇게 볼 수 있는 체형이긴 하다. 하지만 외모로만 체질을 보면 대개는 틀린다. 인체의 각 부위를 재서 비율 분석으로 체질을 진단하는 곳도 있다는데 참고는 할 수 있을지언정 그걸로 체질을 확정할 수는 없을 것이다. 치료에 들어갔다.

20XX. 8. 25. 피부의 두드러기를 치료하는 처방으로, 먼저 간단한 2단계 처방으로 시작했다. R. IX III (42). 오른쪽에 부계염증방을 시술한 것이다.

20XX. 8. 26. 전날 보리밥을 권했더니 내원해서 보리밥이 되게 소화 잘된다고 좋아한다. 잠도 매우 깊게 잘 잤다고 한다. 심지어 평소보다 2시간이나 적게 잤는데도 피곤하지 않다고 첨언한다. 체질침의 놀라운 효과 중에 하나가 바로 수면을 돕는 것이다. 불면증을 치료하는 강력한 효능이 있는 것이다.

그녀는 피부과약을 끊었다고 했다. 아침에 손이 좀 가려웠지만 버틸

만했다고 자신감을 피력한다. 이건 사실 대단한 용단이다. 이렇게 환자가 적극적으로 치료에 임하면 의사도 진료할 맛이 난다. 반드시 치료가 잘 될 것이기 때문이다. 환자가 의사가 권하는 사항을 준수하지 않고 어길 경우, 예를 들면 체질식을 잘 지키지 않고 이런 저런 구실 대면서 요령을 피우거나 하면 사실 의사도 내심 짜증난다. 의사와 환자가 서로 협조하지 않으면 병은 잘 나을 수가 없다. 처방은 다음과 같이 강화했다. R. IX III (42) / L. IX V (51), 이전 처방에서 왼쪽에 장계염증방을 추가한 것이다.

20XX. 8. 28. 장에 가스가 덜 찬다고 한다. 목양체질일 때 피했던 차가운 음식을 먹었는데 큰 불편은 없었다고 전한다.

그리고 피부과 약을 안 먹는데도 가려움이 덜하다고 한다. 두드러기 같은 알레르기에 쓰는 피부과 약이란 대개 항히스타민제 같은 것이다. 면역반응의 과정에서 분비되는, 가려움증을 유발하는 물질인 히스타민 histamine을 항히스타민antihistamine으로 강제 차단하는 것이다. 도로 상태가 좋지 않아 교통사고가 났을 때 잠시 도로를 막고 사고를 정리하는 경우가 있는데 항히스타민을 사용하는 건 이런 일시 사고 정리 같은 것이다. 도로 상태를 점검해서 정상적인 상태로 수리를 해야 하는데 막무가내로 차만 막고 있는 것이다. 치료라기보다는 잠시 증상을 가리는 정도의 처치라고 봐야 한다. 그래서 안 먹으면 바로 증상이 나타나는 경우가 태반이다. 이 환자는 약을 바로 끊었는데도 가려움이 덜하다고 했다. 체질치료의 강력한 효능을 여기서도 확인할 수 있다. 사실 양약을 복용하다가 끊으면 금단현상 때문에 전보다 더 증상이 심한 경우가 많다. 이 환자에게 체질침 치료는 그런 금단현상을 억제하면서 오히려 이기고 있는 것이다.

20XX. 8. 29. 전날 밤 갑자기 가렵기 시작했다고 한다. 환자를 치료하다 보면 항상 부침이 있다. 일사천리로 좋아지기만 하는 경우는 극히 드물다. 체질침 처방은 동일하게 하고, 알레르기를 치료하는 체질약 처방을 추가했다.

20XX. 8. 30. 밤만 되면 가렵다고 한다. 질병은 밤이 문제다. 특히 피부 질환은 더욱 그렇다. 밤에 잘 때 대개 증상이 심해진다. 낮에는 대개 가려워도 의식적으로 참는데, 잘 때는 의식이 작동하지 않고 무의식이 지배하면서 쉽게 긁기 때문이다. 체질침 처방을 다음과 같이 바꿨다.

R. IX III (44) / L. IV X IV' III V (44444)

오른쪽은 횟수만 바꿔 동일하게 가고, 왼쪽을 알레르기에 사용하는 처방으로 바꾼 것이다.

20XX. 9. 4. 손의 물집은 많이 좋아졌는데 다른 데는 많이 가렵다고 한다. 종아리를 특히 많이 긁었다. 변비기도 있다. 체질침 처방은 동일하게 유지했다.

20XX. 9. 6. 가려움이 덜하다고 한다. 손의 물집은 거의 사라졌다. 이건 중요한 치유의 사인이다. 하지만 변비가 심하고 소화도 잘 안 돼 트림이 올라온다고 한다. 동일한 체질침 처방으로 치료했다.

20XX. 9. 8. 피부 가려움은 잠잠해졌다. 다만 속은 계속 안 좋아 전날과 당일은 설사했다고 한다. 피부 치료가 주된 것이므로 치료는 올바로 가고 있다고 판단했다. 그리고 설사도 변비보다는 낫다. 대변이 배출되지 못해 몸에 잔류하면 그 독이 계속 몸에 영향을 끼치기 때문이다. 처방은

다음과 같이 약간 수정했다.

R. IX III III' (444) / L. IV X IV' III V (44444)

소화기 치료를 위해 오른쪽의 처방을 궤양방으로 올린 것이다.

20XX. 9. 9. 피부는 점점 더 편해진다고 한다. 당일 아침 대변은 이제 설사는 아니고 무른 편이라고 했다. 소화기도 호전되고 있음을 알 수 있다. 처방단계를 다시 올렸다.

R. X IV IV' VIII (4444) / L. IV X IV' III V (44444)

오른쪽에 부계의 4단계처방인 소위 점막궤양방을 쓴 것이다. 왼쪽은 알레르기 처방을 지속했다.

20XX. 9. 11. 당일 아침 대변을 시원하게 봤다고 한다. 치료가 의도한 대로 단계적으로 순조롭게 되는 것을 보면 기분이 좋다. 위는 아직 불편하다고 한다. 전과 같은 처방으로 갔다.

20XX. 9. 13. 위도 많이 좋아졌다고 한다. 변은 약간 무른 편. 피부는 계속 좋은데 밤에 몇 번 긁는다. 그리고 말하길, 신기하게 체질침을 맞고 가면 속이 아주 편하다고 한다. 체질침 처방은 동일하게 했다.

20XX. 9. 15. 위와 장 모두 많이 좋아졌다. 저녁에 운동 후 발에 열감이 있어 자다 깨 갑자기 긁었다고 한다. 아침에 손에도 증상이 좀 올라왔다. 그녀는 점심에 토마토소스와 후추가 포함된 음식을 먹어서 그런가?

하고 의심한다. 체질식이란 참 어려운 면이 있다. 세상 천지에 맛난 것이 넘쳐나는데 그걸 참고 견뎌야 하니. 처방은 동일하게 갔다.

20XX. 9. 18. 피부 약간 올라온다. 소화 잘 되고 대변 좋다고 한다. 필자의 생각에 이제 정상 궤도에 오른 느낌이다. 같은 처방으로 치료.

20XX. 9. 25. 일주일 만에 내원했다. 이렇게 거의 매일 오다시피 하다가 치료 간격이 늘어지면 그건 사실 좋은 사인이다. 치료를 자주 받지 않아도 견딜만하다는 말이니. 피부가 많이 좋아져 저녁에 안 깬다고 한다. 하지만 매운 걸 먹으면 올라온다. 우리나라 음식에서 매운 것이 빠지면 어떻게 될까? 수많은 사람들이 건강해질 수 있을 텐데. 그런데 오히려 사람들은 엄청 데모하고 항의하겠지. 내 고추 돌려달라고! 그래서 매운 음식 줄어들 리는 만무하고 그 때문에 건강에 고초 받을 사람들은 또 늘어날 거고 ……. 에고, 나도 모르겠다. 일개 의사인 내가 음식산업까지 어떻게 책임지나? 처방은 같은 걸로 계속 고!

20XX. 9. 30. 피부 가려움 거의 없다. 가끔 좀 가렵기는 하지만. 그리고 소화나 대변 다 좋다고 한다. 속으로 생각했다. 진짜 궤도에 올랐구나! 치료는 역시 같은 처방.

20XX. 12. 5. 피부 증상은 이제 완전히 없다고 한다. 근데 체질식 안 했더니 소화불량, 역류성식도염으로 목 아프고 아침엔 설사. 체질식을 완벽히 지키는 건 사실 성인의 경지다. 보통 사람에게 성인의 경지를 어떻게 바라겠나? 치료는 약간 단계를 조정하였다.

R. IX III III' (444) / L. IV X IV' III V (44444).

환자는 이렇게 연말 무렵까지 며칠 간격으로 내원하다가 해가 바뀌자 발길을 끊었다. 원하는 수준의 치료 효과를 달성한 것이다. 사실 그녀는 열심히 내원하면서 충실히 필자의 치료를 받아온 좋은 환자였다. 아니, 탑클래스였다!

환자가 이제 그만 나오겠다고 말하면서 끝나는 경우는 극히 드물다. 의사도 이제 그만 나와도 된다고 말하는 경우는 별로 없다. 환자도 알고 의사도 안다. 몸은 항상 아플 준비가 돼 있다.

의료란 게 사실 확실한 결말은 없다. 그러니까 끝이 없다. 영원한 과정이다. 몸은 변화무쌍해서 언제 어디서 다시 변덕을 부릴지 모른다. 열린 결말? 그렇다! 몸은 그래서 역易이다! 항상 끝은 미제未濟다.

토양 사례_3: 화나는 건 못 참지

C씨, 여, 내원 당시 32세
주소: 무기력, 근육 뭉침, 소화불량.

멀리 경기도의 한 도시에서 내원한 환자의 이야기이다. 이 환자의 케이스는 필자의 임상에서 너무도 특이하고 이례적이었다. 우선 그녀는 내원 시 무기력증이 매우 심했다. 그런데 이유가 좀 독특했다. 1년 반 전쯤에 불법 스포츠 마사지 업소에서 마사지를 받았는데 이후 몸이 매우 나빠졌다는 것이다. 물론 마사지를 잘못 받으면 몸이 좀 안 좋을 수 있다. 대개는 안마사가 너무 강하게 마사지를 해서 근육통이 생기는 경우는 있지만 대체로 며칠 지나면 그냥 나아진다. 말 그대로 근육에 무리한 힘이 좀 가해진 거니까 운동을 심하게 했을 때 나타나는 뻑적지근한 느낌

정도 있다가 사라지는 것이다. 그런데 이 환자는 이 때문에 건강이 매우 나빠졌다고 한다. 그리고 기운이 하나도 없고 항상 피곤하게 됐다고 한다.

다른 증상으로, 성교를 하면 어지럽다고 했다. 토양체질의 장부구조가 '비위 심소장 간담 폐대장 신방광'으로 음필드의 최외곽 장부가 신방광이어서 신방광의 장부준의가 지나치게 낮아지면 생식기능이 저하되는 수는 종종 있다. 성교 후 어지러울 정도면 성교를 좀 심하게 하는 건가 하는 의문도 든다. 임상에서 보면 토양체질의 경우 성에 대한 관심이 상대적으로 적은 편이다. 그래서 성당의 신부나 수녀 같은 성직자가 상대적으로 많고 일반인도 결혼하지 않고 독신으로 사는 경우가 적지 않다. 토양체질인 이 환자가 성교 후 어지럽다는 것으로 봐 아마도 신방광의 장부준위가 많이 저하되어 생식기능이 좋지 않을 것 같은데 성에 대한 집착은 생각보다 강했다. 말하자면 섹스를 좋아하는 성향이라는 말이다.

식은땀이 많이 난다는 말로부터 음허증으로 인한 허열虛熱7)이 몸에 많다는 것을 알 수 있다. 신방광이 수기를 생성하는 대표적인 음의 장부이므로, 허열이 많다는 것은 신방광이 지나치게 저하된 상태임을 유추할 수 있다. 한의 이론에 음허화동陰虛火動이라는 병증이 있는데 이는 음이 허해서 상대적으로 화가 성해짐으로써 화기가 동한다는 말이다. 이렇게 발생한 열을 허열이라고 하는데, 이 열을 발산하기 위해 식은땀이 나는 경우가 종종 있다. 그런데 이 화기는 종종 성적 충동으로도 전이된다. 그녀가 성욕이 강한 것은 이런 병정病情의 측면도 있는 것 같다.

그녀의 또 하나의 특징적 증상은 근육 뭉침이 심하다는 것이었다. 목

---

7) 실제 체온으로 측정되지 않지만 열감을 지각하는 병리적 자각 증상의 하나.

이나 어깨는 물론, 복부의 근육 뭉침도 종종 일어났다. 특히 성교 시 배에 힘을 주면 복근이 뭉친다는 말을 자주 한다. 쥐가 나는 듯 근육경련 증상을 말하는 것 같은데 이는 혈액순환이 잘 되지 않거나 전해질 또는 영양의 불균형을 시사한다. 식습관이 상당히 좋지 않다는 사인이다.

당연히 소화불량도 매우 잦았다. 체하거나 복통이 다반사였고 그럴 때면 앞에서 말한 근육 뭉침 증상도 수시로 일어났다. 그리고 변비도 심했다. 장에도 음허증이 발호하고 있는 것이다.

토양체질은 양필드의 장부들인 비위와 심소장의 항진이 잘 발생할 수 있는데 이로 인해 화나 열이 잘 뜨는 성향이 있다. 그래서 두통이나 현기증이 발생할 수 있다. 따라서 화기를 촉진하는 음주는 매우 해롭다. 이 때문에 토양체질은 대체로 술을 싫어하고 또 술에 약한 편이다(물론 소수에서 반대의 경우도 있다). 하지만 그녀는 음주를 좋아해서 자주 술을 마시는 것 같다(술이 센 것 같지는 않다). 필자는 이 복잡한 병력의 환자의 치료에 착수했다.

20XX. 12. 24. 소화가 잘 안 되고 배가 굳은 것 같다고 한다. 그리고 허리도 아프고 혈액순환도 안 된다. 뒷목이 뭉치고 출산 후 부종이 심하다고 한다. 그리고 소염제나 소화제를 복용해도 붓는다. 처방은 2단계로 다음과 같이 했다.

R. IX V (51) / L. IX III (42)

오른쪽에 장계염증방과 왼쪽에 부계염증방이다.

20XX. 2. 7. 해가 바뀌고 이듬해 2월에 내원했다. 그녀는 먼 데 사는 까닭에 주원장한의원에 자주 내원할 수 없었다. 그래서 이렇게 몸이 너무 나빠지면 힘든 몸을 이끌고 뜨문뜨문 내원하는 것이다. 허리가 아프다고 호소했다. 아울러 골반, 엉덩이도 아프다고 한다. 그리고 왼쪽 아랫배도 아프다고 덧붙인다. 이 환자의 특징은 한번 아프면 여러 군데가 동시다발로 아프다는 것이다. 전신이 다 아픈 것이다. 근골격계가 주로 아프므로 처방을 다음과 같이 해서 시술했다. R. IX V III' (51) / L. IX III (42). 오른쪽에 소위 디스크방을 쓰고 왼쪽에는 부계염증방을 썼다.

20XX. 2. 19. 비슷한 증상으로 내원했다. 요통과 복부 근육통이다. 전과 동일한 처방을 썼다.

20XX. 3. 6. 성교시 힘을 주면 허리와 배가 뭉쳐버린다고 한다. 그럴 때면 소화도 안 될 정도로 힘들다. 치료는 전과 동일한 처방으로 했다. 이 환자의 특이점 중 하나는 이렇게 몸이 죽을 것처럼 아프다가도 체질침을 맞으면 치료가 곧잘 된다는 것이다. 그래서 짧게는 며칠, 길게는 몇 주 혹은 몇 달은 괜찮다고 한다.

20XX. 3. 10. 및 20XX. 3. 15. 비슷한 증상으로 내원해서 같은 치료를 했다.

20XX. 3. 18. 혈액순환이 너무 안 되어 몸이 붓고 피곤이 심하다고 한다. 복부도 뭉치고, 어깨, 팔도 딱딱하다. 며칠 전 시어머니 때문에 받은 스트레스로 술을 많이 마셨는데 그 때문인 것 같다고 한다. 잠이 없는 편인데 힘들어서 잠이 쏟아진다고도 했다. 그녀의 병의 상당 부분이 화병으로 인한 것임을 알 수 있다. 그녀가 사생활을 말하는 걸 보면 그녀의 결혼생활은 위기에 처해 있는 것 같다. 치료는 전과 동일한 처방으로 시술했다.

20XX. 5. 12. 남편과 이혼하기로 결정했다고 한다. 시어머니와 갈등이

많은데 남편은 오히려 엄마 편이 되어 자신을 공격한다고 한다. 전형적인 고부갈등이 결혼을 파국으로 몰아버린 것이다. 그런데 남편 쪽에서 순순히 이혼을 안 해주고, 아이 양육비와 위자료 수 천 만원을 요구하면서 소송을 걸어왔다. 스트레스가 하늘을 찌르는 상황이 된 것이다. 당연히 그녀는 몸이 아팠다. 어깨와 아랫배가 굳고 허리도 아팠다. 생리는 두 달 동안 멈췄다. 그녀의 모든 병의 진원지는 화병이었다. 치료는 2단계 처방으로 다음과 같이 시술했다. R. IX V (51) / L. IX III (42), 즉 우측에 장계염증방과 좌측에 부계염증방이다. 해독 치료와 위장 치료를 병행한 것이다.

20XX. 5. 17. 같은 증상으로 내원했다. 이번에 처방을 약간 바꿨다. R. IX V (51) / L. IX VI (42), 우측에 장계염증방, 좌측에 활력방이다.

20XX. 6. 14. 소주 많이 마시고 옆 테이블 사람과 시비가 붙어 몸싸움까지 갔다고 한다. 이후 몸이 매우 나빠졌다. 속이 답답하고 배가 뭉치고 극심한 피로가 몰려왔다. 치료는 전과 동일하게 시술했다. 그녀가 계속 아프면서도 이렇게 먼 길을 마다 않고 내원해서 치료를 받는 게 이상하게 생각될 수도 있지만 그녀에겐 주원장한의원만이 잠시나마 몸의 통증을 가시게 해주는 최상의 안식처인 것 같다. 병원에 가서 약을 먹어도 치료가 되지 않고 되려 부작용만 나고 동네 한의원에 가서 치료를 받아도 역시 별 효과가 없거나 부작용만 나니 어쩔 수 없이 힘든 몸을 이끌고 머나먼 필자의 한의원에 내원하고 있는 것이다.

20XX. 6. 17. 지난 번 체질침 치료로 좀 나아졌다고 한다. 아무리 아파도 그녀는 필자의 한의원에 와서 침을 맞으면 언제 그랬냐 싶게 한 동안은 아프지 않고 살 수 있다. 필자도 참 신기하게 생각한다. 어떻게 이렇게 가냘픈 체질침 치료가 이렇게 강한 치료 효과를 보일 수 있는지. 그녀에

게 체질침은 그 어떤 진통제보다도 강력한 진통 효과를 발휘한다. 이건 사실 마술과도 같은 것이다. 치료는 전과 동일하게 갔다.

20XX. 8. 1. 며칠 전 회사에서 안마 기구를 통해 안마를 했더니 온몸에 혈액순환이 되지 않는다고 한다. 배가 뭉치고 허리가 아프고 소화가 되지 않으며 머리가 뻣뻣하다는 것이다. 필자의 한의원에 처음 내원했을 때는 스포츠마사지를 받고 몸이 나빠졌다고 했는데, 이번에도 기구를 이용한 것이긴 하지만 역시 마사지를 받고 몸이 나빠진 것이다. 이런 시술을 받으면 대개는 혈액순환이 촉진되고 근육 뭉침이 풀려 일시적이라도 몸 컨디션이 향상되는데 이 환자는 오히려 반대로 몸이 나빠지니 참 미스테리라 하지 않을 수 없다. 치료는 조금 바꿔 R. IX V III' (551) / L. IX VI (42), 즉 우측에 디스크방, 좌측에 활력방으로 시술했다.

20XX. 9. 24. 근 두 달 만에 내원했다. 증상은 소화불량, 복근통, 요통 등으로 대동소이한데, 다른 특이한 증상을 덧붙인다. 동네 한의원에서 침을 맞고 물리치료와 부항요법을 받은 후 심장이 빨리 뛰는 증상이 추가됐다는 것이다. 이 환자는 운명적으로 여기밖에 올 데가 없는 같다. 처방을 바꿨다.

R. IX III III' (444) / L. X IV IV' (444)

우측은 위궤양, 좌측은 필자가 고안한 방이다(횟수도 442가 아닌 444로 필자가 바꿨다).

20XX. 10. 2. 전날 출장 마사지 받고 또 온몸이 아프다고 한다. 사람이란 참 이상한 동물이다. 마사지 받을 때마다 몸이 부작용 나서 아픈 데 왜

자꾸 같은 실수를 반복할까? 반대로 오죽 아프면 맨날 속으면서도 또 받을까? 하는 생각도 든다. 항상 나타나던 증상도 역시 발생했다. 아랫배 아프고 허리 아프고 소화 안 되고 변비 있고 ……. 이럴 때면 그녀에게 치료가 무의미한 것 같아 허탈하다. 치료하면 몸 관리를 잘못해서 도로 아프고 치료하면 섭생을 어겨 도로 아프고. 건강이란 결국 수신의 문제로 귀착되는 것 같다. 스스로 몸을 다스리는 수행을 끊임없이 하지 않으면 언제나 질병의 고통 속에 빠질 수밖에 없으니. 천자天子로부터 서인庶人에 이르기까지 모두 수신을 근본脩身爲本으로 해야 함을 천명한 『대학장구大學章句』의 의미를 뼈저리게 새기게 한다.[8]

그녀는 이후로도 비슷한 간격으로, 비슷한 증상으로 필자의 한의원에 계속 내원했다. 한번은 술 먹다가 또 다시 옆 테이블의 여자하고 시비가 붙어 대판 싸움이 벌어졌다고 한다. 그래서 그녀가 병을 들어 그 여자의 머리를 내려치고, 그 여자는 그녀의 머리채를 잡아채서 마구 때리는 바람에 많이 맞았다는 것이다. 그로 인해 그 여자는 눈이 찢어져 현재 그녀를 고소한 상태라고 했다. 액션 영화가 내 눈앞에서 펼쳐지고 있다는 게 믿기지 않았다. 그녀는 그런 삶이 그냥 평상의 삶인 것 같았다. 내가 겨우 할 수 있는 거라고는 그렇게 함부로 살지 말라고 젊잖게 타이르고 이렇게 체질침이라도 시술해줘서 잠시라도 그녀의 고통을 덜어주는 것밖에는 없는 것 같다. "이런 게 다 사는 거지, 뭐!" 이렇게 별 일 아닌 듯, 한편의 드라마로 치부하며 또 하루를 보냈다.

---

8) 自天子, 以至於庶人, 壹是皆以修身爲本. 『대학장구大學章句』 서序.

토음체질 임상 사례

토음 사례_1: 좁은 소견으로 살아야 하는 남자

C씨, 남, 내원 당시 38세, 회사원

주소: 안구건조증, 비문증.[9]

환자는 눈에 문제가 있었다. 망막색소변성증(retinitis pigmentosa)이라는 병으로 시야가 많이 좁아져 있었다. 위로는 아예 시야가 없어서 걸어가다 잘 부딪친다고 했다. 좌우 시야는 60도 정도이고 아래로 향하는 시야는 130도 정도 된다고 한다(좁은 소견을 지칭하는 관견管見이라는 말이 있는데, 이 병에 걸리면 진짜 가느다란 관으로 보는 것 같은 상황이 되는 것이다). 전해 말 시야검사를 했는데 주변시야가 거의 없다고 나왔다. 대신 중심시야는 또렷하다고 한다. 종국에는 실명으로 진행하는 유전성 질환이라 앞길이 구만리인 젊은이의 앞날에 끔찍한 문제일 수 있었다. 하지만 병을 대하는 그의 태도는 담담했다. 실명이 온다면 기꺼이 받아들이겠다는 그런 느낌?

이 병의 유전성을 뒷받침하는 듯 가족력이 있었다. 모친과 외조부가 모두 야맹증이 있었는데 이 환자도 야맹증이 있었다. 이 병은 처음 증상이

---

9) 시야에 작은 점이나 실 같은 것이 떠다니는 것 같은 현상이 보이는 병. 유리체나 망막의 변성 등으로 발생할 수 있다.

야맹증이 많다.

또한 내원 당시 환자는 감기가 걸린 지 5일 정도 돼서 콧물, 재채기가 나오고 편도선도 부은 상태였다.

그가 복용하는 약 중에 은행잎제제가 있었는데 이는 혈액순환을 도와 이 망막질환의 악화를 지연하길 바라는 처방약이었다. 이런 것을 보면 서양의학에 아직 이 질환의 치료제가 없다는 것을 의미한다. 이 약은 망막색소세포가 변성하는 것을 막는 것과 무관한 보조제 같은 것이므로. 좀 무거운 마음으로 치료에 들어갔다.

20XX. 1. 27. 우선 그가 지닌 감기 치료를 먼저 시작했다. 감기가 있으면 다른 병의 치료가 잘 되지 않기 때문이다. 처방은 기본적인 2단계처방으로 다음과 같이 썼다.

R. Ⅵ (42) / L. Ⅴ Ⅸ (51)

우측에 부계염증방, 그리고 좌측에 장계염증방을 시술했다. 그리고 체질약도 동시에 처방했다.

20XX. 2. 12. 보름쯤 후에 다시 내원했다. 몸이 괜찮다고 한다. 특히 비문증飛蚊症(floaters)이 감소했다는 것이다. 침 효과와 체질약의 효과가 동시에 발휘 된 것으로 봐야 할 것이다. 이는 상당히 고무적인 반응이다. 망막에 병이 발생하면 비문증이 동반될 수 있는데 비문증이 감소했다는 것은 8체질 치료가 먹힌다는 걸 뜻하기 때문이다.

다만 감기가 아직 낫지 않았다. 계속 콧물이 나고 이따금 기침을 한다.

몸도 피곤하다고 했다. 처방은 오른쪽은 동일하게 하고, 왼쪽은 다음과 같이 단계를 올렸다. R. Ⅴ I (42) / L. Ⅵ Ⅱ Ⅳ' Ⅹ Ⅷ (55555). 독감이나 심한 감기(알레르기도 포함)에 쓰는 방이다.

20XX. 2. 19. 감기는 다 낳고 비문증도 확실히 완화됐다. 체질치료를 통한 비문증의 치료효과가 확실하다는 것을 다시금 확인했다. 다만 얼굴에 발진이 난지 3·4일 됐다. 처방을 다음과 같이 바꿨다. R. Ⅴ I (42) / L. Ⅱ Ⅵ Ⅳ' I Ⅸ (55555). 오른쪽은 동일하게 하고, 왼쪽은 발진 치료를 위해 알레르기에 자주 사용하는 방을 썼다.

20XX. 2. 27. 전에 감기 다 나았는데 다시 걸릴 것 같다고 한다. 다시 처방을 감기 처방으로 바꿨다. R. Ⅴ I (42) / L. Ⅵ Ⅱ Ⅳ' Ⅹ Ⅷ (55555).

20XX. 3. 5. 비문증이 거의 없어졌다. 감기는 걸리지 않았다. 체질치료가 지금 환자의 병 치료에 상당히 잘 듣는다는 느낌을 받았다. 처방은 전과 동일하게 갔다.

20XX. 4. 2. 근 한 달 만에 내원했다. 그동안 괜찮았다고 한다. 같은 처방을 사용했다.

20XX. 4. 10. 눈이 많이 편안해졌다고 한다. 단지 환절기라 피곤하다고 한다. 동일한 처방에 횟수만 바꿨다.

R. Ⅴ I (42) / L. Ⅵ Ⅱ Ⅳ' Ⅹ Ⅷ (44444)

환자는 눈이 많이 호전되자 내원을 멈추었다. 그러다 7개월 만에 내원했다.

20XX. 11. 25. 최근에 눈이 많이 나빠졌다고 한다. 안구건조증이 생기고

눈이 흐릿하게 보인다고 한다. 빛에 매우 민감해졌다고도 한다. 최근 2주 동안 술을 많이 마셨다는 말을 한다. 눈의 중요성을 안다면 음주를 과다하게 하는 건 좀 주의해야 했다. 사실은 완전 술을 끊어야 한다. 그에게 눈보다 소중한 게 도대체 뭐가 있단 말인가? 나는 체질식을 잘 준수할 것을 다시금 강조하고 체질침 치료를 했다. R. Ⅴ Ⅰ (44) / L. Ⅵ Ⅱ Ⅳ' Ⅹ Ⅷ (44444). 처방은 지난번 것과 동일하게 하되 횟수는 모두 4회로 통일했다.

20XX. 11. 27. 침 맞고 눈이 시원한 느낌을 받았다고 한다. 다음 날까지 눈이 편했다. 분명 체질침 치료가 잘 듣지 않는가! 이럴 때는 사실 매일 와서 침을 맞아야 한다. 죽자 사자 침을 맞아야 이런 치명적인 병이 나을까 말까 한 것이다. 눈이 죽느냐 내가 죽느냐하는 일인데 너무 안일하게 인식하는 게 아닌가 하는 생각이 들었다. 어떤 이에게는 눈이 죽으면 그건 인생 전체가 죽는 것과 같다. 눈이 얼마나 소중한데 이렇게 느슨하게 치료받느냐고 충언했다. 치료는 전과 동.

20XX. 12. 3. 눈이 건조하다고 한다. 그리고 아침에 헛기침 하면 눈에 번개 같은 게 잠깐 왔다간다고 한다. 하여튼 인간의 병에는 벼라 별 알 수 없는 수수께끼 같은 증상들이 시도 때도 없이 출몰한다. 환자들은 그럴 때마다 왜 그런 거냐고 의사한테 자꾸 물어보는데 사실 의사도 잘 알지 못하는 경우가 태반이다. 의사가 신도 아니고 어찌 그런 걸 다 알겠는가? 그냥 의학 전문 용어로 대충 얼버무리면서 설명 아닌 설명으로 넘어가는 것일 뿐이다. 환자는 그렇게 물어보고 의사가 뭔가 답변했다는 그 모호한 이미지로 의문이 해결된 것 같은 위안을 받는다. 처방을 수정했다. L. Ⅴ Ⅸ (55) / R. Ⅵ Ⅱ Ⅳ' Ⅹ Ⅷ (44444). 먼저 왼쪽을 장계염증방(횟수는 5:5)으로 시술하고, 다음에 오른쪽을 알레르기 방으로 시술한

것이다. 그리고 체질약 처방도 추가로 했다.

20XX. 12. 4. 눈에 뭐가 날아다닌다고 한다. 비문증이 다시 돌아온 것이다. 처방은 전과 같이 했다.

20XX. 12. 9. 변화 없다고 한다. 처방을 바꿨다. L. V IX (55) / R. VII IX III' I VI (55555). 오른쪽은 중한 간질환(간경화나 간암)에 쓰는 방이다. 전에 말한 대로 간과 눈은 서로 밀접한 관련이 있다.

20XX. 12. 16. 역시 변화 없다고 한다. 왼쪽의 처방을 바꿨다. L. V IX III' (555) / R. VII IX III' I VI (55555).

20XX. 1. 8. 해가 바뀌어 3주 만인 새해 8일째에 내원했다. 눈은 비슷한 상태라고 한다. 그동안 캄보디아에 있는 앙코르와트에 여행 갔다 왔는데 좋았다고 한다. 치료는 L. V IX III' (555) / R. VI II IV' X VIII (55555).

20XX. 1. 13. 빛에 대한 민감성이 줄어서 눈이 편안해졌다고 한다. 간만의 낭보이다. 치료는 같은 처방.

20XX. 1. 15. 눈이 편안해졌다고 한다. 근 한 달 반 만에 눈의 컨디션을 다시 회복시킨 것이다.

이후 그는 내원하는 간격을 띄워서, 어떨 때는 한 달에 한두 번 혹은 어떨 때는 몇 달에 한번 내원했다. 몸이 꽤 좋아지면 몇 달은 안 오다가, 체질섭생을 지키지 않아 다시 몸 상태가 안 좋아지면 자주 나와 치료를 받는 패턴으로 주원장한의원을 내원하고 있다. 병원의 주도권은 이렇게 의사가 쥐고 있는 게 아니다. 병은 자초하는 것이다. 절대적으로 환자가 쥐고 있다.

토음 사례_2: 몸이 정화된 남자

Y씨, 남, 내원 당시 32세, 회사원.

주소: 알레르기비염, 편평사마귀.

환자는 주로 재택근무를 하는 회사원이었다. 알레르기비염이 지병이었고, 최근엔 과음을 해서 면역이 저하된 바람에 대상포진이 작년에 왔고 현재는 편평사마귀가 생겼다.

환자는 젊은 나이인데도 건강에 관심이 많아 여러 가지 건강식품을 복용한 이력이 있었다. 그중 인삼을 복용하면 심장이 두근거리고 가슴이 답답한 증상이 생긴다고 했다. 이런 경험은 체질진단에 매우 중요한 단서가 된다. 이 사실만으로 무슨 체질인지 확정할 수는 없지만 최소한 수양이나 수음체질은 아니라는 건 알 수 있다. 즉 수체질을 진단에서 배제할 수 있다는 말이다. 비슷한 소견으로 꿀을 먹으면 속이 불편하다고 한다. 이 역시 수체질을 배제할 수 있는 추가 단초가 된다.

과음을 하면 설사를 꼭 한다고 했는데 이는 사실 체질진단에 큰 도움이 되는 사인은 아니다. 거의 모든 체질에 이런 증상을 나타내는 사람이 있기 때문이다. 술은 좋은 체질이 없다.

그리고 채소나 나물 등 채식 전반이 몸에 편하고 대변도 잘 나온다고 한다. 이것은 체질을 판단하는데 상당히 좋은 단서가 될 수 있다. 목양이나 목음체질은 아닐 가능성이 많다는 것을 시사하는 점이다. 이렇게 환자가 말하는 사소한 사실들이 의외로 그 사람의 체질을 진단하는 데 매우 소중한 실마리가 된다. 체질진단을 하는 의사는 말하자면 셜록 홈즈 같은 예리한 눈으로 모든 환자에게서 발현되는 정보를 꼼꼼히 다뤄야 하는 것이다.

20XX. 3. 17. 첫 치료는 낮은 단계로 시작했다.

R. Ⅴ Ⅸ (51) / L. Ⅴ Ⅰ (42).

20XX. 3. 21. 집 가까운 데 있는 8체질한의원에 가서 금양 체질침을 2회 맞았는데 두통이 발생하고 소화불량이 나서 몸이 매우 안 좋았다고 한다. 장도 안 좋아져서 가스가 계속 차고 방귀가 연속으로 나왔다는 말도 했다. 아마도 매운 드문 확률을 가진 토음체질로 진단되어 다른 데서 체질을 다시 확인하고 싶었던 모양이다. 환자의 이런 일탈은 치료자의 입장에서는 그리 달가운 일이 아니지만, 그래도 이렇게 사실 대로 자신의 행적을 밝혀주면 최소한 그가 금양체질이 아니라는 팩트는 확인시켜 주는 것이므로 완전히 나쁜 것으로만 볼 수는 없다. 체질침 처방은 다음과 같이 내렸다. R. Ⅴ Ⅰ (42) / L. Ⅱ Ⅵ Ⅳ' Ⅰ Ⅸ (44444). 오른쪽은 부계염증방, 왼쪽은 알레르기 방을 쓴 것이다.

20XX. 3. 22. 침 맞고 속이 불편한 느낌과 가슴 답답한 것이 거의 사라졌다고 한다. 체질침의 효과가 팍팍 느껴진다. 처방은 동일하게 유지했다.

20XX. 3. 24. 침 부작용이 전혀 없다고 한다. 피로가 감소하고, 오전에 소변 거품이 많았는데 거품이 전혀 나오지 않아 신기했다고 한다. 동일 처방 계속 유지.

20XX. 3. 25. 피로 없어지고 몸 컨디션이 좋다고 한다. 아침에 일어나기 어려웠는데 쉽게 깬다. 같은 처방으로 치료했다.

20XX. 3. 26. 어제 침 맞고 오른쪽 가슴이 1·2시간 답답했다가 지금은 괜찮다고 한다. 역시 같은 처방으로 치료.

20XX. 3. 27. 전날 회사 사람이랑 도가니탕 조금 먹고, 저녁에 돼지고기 구이 한 조각 먹었는데 두피와 항문이 많이 가려웠다고 한다. 돼지고기는 괜찮으나 도가니탕은 소고기로 만드는 것이므로 토음체질에는 그다지 좋지 않다. 같은 처방으로 치료했다.

20XX. 3. 28. 가려움증 살짝 덜하다고 한다. 대변은 하루 한두 번 보고, 약간 묽은 느낌인데 대체로 잘 나오는 편이라고 한다. 처방은 동일하게 유지했다.

20XX. 3. 31. 음식 잘 지키니 가려운 데가 없어졌다고 한다. 그 전에 귤 하나 먹었는데 많이 안 좋았다. 이런 느낌이 예전에는 없었다고 한다. 체질치료를 받으면 몸이 체질에 맞게 균형이 잡히고 독소가 제거되어 정화되므로 해로운 음식에 대개 즉각 반응을 보인다. 그만큼 몸이 깨끗해졌다는 말이다. 이것은 이미 심하게 오염된 강에는 오물을 좀 버려도 그 차이를 거의 못 느끼지만 깨끗한 일급수에는 오물을 조금이라도 버리면 금방 표가 나는 것과 동일한 이치이다. 이렇게 체질에 맞지 않은 음식에 즉각 반응을 보이는 것은 그래서, 몸이 명경지수처럼 맑은, 최상의 건강 상태로 진입하고 있다는 확실한 증표이다. 치료는 동일한 처방으로 했다.

환자는 이로부터 무려 2년 반 정도 지난 어느 날 다시 내원했다. 몸이 놀라보게 많이 좋아졌다고 한다. 열심히 체질식을 하고 있다는 말도 빼놓지 않는다. 처음 주원장한의원에 내원할 때 가지고 있던 알레르기, 편평사마귀, 두통 모두 없어졌다고 자랑이 멈출 줄 모른다. 나도 맞장구치며 찬사를 멈추지 않았다. 그리고 며칠 더 체질침 치료를 받더니 컨디션이 더욱 더 좋아졌다고 싱글벙글이다. 이 사람은 8체질의학으로 진정 거듭난 것이다.

토음 사례_3: 방귀대장

G씨, 여, 내원 당시 47세
주소: 위와 장에 가스가 많이 차 트림과 방귀가 끊이지 않는다.

환자는 위장관에 항상 가스가 많이 차는 문제가 있었다. 트림과 방귀가 말 그대로 하루 종일 쉬지 않고 나왔다. 그래서 어려서는 방귀대장 뽕뽕이란 별명이 붙을 지경이었다. 이 때문에 일상에서 곤혹스런 때가 한두 번이 아니었다. 이 사람은 이상하게 밥만 목구멍에 들어가면 바로 트림이 나오고 방귀가 나왔다. 이 말은 위장관에 이미 가스가 가득 들어차있다는 말이다. 그래서 음식이 들어가면 그 압력에 의해 가스가 배출되는 것이다. 이런 데도 여성치곤 키가 167cm 정도의 장신까지 되도록 잘 자랐으니 영양 공급은 대체로 무난하게 되었다는 말이다. 아마도 소화상태만 이렇지 않으면 영양이 더 잘 공급되어 키가 180cm를 훌쩍 넘었을지도 모른다. 그러면 국대 농구선수로 그 이름을 널리 날렸을지 누가 알겠는가.

그녀는 소화기관 내 가스 말고도 다른 문제가 있었다. 눈이 항상 침침하고 머리가 개운치 않았다. 그리고 몸에 늘상 기운이 없었다. 눈이 침침하고 머리가 개운치 않음도 사실은 독립적인 증상이 아니다. 그것은 소화관의 가스와 관련 있는 증상인 것이다. 위내 가스는 허열虛熱의 대표적인 병리 현상이다. 그녀의 소화기능은 항상 불완전연소 상태였을 것이다. 음식물이 완벽하게 연소되면 매연 같은 가스 발생이 별로 없이 깨끗하게 흡수된다. 하지만 불완전 연소되면 뜨거운 배기가스가 시커떻게 위로 떠오른다. 이것이 소위 허열을 형성하는 것이다. 이렇게 항상 허열이 뜨다보니 눈이 가뭄처럼 건조해지고 머리도 안개 낀 듯 뿌옇게 되는 것이다. 눈은 모래 낀 것처럼 빽빽해지고 머리는 열대야처럼 후텁지근한 열감으로 띵하게 되는 것이다.

기운 없는 것도 역시 소화관의 가스 문제와 연관되어 있는 현상이다. 소화가 잘 되지 않고 불완전연소가 되는데 에너지가 충분히 공급될 수가 없는 것이다. 좋지 않은 연료를 사용하는 자동차가 연비가 좋을 리 만무한 것과 같은 이치다.

그녀는 매우 격렬한 음식반응을 보이기도 했다. 예를 들어 배양 산삼을 함유한 건강보조식품을 보름간 먹고 누군가를 죽이고 싶을 만큼 화가 잔뜩 났다는 것과 같은 사례를 들 수 있다. 얼마나 화기의 역류로 인한 상열감이 심했으면 그랬을까 하는 생각이 든다. 이렇게 되기까지 계속 그것을 복용한 끈질김도 존경심을 불러일으킨다. 보통사람 같으면 좀 먹다 좋지 않으면 중도에 포기하지 않은가.

영양제는 어떤 것을 먹어도 죄다 소화가 되지 않았다는 말도 한다. 토음체질은 비타민E가 맞는 체질인데 비타민E를 복용해도 역시 속이 불편했다고 한다. 비타민C를 두 달 정도 먹었을 때는 창문으로 들어오는 바람만 스쳐도 어깨가 아프고 온몸이 두들겨 맞은 듯 통증이 진동했다고 한다. 너무 과장이 아닌가 의심이 들 정도다.

8체질 진단도 여러 곳을 전전했다. 다른 곳에서 금양체질로 치료 받고선 방귀가 많아지고 냄새가 지독했었다. 토양 치료와 수음 치료도 역시 좋지 않은 것은 마찬가지였다. 최근에 수음체질 치료를 받았는데 헛구역질이 나고 쓴물이 위로 솟구쳤다. 사과나 귤은 죽었다 깨나도 못 먹는다고 했다. 모든 반응이 극한을 달렸다. 이 모든 게 과연 사실일까? 하는 의구심이 일어날 정도였다. 고구마나 감자, 호박도 못 먹는다고 했다. 특히 누런 호박이 안 좋다고 한다. 그녀의 진기명기 같은 이상 반응의 퍼레이드는 여기 다 나열할 수가 없다.

20XX. 3. 29. 언제나 그렇듯이 첫 치료는 가볍게 시작했다.

R. V IX (51) / L. V I (42)

장계염증방과 부계염증방이다.

20XX. 7. 19. 첫 치료 후 근 4개월 만에 내원했다. 지난 번 체질침 치료받고 속 편했다고 한다. 그동안 커피와 매운 것도 끊었다. 쭉 괜찮았는데 6월부터 기운이 빠지고 다리에 힘이 풀린다고 한다. 역시 동일한 처방으로 치료했다.

20XX. 7. 21. 이틀 만에 와서 침 맞은 날 저녁 일찍부터 졸음이 쏟아졌다고 한다. 체질침의 대표적인 명현반응 중 하나이다. 어떤 이는 침 맞고 운전하면서 집에 가는데 폭풍 졸음이 밀려와 가는 도중에 갓길에 차 세워놓고 30분 정도 한잠 푹 잔 다음 돌아갔다는 말도 한다. 불면증이 있는 사람도 체질침 맞으면 잘 잔다는 말을 종종 한다. 처방은 같되 횟수를 바꿨다. R. V IX (55) / L. V I (44).

20XX. 7. 25. 나흘 후. 기운이 좀 난다고 한다. 다리 저림 증상과 잘 때 팔 저림 증상은 여전하다고 한다. 어제는 매운 고추 먹고 심한 설사를 했다고 한다. 동일한 처방을 좌우를 바꿔 시술했다. 즉 L. V IX (55) / R. V I (44).

20XX. 8. 1. 일주일 후. 아침에 잘 일어난다고 한다. 원래는 잘 못 일어났다. 지난주에 손을 다쳐 항생제를 복용했는데 죽다 살아났다고 고한다.

구역질 심하게 하고 식은땀 뻘뻘 흘렸다는 것이다. 토음체질이 항생제에 약하다는 말은 잘 알려져 있지만 이렇게 강한 부작용이 나는 줄은 몰랐다. 예전에 하루 금식하고서 저혈당 와서 땀이 소나기처럼 난 적이 있다고 한다. 항생제 부작용이 저혈당 쇼크 현상과 유사한 것 같다. 저혈당이 별 것 아닌 것 같지만 사실 고혈당보다 훨씬 위험할 수도 있다. 고혈당으로 졸도하는 경우는 별로 없지만 저혈당으로 혼절하는 경우는 흔하다. 밧데리가 나가면 차가 바로 멈추는 것과 동일한 사태가 발생하는 것이다. 같은 처방으로 치료했다.

20XX. 9. 8. 대략 3주 후. 개인 사정으로 그동안 닭고기를 계속 먹었다고 한다. 지인이 치킨집 오픈해서 도와준다고 아르바이트 하면서 어쩔 수 없이 먹었다는 것. 배가 빵빵해지고 냄새 지독한 방귀 계속 나왔다고 한다. 대변은 불통되고 입에 열감이 오르고 갈증 심하게 나고 입 냄새 장난 아니고 아침에 속 엄청 쓰렸다. 같은 처방으로 치료했다.

20XX. 9. 10. 어제 위경련 증상이 살짝 있었다고 한다. 그리고 설사를 왕창 했다. 평소 대변 양의 5배가량 나왔다. 같은 처방이되 횟수는 좌측 5:1, 우측 4:2로 했다.

20XX. 12. 26. 무려 3달이 넘어서 내원했다. 감기 걸린 지 3주째라고 한다. 물 닿으면 배가 금방 차가워진다. 등과 어깨가 겨울에 너무 너무 춥다. 전에 문제였던 장내 가스는 많이 감소했다. 아침에 힘들어 잘 못 일어난다. 처방은 전과 동일하게 갔다.

20XX. 12. 28. 감기는 훨씬 좋아졌다. 동일한 처방 지속.

20XX. 1. 2 해가 바뀌어 신년 2번째 날에 내원했다. 감기는 거의 나았는데 코맹맹이 소리는 아직 있다. 가벼운 기침 한다. 명치 부위가 꺽꺽거리고 속이 불편하다. 한의원 오기 전에 근처 식당에서 굴국밥 먹었는데

속이 되게 이상하다고 한다(외식으로 인한 부작용의 경우는 대개 화학조미료의 영향이 크다). 자고 나면 어깨가 결린다. 처방은 동일하게 가되 횟수를 좌측 5:5, 우측 4:4로 했다.

20XX. 1. 3. 어제 침 맞고 차 몰고 가는데 운전 못할 정도로 심하게 졸렸다. 중간에 멈춰 잠깐 자고 집에 가서 또 잤는데 아침에 부정맥처럼 심장이 두근거렸다. 처방은 동일하되 횟수를 좌 5:1, 우 4:2로 했다.

20XX. 1. 5. 전반적으로 기운이 났다. 다만 아침에 두들겨 맞은 느낌으로 허리 뻐근하다. 소변도 원활하지 않다. 처방은 동일.

20XX. 1. 9. 나흘 후. 어깨가 아프다. 처방 동일.

20XX. 1. 13. 역시 나흘 후. 아침 일어나는 시간이 빨라졌다. 덜 지친다. 잘 먹고 소화도 잘 된다. 소변 양이 많아지고 색도 맑아졌다. 하지만 대변은 잘 안 나오고 혀 뿌리 부분이 굳어 딱딱한 느낌 들고 발음이 힘들다. 처방 동일.

20XX. 1. 16. 어깨 아직 아프다. 지난 금요일 유산균 먹었는데 어제와 그제 소화 안 되고 체한 느낌이다. 뒷골도 많이 땡긴다. 동일한 처방이되 좌우를 바꿔 시술. R. V IX (51) / L. VI (42).

20XX. 1. 17. 이튿날. 어제 속 편했고 두통도 감소했다. 아침에 혈색 좋았다. 동일 처방으로 치료.

환자는 이렇게 2·3일 정도의 간격으로 꾸준히 주원장한의원에 내원하면서 체질침으로 불편한 증상과 질병을 치료했다. 지금은 내원하지 않고 스스로 체질식과 운동을 통해 건강관리를 하고 있다.

사실, 이런 환자는 정말 고난도의 환자이다. 서양의학으로는 결코 치료할 수 없다고 단언할 수 있다. 8체질의학만이 구원할 수 있는 환자인 것이다.

목양체질 임상 사례

목양 사례_1 : 정신병을 정신병으로 치료하지 않는 법

G씨, 남, 내원 당시 26세, 직장인

주소: 눈에 힘이 들어가고 어두운 데서 눈이 잘 안 보인다.

환자는 눈이 뻑뻑하고 자꾸 눈에 힘이 들어가 온종일 신경이 쓰인다고 했다. 스트레스가 심해 2년 전부터 생겼다는 것이다. 그는 소위 IT업종에 종사하는 회사원이었다. 홈페이지 프로그래밍을 주로 하고 시스템을 관리해주는, 요즘은 매우 보편적인 일이지만 당시에는 새로 떠오르는 핫한 분야에서 일하는 유망한 사람이었다. 전체적으로 우직한 느낌을 주는 순진무구한 청년이었다.

이런 분야가 대개 그렇듯이 업무 스트레스가 심했다. 하루 종일 컴퓨터 모니터를 보면서 코딩하는 작업이란 게 사실 사람 잡는 일이다. 한번 업무에 진입하면 10시간이고 20시간이고 시간을 망각한 채 암호의 나열에 몰입하게 된다. 혼은 유체이탈 되어 상공에 떠다니고 넋 나간 몸은 끝없이 자판을 두드리는 기계로 전락한다. 광기를 발하며 뚫어져라 모니터를 바라보는 눈은 마침내 화기에 수기가 증발하고, 가뭄에 쩍쩍 갈라진 논밭으로 변한다. 모래알 같은 느낌이 각막을 후비고 눈은 오래된 자동차 핸들처럼 뻑뻑해진다. 눈에 잔뜩 힘이 들어가고 피가 안구로 몰려와 핏발이 선다. 머리가 멍해지고 마침내 '당 떨어져' 무아지경이 되면 무심하게 연신 콜라 캔을 들이켜야 한다. 책상은 캔 진열장이 된다.

눈이 항상 침침하고 몸도 항상 피로하였다. 눈엔 팬더처럼 다크서클이 선연했다. 삶에 찌든 흔적이 전신에 산재해 있었다.

목양체질은 대개 근육질이고 강건한 체격을 보인다. 이 청년도 그러했다. 이렇게 훌륭한 피구라figura를 가진 그가 소금에 절여진 배추처럼 축 쳐져 있었다. 젊은 나이에 삶의 무게에 짓눌린 그 모습을 바라보는 필자의 심정은 좀 안쓰러웠다. 구세주가 필요한 상황.

20XX. 1. 7. 당장 피로를 걷어내기 위한 처치를 했다. 체질침 처방은 다음과 같다.

R. I VII (55) / L. I V (44)

우측에 장계염증방, 좌측에 부계염증방을 썼다. 횟수는 필자가 임의로 만들어 자주 애용하는 5:5와 4:4를 부여했다. 그리고 만성피로와 눈에 좋은 체질약을 같이 처방했다.

20XX. 1. 11. 나흘 후. 눈의 원거리 초점이 잘 안 잡힌다고 한다. 처방을 바로 5단계처방으로 올렸다. 우측엔 동일하게 갔지만, 좌측은 IX VII III' VI II (55555)로 주로 간암이나 간경화에 응용하는 처방을 쓴 것이다. 한의학 이론에 따르면 눈이 간과 연관된 기관이기 때문이다. 한의 고전에 다음과 같은 말이 있다. 간주목肝主目, 간은 눈을 주관한다는 말이다.

20XX. 1. 14. 눈이 약간 호전됐다고 한다. 역시 동일한 처방을 적용했다.

20XX. 1. 16. 및 20XX. 1. 18. 비슷하거나 약간 나아진다고 한다. 처방은 동일하게 썼다.

20XX. 1. 21. 눈이 그제부터 많이 좋아졌다며 체질치료의 강력함에 깜짝 놀란다. 그렇다. 8체질 치료는 정말 놀라운 치료의학이다. 치료는 동일하게 했다.

20XX. 1. 25. 눈이 정말 많이 좋아졌다고 한다. 이런 말을 환자에게서 들으면 필자도 참 기쁘다. 역시 같은 처방을 지속했다.

환자는 단 8회의 치료 만에 눈이 많이 좋아져 더 이상 치료를 받지 않고 스스로 몸 관리하기로 했다. 그러다가 봄기운이 완연한 4월에 다시 내원했다. 근 3개월 만이다.

20XX. 4. 12. 눈 초점이 안 맞는다는 것이다. 그리고 혓바닥이 홀랑 벗겨졌다고 한다. 어떻게 그런 일이 발생했냐고 물었다. 그동안 동네 신경정신과에서 준 약을 먹었다고 한다. 정신과 약을 먹으니 효과는 좀 있으나 생각이 굉장히 느려져 하루가 슬로우 비디오처럼 흘러가 너무 지루하게 느껴졌다고 한다. 그러다 갑자기 혀가 다 벗겨져버린 것이다. 그 때문에 입맛도 전혀 없어지는 증상이 생겼다. 대개 정신과 약이란 게 중추를 강하게 억제하는 성분이 들어 있어 사람을 멍하게 하는 경향이 있다. 그런 기분이 드는 게 싫어서 그는 정신과 약을 끊었다고 했다. 하지만 심신이 너무 힘들어 다시 약을 먹으니 불안감은 좀 나아지나 다시 혀가 벗겨졌다. 이런 상황이 반복되자 그는 다시 내원한 것이다. 환자는 자신의 증상이 공황장애 같다고 생각했다. 그리고 마음도 우울하다고 한다.

나는 속으로 탄식했다. 이걸 또 정신병으로 접근하다니! 사람이 스트레스에 시달리고 몸이 힘들면 불안한 마음이 들 수 있다. 그럴 땐 좀 쉬면서 피로를 회복하고 주위 사람들이나 친구, 가족들과 대화도 하고 교류하면서 몸에 만연한 텐션을 이완시켜 주면 이런 병은 효과적으로 컨트롤 할 수 있다. 아니면 주원장한의원과 같은 8체질한의원에서 적극적으로 체질침 치료를 받으면 얼마 되지 않아 좋아질 수 있다.

그런데 여기에 신경안정제를 줘서 강제로 중추를 억압하면 잠시 불안감은 해소될 수 있을지 모르나 그것이 그 사람을 진정으로 건강하게 해줄 리는 만무하지 않을까. 게다가 혀가 다 벗겨진다니 그 약이 정말 얼마나 독하다는 말인가! 혀가 벗겨졌다는 것은 혀를 보호하는 피막, 즉 상피세포가 박탈됐다는 말이다. 상피세포는 면역기관이다. 내 몸을 방어하는 가장 근본적이고도 가장 강력한 중추적 방어선이다. 심한 화상을 입었을 때 사람이 사망하는 경우가 많은데, 그 이유는 화염으로 인한 피부의 상피세포의 대량 유실로 세균이나 바이러스 같은 침입자들이 내 몸을 맘대로 무사통과하기 때문이다. 세균과 바이러스 군단이 화상의 상처가 낭자한 피부에 광적으로 달라붙는다. 그래서 전신에 염증이 요원의 불길처럼 퍼진다. 상피세포의 박탈은 내 몸의 근간을 무너뜨리는 그토록 중대한 사건인 것이다.

필자의 오랜 환자 중에 금음체질인 분이 있다. 그녀가 젊었을 적에 피부질환이 있었는데 병원에서 그 치료를 위해 비소(arsenic, AS) 성분이 든 항암제를 주었다고 한다. 항암제를 피부질환에 쓰는 것 자체가 사실은 변칙이다. 일시적 효과를 기하고 그렇게 상규에 어긋난 치료를 하는 경우가 있기는 하다. 게다가 당시에는 그 약이 구하기 어려워, 그마저도 부친이 '빽'을 써서 미군부대를 통해 음성적으로 구했다고 한다. 몇십 년 된 얘기다. 그런데 그 약을 먹고 온몸이 허물 벗듯 피부가 벗겨지는 사태가 발생했다. 소위 박탈성피부염(exfoliative dermatitis)이라는 병이다. 그녀는 하도 괴롭고 이상해서 의사에게 약 부작용이 아니냐며 물었다. 의사는 그렇지 않다며 오히려 약을 2배로 증량해서 처방을 때렸다. 당시 의사의 권위는 정말 신과 같았다. 그는 그 시절 언론에도 자주 등장하여 명성이 드높았던 사람이었다. 그러니 그녀는 의사의 말을 철썩 같이 믿고 계속 그 약을 복용했다. 피부가 낫는 과정의 하나라고 여겼다. 하지만 피부는 더욱 벗겨져 완전히 망가져 버렸다. 피부 방어선이 무참히 무너져 버린 것이다. 수십 년이 지난 지금도 그녀의 피부는 온천지가 상처투성이처럼 흉터가 난무한다.

사실상 이런 비슷한 증상이 이 환자 케이스에서도 일어난 것이다. 단지 외부가 아니라 인체의 내부에서 발생한 사실만 다를 뿐. 혀가 벗겨졌다는 말은 위장도 크게 타격을 받았다는 뜻이다. 혀로부터 식도, 위장은 상피세포로 코팅된 연속체이다. 정신과 약 때문에 위와 식도의 상피세포도 꽤 벗겨졌을 것이다. 그러니 밥맛이 있을 리가 있나. 환자가 처방받은 정신과 약이 그에게는 항암제나 별반 다를 바가 없었던 것이었다. 필자는 다시는 그 약을 먹지말라고 당부했다. 정말 큰일 날 약이라고. 체질침 처방은 다음과 같이 내렸다.

R. I VII (55) / L. II VI IV' X VIII (44444)

오른쪽에는 장계염증방, 왼쪽에는 소위 자율신경방을 시술했다.

자율신경(autonomic nerve)이란 인체 오장육부의 내장기관이나 혈관, 땀샘 같은, 의식적으로 컨트롤 되지 않는 말 그대로 자율적인 신경계를 말한다. 근육을 움직이는 운동신경 같은 것과는 매우 다른 체계인 것이다.

이 처방은 오장육부의 균형을 잡아 심신을 편안케 하는 목적으로 자주 사용된다. 여기에 마음을 편안하게 해주는 체질약도 동시에 처방했다.

20XX. 4. 18. 환자 스스로 알아보니 정신과약 부작용에 공황장애가 있었다고 한다. 경도의 불안감을 해결하기 위해 약을 쓴 것인데 오히려 공황장애라는 중한 병이 부작용으로 돌아온 것이다. 되로 주고 말로 받은 것 같은 상황이 벌어진 것이다. 처방은 다음과 같이 약간 수정했다. R. I VII III' (555) / L. II VI IV' X VIII (44444). 오른쪽에 디스크방을 놓고 왼쪽은 동일하게 자율신경방을 쓴 것이다. 디스크방은 디스크뿐만 아니라 근골격계 전반의 질환, 그리고 두통이나 두중감 같은 뇌신경의 질환에도 종종 쓴다.

20XX. 4. 22. 정신과 약을 안 먹으니 정신이 멍한 부작용이 감소했다. 아마 항우울제 같은 약을 쓴 것 같은데 이런 약의 부작용으로 매우 흔한 것이 정신이 멍하게 되는 현상이다. 중추신경을 너무 강하게 억누르기 때문에 발생하는 증상일 것이다. 목양체질에 좋은 건강법인 온수욕을 자주 하라고 권했다. 처방은 전과 동일하게 유지했다.

20XX. 4. 26. 좀 나아졌다. 목욕하는 게 효과가 있는 것 같다고 한다. 이후 비슷한 증상으로 며칠 내원해서 동일한 처방으로 치료했다.

20XX. 5. 4. 전에 정신과 약을 끊은 여파로 갑자기 뇌에서 전기 충격이 살짝 오다가 사라져 밤에 깨서 안절부절 못했다고 한다. 정신과 약 먹을 때는 대소변에 이상이 생겼다고 덧붙인다. 특히 소변에 힘이 없어졌다. 공황장애가 없었는데 정신과 약 때문에 그게 생겼다고 또 얘기한다. 처방을 바꿨다. R. I V III' (444) / L. I V III' VII IX (55555). 우측에 뇌압을 줄여주기 위해 고혈압에 쓰는 방을, 좌측에 피로감을 줄이기 위해 간경화에 쓰는 처방을 썼다.

20XX. 5. 10. 좀 나아졌다고 한다. 도중에 안절부절 못하는 증상과 불면증 때문에 신경과 약도 한번 복용했다고 한다(딱 한번 복용했다고 강조한다. 정신과 약을 피하려는 그의 이런 노력이 참 가상하다). 정신과 약에 대한 의존성을 탈피하기는 정말 어렵다. 체질침 처방은 전과 같은 것으로 했다.

20XX. 5. 12. 많이 나아졌다고 한다. 스마트 폰 오래 보다가 눈을 떼면 초점이 잘 안 맞는다는 말도 한다. 그리고 아침에는 코가 막힌다. 치료는 같은 처방을 했다.

20XX. 5. 19. 및 5. 26. 많이 나아졌다고 한다. 같은 치료를 했다.

환자는 증상이 많이 호전되어 한동안 내원을 멈췄다. 그러다 3개월 만에 다시 내원했다.

20XX. 8. 25. 정신이 조금 멍하고 우울한 기분이 계속 있어 몸이 계속 쳐져 있다고 한다. 평소 무표정이라는 말을 자주 듣는다. 기억력이 많이 저하됐다. 환자는 그 정신과 약 부작용으로 확신하고 있었다. 동생이 왜 손을 그렇게 떠냐고 물었다는 말도 한다. 처방을 다음과 같이 했다. R. I VII III' (555) / L. II VI IV' X VIII (44444). 우측에 디스크방, 좌측에 자율신경방이다. 동시에 체질약 처방도 했다.

20XX. 9. 2. 머리 멍한 게 좀 가라앉았다. 그는 체질치료가 잘 듣는, 필자 같은 8체질 의사에게 참 좋은 환자이다. 동일한 처방으로 치료했다.

20XX. 9. 9. 및 9. 15., 9. 27., 10. 2., 10. 6., 10. 14. 몸이 나아지니 대략 일주일에 한 번꼴로 내원한다. 환자는 꾸준히 치료를 받으면서 좋은 상태를 유지했다. 치료는 동일하게 했다. 체질약 처방도 한 번 더 내렸다.

20XX. 10. 21. 머리 멍한 건 사라졌다고 한다. 예전에 군대에서 개머리판으로 왼쪽 머리를 맞아 피를 많이 흘린 적이 있다고 했다. 눈물겨운 이야기다. 옛날에는 군대에서 이런 폭력이 만연했다. 이런 난폭한 경험도

트라우마로 잠복하여 정신에 영향을 끼칠 수 있다. 치료는 동일하게 했다.

20XX. 10. 28. 눈에 사시가 있는데, 어제는 눈에 자꾸 힘이 들어가는 게 심했다고 한다. 업무 중에 스트레스를 심하게 받는다는 말이다. 전과 같은 처방으로 동일하게 치료했다.

20XX. 11. 4. 눈에 힘들어가는 것이 많이 풀렸다고 한다. 체질침이란 게 참 즉효인 측면이 있다. 정신과였다면 어떻게 치료했겠는가? 우울증 약으로 강제로 억눌렀을 것이다. 치료는 동일한 처방을 지속했다.

20XX. 11. 11. 눈의 경직이 많이 풀렸다. 동일 처방 계속했다.

20XX. 11. 18. 많이 나아졌다고 한다. 다음 주까지만 오면 될 것 같다고 한다. 동일 처방을 지속.

20XX. 11. 25. 괜찮다고 한다. 다만, 동료들이 자신더러 무표정해서 무섭다고 한다. 젊을 때는 삶에 의욕적이었는데 어느 순간부터 무기력해지고 답답증이 생겼다. 항상 기분이 침울하다. 동일 처방으로 치료했다.

20XX. 12. 2.부터 12. 16.까지 대략 일주일 간격으로 3회 내원했다. 계속 좋아진다고 한다. 같은 처방으로 지속했다.

20XX. 12. 23. 딱 3주 만에 내원했다. 3일 전에 고객을 모시고 중요 회의해서 발표를 했는데 긴장했는지 판단력이 저하되어 말을 이상하게 하는 바람에 아주 혼났다고 한다. 처방을 다음과 같이 바꿨다. R. I V III' VII IX (44444) / L. II VI IV' VIII X (44444). 오른쪽에 장계단위처방을 5단계로 치고, 왼쪽에는 부계단위처방을 5단계로 쳤다. 이것은 필자만의 처방 방식이다. 장계와 부계의 장부들을 모두 균형되게 조절하기 위한 것이다.

20XX. 12. 30. 몸 괜찮아졌다고 한다. 동일 처방을 시술했다.

20XX. 1. 6. 해가 바뀌어 일주일 만에 내원해 많이 좋아졌다고 한다. 새

해부터 핫요가를 시작했는데 땀이 나면서 몸이 좋다고 한다. 4개월 정도 한 다음 크로스핏CrossFit과 웨이트 트레이닝을 할 계획이라고 한다. 크로스핏은 고강도 인터벌 트레이닝interval training을 주로 한 피트니스 프로그램으로서, 다양한 운동요소를 함께 결합하여 신체능력을 단기에 향상시키는 운동법이다. 필자는 아주 잘 시작했다고 칭찬해줬다. 이렇게 목양체질은 핫요가나 혹은 근육운동 같은 활발한 활동으로 어떻게든 땀을 내면 건강에 아주 좋다. 같은 처방으로 치료했다.

20XX. 1. 13. 몸 괜찮다고 한다. 같은 처방.

20XX. 1. 20. 지난 일요일에는 이명이 거의 안 들렸다고 한다. 혀가 벗겨지는 것도 감소해 많이 없어졌다. 같은 처방으로 치료했다. 그리고 체질약도 추가했다.

20XX. 1. 27. 몸 괜찮다고 한다. 나날이 좋아지고 있다고 즐거워한다. 동일한 체질침 처방으로 시술했다.

이후 환자는 1주일 정도의 간격으로 6개월가량 더 내원하다가 치료를 마무리했다. 그리 쉽지 않은 환자였지만 필자의 치료를 충실히 따라와 줘 상당히 좋은 결과를 얻을 수 있었다. 사실 정신과적 질환은 치료가 그리 쉽지 않다. 좋아지다가도 갑자기 악화되는 경우가 비일비재하다. 마음을 불안하게 하는 스트레스 요소(stressor)가 도처에 암약하고 있으니까. 이 환자의 경우 직장에서 발생하는 스트레스가 가장 주요한 요인이었고, 그밖에 가족 간의 갈등, 그리고 본인만의 문제도 있었다.

의외로 목양체질에는 정신과적 문제가 종종 있다. 이렇게 불안증이나 우울증도 있고, 공황장애도 드물지 않고, 강박증이나 환청 같은 특이한 병도 가끔 발생한다. 겉으로 보면 근육질로 강건해 보이는데 생각보다

성품이 예민하고 섬세한 바가 있는 것이다.

평소 체질에 적합한 음식을 규칙적으로 섭취하고 땀을 잘 흘릴 수 있는 운동을 꾸준히 해 주는 게 이 체질 건강의 첩경이다.

목양 사례_2: 군자지도君子之道, 조단호부부造端乎夫婦[10]

Z씨, 여, 내원 당시 55세
주소: 갑상선암 수술 후 손발이 저린다.

환자는 5년 전 갑상선암 수술을 하고 난 후 손발이 저린 증상이 생겼다. 그래서 갑상선호르몬제인 씬지록신[11]을 복용중이었다. 다행히 부갑상선은 수술하지 않았다고 한다. 폐에도 혹이 있는데 추적관찰 중이라고 했다. 1년 관찰 결과는 변동 없는 것으로 나왔다. 고혈압이 있어서 혈압약 먹었다가 요즘은 안 먹고 있다고 한다. 혈압이 높지만 별 불편은 못 느끼는 편이었다.

환자는 남편과 함께 내원했는데 그는 섬유근육통(fibromyalgia)이라는 특이한 질병을 가지고 있었다. 몸 여기저기 온 데가 다 아파 고생하는 사람이었는데 그 때문에 그녀는 남편의 짜증을 계속 받아내야 하는 고난을 안고 있었다. 내가 보기엔 그녀의 모든 병의 근원이 남편인 것 같

---

10) 『중용』 12장에 나오는 말. 君子之道, 造端乎夫婦. 及其至也, 察乎天地.(군자지도, 조단호부부, 급기지야, 찰호천지.) 군자의 도는 부부에서 그 단초가 지어진다. 하지만 그 지극한 데에 이르면 하늘과 땅에 가득 차는 것이다.

11) 씬지록신 정(Synthyroxine tab)을 말한다. 화학 성분은 levothyroxine sodium으로 갑상선의 수술 후나 갑상선기능저하증에 갑상선호르몬(thyroxine)을 대체하는 기능을 하는 약이다.

았다. 남편은 변덕이 심하고 통증을 잘 참지 못해 화를 시도 때도 없이 내는 사람이었다. 다혈질이란 말이 딱 맞는 그런 유형의 사람이었다. 그녀는 시시각각 남편의 심기 관리에 온통 신경이 곤두서 있었다. 스트레스가 이만저만이 아닌 삶을 살고 있는 것이다. 이러고도 아프지 않으면 사실 그게 더 이상할 지경이었다. 그런데도 그녀는 항상 웃음을 잃지 않는 고운 마음의 소유자였다. 이렇게 표정을 유지하려면 참 많은 에너지가 들 것이었다. 말하자면 이런 것이 다 스트레스인 것이다. "내가 웃는 게, 웃는 게 아냐!"라는 말이 있는데 이는 딱 그녀를 두고 하는 말이다. 나 같으면 당장 이혼하고 말 것 같은 상황이라면 독자가 이해할 수 있지 않을까. 하지만 그녀는 매우 전통적인 사고를 하는 여성이었고 그래서 남편에게 매우 순종적인 태도로 대했다.

이런 경우 사실 치료는 매우 어렵다. 병을 유발하는 인자가 환자 주위에 상존하는 상태이기 때문이다. 치료해서 좀 나아지면 스트레스 받아 재발하고, 치료해서 좀 나아지면 또 스트레스 받아 재발하는 일이 일어날 게 뻔하기 때문이다. 그래도 환자의 치료에 착수했다.

20XX. 10. 2. 퇴행성관절에 자주 쓰는 처방으로 치료를 시작했다.

R. VIII X IV' II VI (44444) / L. I VII III' VIII (4444)

오른쪽에 퇴행성관절염 처방과 왼쪽에 디스크방의 응용방을 썼다.

목양체질이므로 고기와 분식, 유제품 등을 권했다. 목양체질의 식생활은 사실 그리 까다로운 편이 아니지만 그녀에겐 실천이 쉽지 않을 것 같다는 생각이 들었다. 전통적인 식생활에 더 익숙한 사람이기 때문이었다. 평생 김치나 나물 좋아하고 고기는 별로 좋아하지 않는 그런 시골 밥상 스타일의 사람이었다.

20XX. 10. 4. 이틀 후. 치료 효과가 좋았다고 했다. 평소 알레르기비염이 있어 냄새를 잘 못 맡았는데 냄새도 조금 맡을 수 있었다. 그리고 몸도 가볍다고 했다. 손발 저림도 덜했다. 오후 2시경에 피곤함을 좀 느꼈다. 출발은 좋았다고 판단했다. 치료는 동일한 처방으로 하되 왼쪽 처방의 횟수를 올렸다. R. VIII X IV' II VI (44444) / L. I VII III' VIII (5555).

20XX. 10. 7. 사흘 후. 다 좋은데 코가 답답하다고 한다. 하지만 냄새는 간혹 맡을 수 있었다. 이만 하면 확실히 체질침의 효과는 확인된 셈이다. 같은 처방으로 지속했다.

20XX. 10. 8. 코 편안하고 저림도 살짝 느껴질 뿐 괜찮다고 한다. 생각보다 치료가 빨리 되는 느낌마저 들었다. 같은 처방 계속.

20XX. 10. 11. 몸이 전반적으로 좋다고 한다. 특이한 것은 침 맞고 한 시간가량 후 몸이 폭풍처럼 저렸다가 괜찮아졌다는 것이다. 처방을 좀 바꿨다. R. I VIII (42) / L. I VII III' VIII (4444).

20XX. 10. 14. 계속 좋았는데 당일 신경을 썼더니 혈압이 190으로 높아졌다고 한다. 남편 때문에 스트레스를 확 받은 것이다. 혈압약은 전에 먹었으나 현재는 안 먹고 있다고 한다. 치료는 좌우를 바꿔 동일하게 유지했다. L. I VIII (42) / R. I VII III' VIII (4444).

20XX. 10. 16. 편안하다고 한다. 체질침이 잘 작동하고 있다는 말이다. 같은 처방이되 우측 횟수만 5:5:5:5로 치료했다.

20XX. 10. 18. 역시 편안하다고 한다. 같은 처방.

20XX. 10. 21. 및 10. 23. 좋은데 약간 저림 있다. 같은 처방이되 우측 횟수

를 4:4:4:4로 했다.

20XX. 10. 28. 일주일 후. 후비루, 즉 코가 뒤로 넘어간다고 한다. 한의원에서 혈압 재니 175 / 111에 심박수 75가 나온다. 혈압이 높은 것이다. 등산 갈 때 뒷목이 땡긴다고도 한다. 처방을 바꿨다. R. I VIII III' (551) / L. II VI IV' X VIII (44444). 오른쪽에 디스크방, 왼쪽에 자율신경방이다.

20XX. 10. 30. 코는 좀 편안해졌다. 머리부터 아래로 손가락이 경직되는 경우가 몇 차례 있었다. 이런 증상이 가끔 한 번씩 폭풍처럼 몰려온다고 한다. 처방은 R. I VIII III' VIII (5555) / L. I VIII (42). 오른쪽에 디스크방 활용형, 왼쪽에 활력방을 놓은 것이다.

20XX. 11. 1. 경직되는 건 괜찮다고 한다. 침 맞은 당일은 힘든데 시간이 지나면 편안해진다고 한다. 체질침이 몸에 좀 부하를 주는 것 같아 처방을 2단계로 바꿨다. R. I VII (51) / L. I V (42).

20XX. 11. 4. 나쁜 건 없었다고 한다. 단지 오른쪽 엄지손가락이 좀 아프다. 현재 대변은 퍼지지 않고 좋게 나온다고 한다. 체질식을 잘 지키는 것 같다. 처방은 동일하게 유지했다. R. I VII (51) / L. I V (42).

20XX. 11. 6. 오른쪽 엄지손가락이 많이 좋아졌으나 아직 좀 아프다. 같은 처방 유지.

20XX. 11. 8. 엄지손가락은 어쩌다 한 번씩만 아파 거의 잊고 지낸다. 다른 것은 편안하다. 컴퓨터 모니터 보면 눈이 아팠는데 이제는 그런 게 없다고 한다. 고기 먹기 시작하면서 식사량이 줄었다. 그 전에는 속이 허하니까 자꾸 먹었었다. 같은 처방을 유지했다.

그녀는 이렇게 체질침을 맞고 체질식을 준수하면서, 결혼 후 그녀의 인생에서 처음으로 전보다 훨씬 나은 삶의 질을 향유하면서 살고 있다. 남편이 심통을 부리면 덩달아 몸이 아프고 여기저기 나빠지기는 하지만 그래도 전보다는 비교할 수 없이 평화로운 삶을 살 수 있게 된 것이다. 그 후로도 그녀는 주기적으로 내원해서 체질침 치료를 받고 필요하면 체질약 치료도 병행하면서 계속 주원장한의원에 내원했다.

목양 사례_3: 살쪄서 잠 못 자는 밤

B씨, 남, 내원 당시 42세
주소: 불면증

원래 환자는 몇 년 전에 환청(auditory hallucination)이라는 증상으로 필자의 한의원에 온 적이 있었다. 귀에서 아는 사람들의 소리, 가족들의 말, 음악, 특히 유행가 소리가 계속 들린다고 했다. 처음엔 실제 소리인 줄 착각했다. 그런데 의사가 환청이라고 알려줬다. 정신병이라는 말이다. 그는 부친이 별세하고 죄책감에 고통 받다가 그런 정신질환이 생겼다고 말한다. 부친 말 듣지 않고 방탕한 삶을 살아 그 때문에 맘고생을 겪은 부친이 병환으로 일찍 돌아가시게 된 거라고 자책하고 있었다. 겉으로 보면 덩치가 있어 건달처럼 보일 수도 있는데 마음은 사실 되게 여린 사람이다.

그는 전형적인 목양체질의 체형을 갖고 있었다. 키 180cm에 체중 95kg의 거한으로 씨름선수 같은 운동에 최적인 몸을 자랑했다. 이런 사람은 사실 자신에게 적합한 운동을 찾아 운동을 직업으로 하는, 프로스포츠 선수로 뛰는 게 가장 이상적인 인생이 될 것이다. 이다지도 에너지 넘치는 몸을 두고 책상에 앉아서 연구를 하거나 사무를 본다는 것은 그 자체로 몸에 죄악을 저지르는 행위라고 필자는 생각한다. 몸의 조건과

하는 일이 서로 '사맞디' 아니하면 몸도 안 좋아지는 건 당연지사일 것이고 정신적으로도 황폐화하기 쉽다. 주체할 수 없는 에너지를 억누르면서 살아야 하니 몸에 병이 날 수밖에 없는 것이다.

그는 정신과 약을 복용하면서 환청을 극복하려 했으나 수포였다. 그래서 주원장한의원에 내원하여 체질침 치료도 받고 체질약 복용도 했었다. 몸은 어느 정도 좋아졌지만 만족할 만한 수준에 도달하지는 못한 것 같다. 주원장한의원에는 몸이 좀 괜찮아지면 뜸하다가 안 좋으면 다시 내원하는 식으로 뜨문뜨문 내원을 거듭했다. 그러다 몇 년 동안 모습을 감추었는데 다시 한의원에 내원한 것이다.

다시 모습을 드러낸 그의 모습에 나는 충격을 받았다. 몰라보게 체중이 불어 있었던 것이다. 전에도 살이 없었던 것은 아니었지만 이처럼 퉁퉁 부은 듯 살찐 모습은 결코 아니었기 때문이다. 어찌 된 영문인지 물었다.

계속 된 정신질환으로 사회생활을 접고 집에서만 생활하다 그렇게 된 거라고 했다. 아무리 그래도 그렇지, 배가 산처럼 부르도록 몸을 내버려 둔 건 좀 너무했다는 생각이 들었다. 그가 이렇게 오랜만에 내원한 까닭도 고도비만에 이른 체중 때문이었다. 정확히는 체중증가로 인해 발생한 불면증 때문. 살이 너무 쪄서 잠을 못 잔다는 것이다. 살찌는 것과 수면이 무슨 상관이지? 라는 의문이 들 수 있다. 이 환자는 체중증가로 혈액순환이 되지 않아 몸이 저리는 바람에 잠이 깨는 것이었다. 그리고 살이 너무 찌면 누웠을 때 복압이 차 횡격막을 압박하여 그 위에 위치한 흉강을 연달아 압박하게 되고 그로 인해 폐 용적이 위축되어 호흡이 편치 않게 되는데, 이로 인해 역시 수면이 방해될 수 있다.

그의 이런 모습은 2022년 제95회 아카데미 영화상에서 남우주연상을 수상한 명작 영화 '고래The Whale'의 주인공 찰리Charlie를 연상케 한다. 찰리는 체중이 무려 600파운드(272kg)의 극고도 비만의 교수였다. 그는 거대한 산처럼 비만으로 흉측해진 자신을 혐오해 스스로 세상과 격리한 채 좁은 집안에서 오직 휠체어에 의지해 온라인으로 학생들과 작문 수업을 진행하고 있었다. 찰리를 연기한 배우 브랜던 프레이저 Brendan Fraser(1968~)는 그 영화를 연기하기 위해 특수 분장으로 거대한 몸을 구현했다(이 영화는 아카데미 분장상도 수상했다). 분장으로 과장되긴 했지만 1990년대와 2000년대 초반 '미이라The Mummy' 시리즈로 최고의 전성기를 구가하던 후리미끈한 미남배우는 간데없이 사라지고 거의 알아볼 수 없게 살이 찐 브랜던 자신의 실제 모습도 사실은 놀라움이었다. 그런 놀라움이 이 환자에게서도 보자마자 느껴졌다. 정신질환은 정신만 파괴하는 것이 아니라 몸도 리얼하게 파괴하는 것이다.

그는 그런 자신에게서 벗어나고자 많은 노력을 나름 한 것 같다. 법륜 스님의 정토회에도 참가하여 봉사하고 수행하는, 마음공부도 했다. 그가 주원장한의원에 내원한 것도 사실은 엄청난 노력과 결단의 소산임을 알아야 한다. 정신과 질환에 시달리는 사람에게 상식적 차원의 조언은 거의 도움이 되지 않음을 임상을 통해 수도 없이 확인했기 때문이다. "그렇게 집안에만 있지 말고 영화도 보고 여행도 좀 하고 그러세요!" 이런 해묵은 클리셰 같은 조언들 말이다. 그들에게는 한 발짝 대문 밖을 나서는 게 에베레스트산 등정만큼이나 어려운 일이다. 치료과정은 다음과 같았다.

20XX. 11. 25. 살이 원래 자신의 체중보다 30킬로 가량 쪘다고 한다. 그래서 잘 때 발이 찌릿찌릿해서 깬다. 체중증가는 혈액순환 저해를 초래

한다. 체질침 처방을 다음과 같이 하였다.

R. I VII III' VIIII (5555) / L. I VIII (44)

오른쪽에 디스크방 응용방, 왼쪽에 활력방. 일단 기본적인 처방으로 접근한 것이다.

20XX. 11. 26. 침 맞고 어제는 찌릿한 게 덜했다고 한다. 동일한 처방을 계속 했다.

20XX. 11. 30. 비슷한 상태. 치료를 다음과 같이 5단계처방으로 상향했다. 자동차로 말하면 2단 기어 정도에서 3단 기어로 확 올린 것이다.

R. VIII X IV' II VI (33333) / L. I V III' VI VIII (33333)

오른쪽에 퇴행성관절방, 왼쪽에 부종방이다. 대체로 근골격계질환에 잘 듣는 방이다.

20XX. 12. 1. 발 찌릿한 게 많이 감소했다고 한다. 동일한 처방 계속했다.

그는 어느 정도 증상이 완화되자 전에도 그랬듯이 더 이상 내원하지 않았다. 그러다 5개월 쯤 지난 후 다시 비슷한 증상으로 내원했다. 이번에도 역시 비슷한 처방의 체질침으로 치료를 하여 수면 문제를 잘 해결해줬다. 그는 다시 자취를 감추었다.

목음체질 임상 사례

목음 사례_1: 배가 차면 온몸이 다 아파

Z씨, 여, 내원 당시 25세
주소: 과민성대장증후군

환자는 장이 민감한 질환, 즉 과민성대장증후군이 있었다. 평소 복부에 심한 냉증이 있어 역시 힘들었다. 요통도 종종 있었는데 장이 안 좋으면 허리가 아픈 증상이 동반되는 경우가 흔하다. 이것을 근육통이나 디스크 같은 척추질환으로 생각해서 정형외과에서 치료 받으면 치료가 될 리 만무하다. 하지에도 통증이 있어 툭 건들기만 해도 기분 나쁘게 아팠다고 했다.

역류성식도염도 있는데 스트레스를 심하게 받거나 닫힌 공간에 있을 때 자주 일어난다고 한다. 상당히 성품이 예민하다는 것을 감지할 수 있다.

평소 땀이 많았는데 특히 긴장하면 손이나 겨드랑이에 땀이 많이 난다고 했다. 고기나 우유는 탈이 없었지만 생선, 특히 회를 먹으면 설사하거나 속이 불편했다. 채소와 생선, 해물을 주로 한 식사를 계속하면 몸이 나빠진다는 말도 한다.

커피 마시면 손이 떨리고 가슴이 두근거린다고 하는데 목음체질이라고 다 커피가 좋은 건 아니라는 걸 알 수 있다. 의학은 예외가 너무 많아 절대적인 것은 거의 없다고 봐도 된다.

일반적으로 쾌변을 본다고 하며, 하루만 대변 못 봐도 대단히 괴롭다고 한다. 목음의 전형적 특성을 가지고 있다. 배를 차갑게 하면 바로 설사한다고 하는데 이 역시 목음체질의 전형적인 증상이다. 치료에 착수했다.

20XX. 4. 30. 체질진단을 전 년에 받고 체질식 하면서 괜찮았는데 근래 소화계 질환이 발생했다고 한다. 그래서 물만 먹어도 가스가 차고 설사가 나서 화장실을 하루에도 수십 번 간다고 한다. 흔히 말하는 장염 증세가 발생한 것이다. 코피도 나고 손발이 저리고 몸이 피곤하다는 증상도 추가로 호소했다. 조금만 찬 것을 먹어도 바로 설사한다는 말도 한다. 체질침 치료는 다음과 같은 처방으로 했다.

R. Ⅷ Ⅰ (51) / L. Ⅶ Ⅲ (42)

2단계 기본처방으로 시작한 것이다.

20XX. 5. 1. 어제보다 많이 좋아졌다고 기뻐한다. 오늘은 물 마셔도 괜찮고, 차가운 것 먹어도 문제없었다. 사람이란 참 망각이 쉬운 동물임을 알 수 있다. 어제까지만 해도 물마시거나 차가운 것 먹으면 심한 설사를 했으면서 오늘 좀 나아졌다고 그런 해로운 것들을 겁 없이 먹다니. 치료는 같은 처방으로 했다.

20XX. 5. 4. 침 맞고 괜찮았는데 이튿날부터 안 좋아졌다고 한다. 회사 있을 때 심하게 안 좋았다고 하는데 아마 스트레스가 많은 일을 하는 모양이다. 손발도 저리다고 한다. 치료는 같은 처방으로 했다.

20XX. 5. 8. 장의 가스는 많이 감소했으나 대변을 자주 본다고 한다. 과

자 좀 먹어도 화장실 가는데 양도 많이 나온다. 식곤증이 너무 심하다. 치료는 같은 처방을 유지했다.

20XX. 5. 11. 침 맞고 가스 많이 감소하고 식곤증도 많이 감소했다. 저단계처방이지만 효과는 고단계처방을 능가한다. 고단계처방만 능사가 아니다. 같은 처방으로 치료했다.

20XX. 5. 18. 가스 차는 건 거의 없어졌다. 식후 바로 대변보는 것도 감소했다. 식곤증도 감소했다.

목음체질의 경우 식후 바로 대변보는 것을 정상인 것으로 보는 경향이 많은데 필자는 다른 생각이다. 목음체질도 몸이 완전히 정상화하면 대변 횟수가 확 줄어들어 하루 한번 정도로 유지된다. 다른 목음체질 환자에게서 확인한 것인데 이 환자도 그런 말을 하는 걸 보면 필자 생각이 맞다는 확신이 든다. 물론 몸이 좀 안 좋아지면 바로 대변 횟수가 늘어난다. 그러니까 대변 자주 보는 걸 목음체질의 생리적 특성으로 보면 안 된다는 것이다. 오히려 병리에 가까운 증상이다. 치료는 같은 처방 유지.

20XX. 5. 25. 배추와 생선을 먹고 다리에 쥐가 났다. 그리고 식후 바로 대변 나온다고 한다. 몸이 안 좋다는 정황이다. 역시 같은 처방으로 치료했다.

20XX. 5. 29. 예전보다 가스 차는 건 많이 나아졌다. 그리고 전에는 뭘 먹든 5분 내로 대변 마려워 화장실 가야했는데 이제는 그렇지 않다고 한다. 식곤증도 감소했다. 치료는 동일.

20XX. 6. 8. 체질침 맞고 가슴 답답함은 확실히 나아졌다고 한다. 하지만 대변은 자주 본다. 가스 차는 건 감소. 주말에 역류성식도염이 심해

진다고 한다. 요거트를 주말에 먹지 않기 때문이라고 이유를 설명한다. 치료는 동일하게 했다.

20XX. 6. 12. 금요일에 위스키 마시고 몸이 엄청 안 좋다고 한다. 몸살처럼 머리가 안 돌아가고 일도 안 된다. 장염이 엄청 심해져 하루에 대변을 수십 번 봤다. 가스도 빵빵하게 차고 설사도 계속. 체질침은 동일한 처방으로 하고, 위와 장을 다스리는 체질약도 추가했다.

이와 같이 환자는 처음에는 자주, 주기적으로 내원해서 치료를 받고 몸이 어느 정도 궤도에 오르자 몸이 많이 안 좋을 때에만 주로 내원해서 체질침과 체질약 치료를 받아 몸을 관리했다. 인지상정이라는 말처럼 사람들 생각이란 게 대체로 비슷비슷하다. 시간이 충분하면 자주 내원해서 치료 받으면야 그보다 좋을 순 없겠지만 대부분의 사람들은 가사일이나 생업에 바빠 그렇게 지속적으로 치료를 받을 수 없다. 중요한 것은 체질치료로 스스로 관리할 수 있는 수준까지 몸 상태를 적정 궤도에 올리는 일이다. 그렇게 해서 수준에 도달하면 그 후부터는 본인이 알아서 건강을 유지할 수 있다. 그러다 몸이 좋지 않거나 심한 병이 걸리면 내원해서 체질치료를 받으면 다시 회복할 수 있을 것이다. 앞에서 말했듯이 건강이란 영원한 과정이다.

목음 사례_2: 갑자기 세상이 고요

S씨, 여, 내원 당시 54세, 직장인
주소: 돌발성난청

환자는 오래 전 도올한의원에서 목음체질로 진단받아 체질을 알고 있었다. 이후 체질식을 준수해서 병원 갈 일 없을 정도로 건강해졌다. 비형간염이 있었는데 체질식을 하면서 체질 치료를 받고 이후 항체도 생겼다. 8체질의학이 면역증강에 강력한 효과가 있음을 알 수 있다.

대변은 하루에 한두 번 본다고 한다. 먹기만 하면 화장실 가는 걸로 알려진 목음체질이 사실은 그렇지 않다는 사실을 여기서도 알 수 있다. 건강한 목음체질은 보통 사람처럼 하루에 한번이나 많으면 두 번 정도밖에 화장실에 가지 않는 것이다. 스트레스를 받으면 배가 차진다는 말을 한다. 몸이 안 좋아지면 배가 차지는, 혹은 배가 차면 몸이 안 좋아지는 목음체질의 전형적인 특성을 가지고 있음을 알 수 있다.

육식이나 우유는 아무 문제없는데, 생선을 먹으면 속이 좋지 않다는 소견도 역시 목음체질에 딱 들어맞는 것이다.

하루라도 대변 못 보면 대단히 괴롭다는 말도 한다. 이는 목음체질이면 거의 대부분 갖고 있는 특성임을 알 수 있다. 치료에 들어갔다.

20XX. 7. 24. 내원 4일 전쯤 병원에서 좌측 귀에 돌발성난청이라는 진단을 받았다고 한다. 6개월가량 약국에서 전산 업무를 봤는데 그때 큰 소리로 음악을 들었다고 한다. 그 일을 처음 하는 일이 돼서 일할 때 되게 신경을 많이 써야 했다고 한다. 병원에서 스테로이드 주사 3회 맞고 처방약을 복용 중이라고 했다. 체질침 처방은 다음과 같이 내렸다.

R. VIII IV IV' II X (55555) / L. VII III III' II X (55555)

오른쪽은 독감 같은 감염병에 쓰는 방이고, 왼쪽은 류머티스 같은 자가면역 질환에 쓰는 방이다. 그리고 에너지를 보충해주는 체질약을 같이 처방했다.

20XX. 7. 27. 귀가 편안해졌다고 한다. 여기서도 체질치료의 위력을 실감한다. 사실 돌발성난청은 서양의학에서는 스테로이드 아니면 거의 손도 못 대는 난치 질환의 대표에 속하는 병이다. 필자는 한의원에서 돌발성난청이 심해서 온 환자를 자주 봤었다. 대개 이비인후과나 종합병원에서 치료를 하다하다 안 돼서 온 사람들이 대부분이라 골든타임을 놓친 바람에 청신경이 다 망가져서 치료가 쉽지 않은 경우가 많았다. 그녀는 다행히 4일 만에, 상대적으로 이른 시기에 와서 이렇게 체질치료의 특혜를 누리는 영광을 안게 된 것이다. 그녀는 귀가 좀 나아지자 여유가 생겼는지 몸이 그동안 힘들어서 눈에 다크서클이 심하다는 말도 추가로 호소했다. 동일한 처방을 계속 했다.

20XX. 7. 31. 귀는 계속 괜찮다고 한다. 그리고 무리하면 오른쪽 종아리가 딴딴하다고 한다. 처방은 다음과 같이 바꿨다. L & R. VIII IV IV' II X (55555). 왼쪽과 오른쪽에 동일한 처방을 시술했다.

20XX. 8. 3. 귀 괜찮고, 다른 데도 괜찮다고 한다. 순항하고 있는 것이다. 처방은 전과 동일하게 했다.

20XX. 8. 7. ~ 9. 4. 대개 3일 정도의 간격으로 환자는 꾸준히 내원해서 체질침 치료를 받았다. 돌발성난청으로 인한 불편감(귀가 먹먹하고 답답한 증상)은 거의 해소됐으나 청력은 예전보단 조금 떨어진 상태가 되었다고 한다. 하지만 심한 것은 아니어서 일상생활에는 큰 지장이 없는 정도로 회복한 것이다. 이후 환자는 몸이 안 좋을 때가 되면 내원해서 몸을 보하는 체질약을 복용하면서 건강을 잘 관리하고 있다.

목음 사례_3: 화나는 건 못 참지 2

Y씨, 남, 내원 당시 70세

주소: 협심증으로 인한 흉통.

환자는 심근경색으로 수술한 병력이 있었다. 그런데 2개월 전에 지역의 종합병원에서 다시 협심증이라는 진단을 받았다. 그래서 병원에서 하라는 대로 약물 치료를 철저히 했는데 다시 흉통이 출현했다. 심장병이 도지니 병원에 대한 신뢰가 무너졌다. 병원에서는 다시 수술하자고 한다. 수술은 죽기보다 싫었다. 수소문 끝에 아들과 함께 멀리 경기도에서 필자의 한의원에 내원했다.

협심증 약은 이보다 한참 앞선 7년 전부터 복용하고 있었다. 그는 하는 일이 경비이었는데 근무시간이 불규칙하고 힘들어서 건강이 나빠진 것 같다고 했다. 전에 심근경색 수술 전에도 아침마다 흉통이 있었다. 병원에서는 심인성, 즉 신경을 써서 그런 거라고 진통제만 주었다. 사실 신경 쓰거나 기분 나쁜 경우가 있으면 흉중이 아팠으므로 그런 줄로만 알았다. 정신적인 것에 쉽게 영향 받는다고 옆에서 아들이 거들었다.

환자는 성격이 매우 급했다. 성격이 불같다는 표현이 딱 맞는 사람이었다. 화가 나면 절대 참지를 못하고 화산처럼 폭발했다.

어깨에 석회성건염이 있었는데 양약 먹고 생긴 것 같다고 했다. 시간의 전후로 그렇게 판단한 것이다. 정말 그런 건지는 사실 알 길이 없다.

추위를 많이 탔다. 기온이 떨어지면 손이 너무 시리다고 했다. 혈액순환이 잘 되지 않는다는 말이다.

대변도 잘 나오는 편이 아니었다. 변비가 있으면 심히 답답해했다. 처음에는 잘 안 나오고 뒤에는 무르게 나온다고 한다. 화장실 가면 30분 실랑이가 보통이라고 했다.

목음체질은 장부구조가 '간담 심소장 비위 신방광 폐대장'으로서 음필드의 대장이 최외곽 장기에 속한다. 금음체질과 딱 반대로 대장이 가장 짧은 체질인 것이다. 따라서 대변이 잘 나오지 않는 상황이 되면 상당히 중대한 문제에 봉착할 수 있다. 대변을 저장할 수 있는 여력이 다른 체질보다 부족하기 때문이다. 환자가 대변이 잘 안 나오면 매우 답답해한 이유가 바로 이것이다. 이건 절대적으로 대장의 공간 부족의 물리적 여건 때문이다.

그래서 목음체질은 어떻게든 대변을 뽑아내는 것이 매우 중요하다. 그런 까닭에 목음체질은 대변을 자주 보는 경우가 많다. 아침 먹고 화장실 가고, 점심 먹고 화장실 가고, 또 저녁 먹고 화장실 간다. 간혹 야구 경기 중 만루 상태에서 피처가 볼 컨트롤이 난조에 빠지면 타자주자마저 볼넷으로 내보내 밀어내기 상황이 발생한다. 주자가 공짜로 한 베이스씩 진루하게 되어 3루 주자가 힘들이지 않고 걸어 들어와 홈 베이스를 밟게 된다.

목음체질이 대변을 자주 보는 것은 이렇게 밀어내기 형국 같은 것이다. 하지만 이렇게 대변을 자주 봐도 목음체질은 괜찮은 경우도 종종 있다. 생리적으로 자루가 작아서 그런 거지 소화관에 병이 있거나 문제가 있어서 그런 것은 아니니까(이때 목음체질의 일반적 대변 상태는 정상 또는 약간 무른 상태라고 할 수 있다). 그렇더라도 너무 잦은 것은 문제가 있다.

앞서 말한 대로 정상적인 목음체질은 그렇게 자주 대변을 보지 않기 때문이다.

그런데 이분이 대변보는데 30분을 실랑이해야 한다는 것은 변비가 있다는 말이다. 협심증이 있는 사람이 변비가 있으면 좋은 상황이 아니다. 예기치 않은 위급한 사태가 발생할 수 있다. 아무래도 대변보면서 힘을 잔뜩 주면 혈압이 올라갈 수 있고 그에 따라 그에 따라 심장에 무리를 줄 수 있다.

20XX. 5. 6. 첫 치료는 다음과 같은 처방으로 했다.

R. VII I III' (551) / L. VIII IV IV' X II (44424)

오른쪽에는 어깨의 통증을 치료하기 위해 디스크방을 썼고, 왼쪽에는 자율신경방을 상초방으로 썼다. 정신적으로 잘 흥분하기 때문에 이 자율신경방을 시술했다. 협심증의 주요 유발인자가 긴장이나 분노, 흥분 같은 정신적인 요인이 많기 때문이다. 이 분은 화를 내면 안 된다.

20XX. 5. 7. 흉통은 없었고 마음도 편안하다고 한다. 복용 약 중 콜레스테롤약은 임의로 뺐다고 한다. 식이 조절로 잘 컨트롤 할 수 있을 것 같은 자신감이 든 것이다. 동일한 처방으로 치료했다.

20XX. 5. 8. 마음 편하고 통증도 없다고 한다. 체질침은 동일한 처방으로 하고, 협심증과 혈액순환에 좋은 체질약을 처방했다.

20XX. 5. 9. 환자는 왕복 4시간 걸려 매일 주원장한의원에 내원해서 치료받는 것이 좀 힘든 것 같다고 했다. 어제 집에 귀가해서 4시에 빵과

음료수 먹고 자다 일어나니 5시였는데 약간 가슴 통증이 있었다고 한다. 옆에 있던 아들이, 어제 봤더니 부친 눈자위가 많이 깨끗해졌다고 한다. 원래는 눈의 흰자위가 누렇고 탁했다. 체질침은 동일한 처방으로 시술했다.

20XX. 5. 10. 침 맞고 대변이 좋아졌다고 한다. 보통 힘 드는 것이 아니었는데 상당히 수월하게 봤다고 좋아한다. 원래 대변 볼 때 처음엔 딱딱해서 힘을 잔뜩 써야 나오고 그렇게 힘들게 본 뒤 끝에 가서는 무르게 나왔는데, 지금은 처음이나 나중이나 동일하게 부드러운 상태로 나온다고 한다. 그래서 복부 만지면 똥이 몽오리처럼 잡히던 게 없어졌다고 싱글벙글이다. 대변이 잘 나온다는 것은 매우 중요한 진전이다. 장운동이 바로잡혔다는 증거이므로. 대변은 소변과 더불어 인체에 매우 중요한 건강의 표지자이다. 대소변이 쾌통하는데 불건강한 사람은 별로 없다. 치료가 아주 잘 되고 있다는 반증이다. 비타민에 대해 물어봐서 비타민A를 추천해줬다. 처방은 동일하게 유지했다.

20XX. 5. 11. ~ 5. 16. 거의 매일 내원하면서 체질침 치료를 받았다. 흉통은 없고 대변 잘 본다고 한다. 같은 체질침 처방을 시술했다.

20XX. 5. 20. ~ 6. 3. 매일 오는 게 힘들어 2·3일에 한 번꼴로 내원하기로 했다. 가끔 숨이 찰 때는 있지만 몸은 대체로 좋은 상태를 유지했다. 처방은 동일하게 유지했다.

20XX. 6. 5. 지하철에서 에어컨을 쎄게 튼 바람에 감기에 걸렸다. 콧물, 기침, 목소리 변성, 두통 등의 증상을 동반. 목체질은 에어컨을 쐬면 아주 안 좋은 체질이다. 대장과 더불어 폐의 장부준위가 가장 낮은 체질이기 때문이다. 처방을 다음과 같이 변경했다. R. VIII IV IV' X II (44444) / L. VII III III' I IX (44444). 오른쪽에 자율신경방을 놓고 왼쪽에 면역을 증

진시키기 위해 장계단위처방을 5단계로 놨다.

20XX. 6. 7. 감기기가 아직 있다고 한다. 걸을 때 숨이 좀 가쁜 증상이 있다. 치료가 잘 되고 있었는데 에어컨이라는 놈이 복병처럼 나타나 훼방을 놓고 있다. 같은 처방을 시술했다.

20XX. 6. 10. ~ 6. 14. 몸이 좋아졌다고 한다. 감기가 어느 정도 잡힌 것이다. 동일 처방으로 치료했다.

환자는 이렇게 2·3일 간격으로 꾸준히 내원하면서 치료를 받아 협심증에 성공적으로 대처했다. 다만 가끔 스트레스를 받는 일이 생기면 흉통이 약간 오곤 했다. 어느 날 얼굴을 찌푸리고 내원했다. 가슴에 통증이 있다는 것이다. 자초지종을 물으니 며칠 전 축구를 본 후 그렇다는 것이다. 당시 세계 유소년 축구대회가 열리고 있었는데 콜롬비아와 준결승에서 만나 승부차기까지 가는 피말리는 승부를 펼쳤다. 그때 가슴 졸이면서 승부차기를 시청했는데 그 때문에 심장에 무리가 가 흉통이 발생했다는 것이다.

"맘 편하게 즐기면서 보셔야지 그렇게 긴장하면서 보시면 어떡해요!"
필자가 핀잔을 주었다.
"이럴 거 같아 안 보려고 했는데 궁금해서 안 볼 수가 있어야지!"
환자가 머리를 긁적이며 변명을 한다.

이 같은 심장병 환자가 박진감 넘치고 스릴 있는 국가대표 축구 경기를 보는 것은 사실 목숨 걸고 보는 것이다. 하여튼 이 분은 심장을 흥분시키는 긴장 상황이 발생하지 않도록 항상 심신을 잘 다스려야 한다. 체질침을 시술하여 흉통을 없애드렸다.

"맘만 편하면 아무렇지도 않아요!"

환자가 이렇게 말한다. 헌데 기분 나쁜 일 있으면 또 심장에 부하가 턱 걸린다. 한번은 대기실에서 소란이 일어났다. 문을 열고 내다보니 이 분이 뭔가 화나는 일이 있어 큰 소리로 간호사에게 호통을 치고 있었다. 알고 보니 대기실에서 기다리는데 간호사가 본인보다 늦게 온 환자를 먼저 진료실에 들여보내 그렇게 노발대발 했던 것이다. 협심증이 그냥 생긴 게 아니라는 걸 알 수 있다.

"아~ 좀 참으시지, 그게 무슨 큰일이라고 그렇게 화를 내세요!"

필자가 웃으며 화를 풀도록 구슬렸다. 이 분은 뭔가 수틀리는 일이 발생하면 치밀어 오르는 분노를 제어 못한다. 체질침 치료를 받고 일단 흉통은 진정됐다.

한번은 눈에 염증이 있어 안과에 다니는데 치료해도 안 낫는다고 했다. 체질침 치료를 해드렸는데 며칠 후 내원해서 지난 번 체질침 치료로 다음 날 바로 눈이 부드러워지고 완전히 나았다고 한다. 안과에 근 2개월을 다녀도 낫지 않던 눈병이 체질침 단 1회로 완치되자 정말 신기하다고 놀라워한다. 대개 양방은 즉효인데 증상만 다스려 근본치료가 아니고, 한방은 시간이 걸리지만 질병의 원인을 다스리므로 근본치료라고 한다. 꼭 그런 건 아니다. 이 환자의 케이스는 속효이면서 동시에 근본치료가 이뤄짐을 여실히 보여준다.

수양체질 임상 사례

수양 사례_1: 맥없는 인생

YYY, 여, 내원 당시 50세
주소: 만성피로, 부종, 갱년기증후군

환자는 10대부터 만성피로로 시달렸다. 요즘 더 심해져 일상생활을
할 수 없을 지경이 되었다.

수양체질은 장부구조가 '신방광 폐대장 간담 심소장 비위'이다. 음필
드의 최외곽 장부가 비위이므로 장부불균형이 심화하여 장부준위가 크
게 하강하면 소화력이 급격히 떨어져 영양의 흡수가 매우 부족하게 된
다. 이런 증상이 누적되면 몸에 기가 고갈되는 것이다. 기는 에너지다.
그래서 항상 피곤해하며 무기력에 맥을 못 추게 된 것이다.

몸에 부종이 잘 생긴다고 하는데 이 또한 비위의 기능저하 때문이다.
비위가 허하면 소화가 안 되어 몸을 운행하는 기가 부족해지므로 혈액
순환이 나빠지고 수분의 대사기능이 떨어져 몸이 잘 붓게 되는 것이다.
부종을 신장의 문제로 보는 경향이 있는데 수양체질에서는 비위의 문
제가 더 지배적인 경우가 많다.

신경 쓰는 것이 너무 힘들고 싫다고 하는데 이는 수양체질의 주요한
특성 중 하나이다.

한의 고전에 사려상비思慮傷脾라는 말이 있다. 깊은 생각을 많이 하면 비를 상한다는 말이다. 여기서 생각은 좋은 생각이라기보다는 좋지 않은 생각, 골치 아픈 생각을 말한다. 이렇게 스트레스를 유발하는 생각은 어느 체질이건 좋을 리가 없지만, 특히 수양체질에 심한 영향을 줄 수 있다.『동의수세보원』에서 이제마는 이 수양체질이 포함되는 소음인少陰人 병증론病證論에서 소음인 11세 아이가 망양병亡陽病이라는 위중한 병을 얻게 된 임상사례를 제시하고 있는데, 이 아이가 그런 위중한 병을 얻게 된 계기로 '노심초사勞心焦思'를 지목한다. 체질적으로 비위가 허한 아이가 평소 지니고 있던 설사에 대한 걱정으로 노심초사하여 심한 스트레스가 누적되자 홀연 얼굴에 땀이 비 오듯 하고 두통, 발열, 식은땀, 대변 폐색 등의 위중한 증후가 발생한 것이다.[12] 수양체질은 특히 평소 근심 걱정, 심한 슬픔, 분노 등 심한 스트레스를 유발하는 생각을 멀리하고 살아야 하는 것이다.

오관에도 병이 잘 생기는 편이었는데, 평소 혀가 잘 아프고 눈에 눈곱이 항상 심하게 끼는 증상을 갖고 있었다. 면역이 떨어지면 발생하는 전형적인 증상들이다.

밥을 먹어도 허기가 지는 때가 많았다. 그럴 때 소고기를 먹으면 허기가

---

12) 嘗治少陰人十一歲兒汗多亡陽病. 此兒勞心焦思, 素證有時以泄瀉爲憂, 而每飯時, 汗流滿面矣. 忽一日頭痛, 發熱, 汗自出, 大便秘燥. 일전에 소음인 11세 아이의 한다망양병汗多亡陽病(땀을 많이 흘리고 양기를 크게 잃은 병)을 치료한 적 있는데, 이 아이는 평소 혹시 설사를 하게 되지 않을까 하는 걱정에 노심초사하여 밥을 먹을 때마다 땀이 얼굴에 줄줄 흘렸다. 그러다 하루는 갑자기 머리가 아프고 열이 나면서 식은땀이 줄줄 흐르고 대변이 꽉 막혀 변비가 되고 말았다. 이제마,『동의수세보원』(서울: 행림출판, 1993), p.34.

가시고 몸이 좋아졌다. 수양체질에 육식으로서 가장 큰 에너지원은 소고기이다. 이 체질은 기름을 잘 소화시키지 못하므로 기름이 많지 않은 살코기 부위를 먹는 것이 좋다. 물론 닭고기도 좋은데 기름에 튀긴 것(fried chicken)은 오히려 매우 해롭다. 삶거나 구운 닭을 권한다.

몸이 안 좋을 때는 먹기만 하면 항상 설사하는 경우도 있었다. 앞에서 소개한 망양병에 걸린 소음인 아이도 평상시 이처럼 설사가 심했었다. 영양분이 흡수되지 않고 죄다 유실되는 상황이니 어찌 기운을 차릴 수 있었겠나.

생식 기관인 자궁에도 문제가 많아 자궁 절제술을 받은 상태였다. 내원 당시 폐경이 도달한 상태였으며 몸이 띵띵 부어 있고 동시에 땀을 비오듯 흘리고 있었다. 그럴 때 고로쇠 물을 마시면 부기가 빠진다고 한다. 그리고 수양체질이 땀을 비오듯 흘린다는 것 자체가 매우 위중한 사태이다. 정상적인 수양체질이라면 한 여름에 뙤약볕에서 높은 산에 올라도 땀 한 방울 흘리지 않을 정도로 땀구멍이 철통같이 막혀 있어야 한다. 수양체질은 땀을 흘리면 기도 빠진다. 기운을 차릴 수가 없게 된다. 사실 이 환자도 앞의 소음인 아이처럼 망양병에 걸려 위중한 상황까지 갈 수 있는 것이다.

발목이 항상 아리다는 말도 한다. 혈액순환이 잘 되지 않아 발목에 체액이 저류貯留한 상태였을 것이다. 이럴 경우 족관절이 걸을 때마다 욱신욱신 아프게 된다.

환자는 음식에 부작용이 많았다. 배추김치 먹으면 설사하고 잎채소나 샐러드도 설사한다고 했다. 배추김치는 한국인의 대표 음식인데 이 체질엔 맞지 않은 것이다. 김치가 발효음식으로 정말 훌륭한 음식이지만 이렇게 체질에 맞지 않으면 무용지물이다. 아니 오히려 설사를 일으켜 몸을 파괴하게 된다. 수양체질에 잎채소는 대체로 해롭다.

오래 전에 불화佛畵를 그리는 화가가 내원한 적이 있었다. 내원 당시 그녀는 건강이 매우 좋지 않았다. 이것저것 묻다가 불화를 그릴 때 바닥에 엎드려 그리는데 주사朱沙를 자주 사용한다는 말을 들었다. 체질이 수양 체질인데 수양체질에 해로운 약재인 주사를 자주 접한다는 건 큰 문제 였다. 주사는 수은을 법제한 것으로 붉은색을 띠어 불화에서 붉은색을 표현할 때 자주 쓰는 모양이다. 체질의학에서 주사는 토양이나 토음체 질에 속하나 대개 거의 쓰지 않는 약재이다. 주사의 독이 몸에 부지불식 간에 스며들 수 있기 때문이다(필자는 한 번도 쓴 적이 없다. 이런 독성이 있는 특이한 약재를 쓰지 않아도 다른 약재를 통해 대부분의 질병을 충분히 다스릴 수 있다). 그림을 그리지 못하게 할 수도 없고 난감한 문제였다. 필자는 그림 그릴 때 마스크를 쓰고 가능하면 냄새를 맡지 않도록 주의하라고 했다.

그 분의 또 하나의 문제는 음식이었다. 불자인 까닭에 주로 채식을 한 다고 했다. 문제는 배추나 양배추, 그리고 갖가지 산나물 같은 잎채소 였다.

수양체질(또는 수음체질)은 잎채소가 좋지 않다. 필자는 무나 도라지, 연근, 우엉 같은 뿌리채소만 섭취하라고 조언했다. 얼마 후 내원한 환자 는 뿌리채소만 먹는 채식으로 몸이 많이 좋아졌다고 전했다. 내원한 수양 체질 환자에 관한 얘기로 돌아가자.

이 환자는 우유도 마시면 설사했다. 수양 체질식에 소고기는 좋은데 우유는 좋지 않은 식품으로 분류된다. 처음엔 이 사실을 받아들이기 어려웠지만 이렇게 임상에서 종종 확인되는 바에야 이를 반박할 수 없었다. 이렇게 임상으로 증명되는 팩트이기 때문이다. 체질식은 추상적 원리가 아닌, 통계적 분석이라는 관점에서 이해해야 한다.

역한 냄새가 강한 한약이나 농도가 진한 한약 복용하면 체한다는 말도 했다. 흔히 말하는 비위가 좋지 않기 때문에 일어나는 전형적인 현상("비위가 상한다"는 말)이라고 할 수 있다. 농도 진한 한약 중에 대표가 숙지황인데 이 약은 이제마에 의하면 소양인, 즉 토양체질이나 토음체질의 약재이다. 말하자면 수양체질의 반대 체질 약재인 것이다. 수양체질 약재의 대표는 보기의 상징인 인삼이다. 인삼이란 약재는 아무리 많이 넣고, 아무리 오래도록 끓여도 그 탕제는 청명한 맑은 색을 띤다. 이렇게 수양체질이나 수음체질 약재는 대개 기를 보하는 약들이 많아 진하지 않고 맑다. 이 환자가 한약을 싫어하는 것은 가만 보면 본인 체질에 맞지 않은 한약재를 싫어한다는 말로 읽힌다. 체질에 맞는 약재일 경우 그런 일은 거의 없다. 그녀에게 이런 현상은 한약재뿐만 아니라 건강식품도 마찬가지였다. 하여튼 역한 냄새엔 기겁하는 체질인 것이다.

영양제 주사도 부작용이 많았다. 피곤해서 영양제 맞았는데 더 아프고 힘들어서 끝까지 맞은 적이 없다고 한다. 정말 유난 떤다는 말을 수도 없이 들었을 것이다. 포도당캔디 역시 먹으면 머리가 아파 결코 먹을 수 없었다고 한다. 포도당캔디는 금양이나 금음체질에 좋은 영양제이다. 그런데 이 환자는 도대체 먹을 수 있는 게 있기는 하나? 있다. 많지는 않지만.

먼저, 옻닭 먹으면 여름에 더위가 가신다고 한다. 옻은 어혈을 풀어주고 혈액순환을 돕는, 열성熱性의 약재에 속한다. 닭 역시 수양체질(또는 수음체질)에 좋은 육식이다. 따라서 옻닭은 수양체질에 아주 적합한 건강식품인 것이다. 그 중 닭은 특히 비위의 기를 보하는 효능이 좋은 음식이다. 따라서 옻과 닭이 결합된 옻닭은 올해처럼 지독히 무더운 여름에 더위 먹어 체력이 심하게 꺾인 수체질에게 딱 좋은 건강식품이라 할 수 있다.

그녀는 또한, 약재 중에 장뇌산삼 먹고 정말 좋은 효과를 봤다고 한다. 앞에서 말한 대로 수양체질(혹은 수음체질)에겐 인삼이 좋은 약재인데, 여기 언급한 장뇌삼 같은 약재는 산삼을 방불케 하는 영약이라 할 수 있을 것이다.

벌침 맞았을 때 속히 피곤이 풀린 적이 있다고도 한다. 벌침은 꿀이나 꽃가루와 함께 수양체질(또는 수음체질)에게 좋은 치료법이다.

환자는 태반주사 치료로도 역시 몸이 좋아진 것을 느꼈다고 한다. 태반은 자하거紫河車라는 약재로서 기氣와 혈血을 동시에 보하는 효능이 있다. 환자가 평소 심한 허증에 시달리고 있어 효험을 본 것이라고 생각한다. 음식이나 약물에 매우 민감한 그녀가 자하거에 도움을 받았다는 것은 수양체질에 자하거가 적합한 약재임을 짐작케 한다. 자하거는 또한 기혈의 허로 인한 조열潮熱, 도한盜汗, 정충怔忡, 심계心悸, 건망健忘 등의 질환에도 응용할 수 있다.

이 환자와 같이 극히 예민한 사람은 앞에서 논한 것처럼 음식이나 약재, 건강식품, 영양제 등의 체질적합성을 판단하는 데 매우 도움이 된다. 일반적으로 사람들은 체질에 부적한 것을 섭취해도 즉각 부작용을 일으키는 경우가 드물기 때문이다. 인간은 적응이라는 진화적 메커니즘에 의해 자신에게 불리하거나 해로운 것이라도 일시적으로는 극복할 수 있는 능력이 있다(하지만 이렇게 해로운 것을 계속 받아들이면 결국 몸이 견디지 못하고 심한 질병을 일으킬 수 있다). 이 환자처럼 음식이나 건강식품 또는 여타 물질에 민감한 사람들은 체질적합성을 판단하는 데 중요한 척도가 될 수 있다. 체질의학에 매우 소중한 환자라고 생각한다. 환자의 치료에 착수했다.

20XX. 8. 24. 첫 치료는 필자의 전매특허 처방으로 시작했다. 즉

R. IX V (51) / L. IX III (42).

20XX. 9. 4. 근 11일 만에 내원해서 얼굴이 좋아졌다고 한다. 몸무게가 500g만 감소해도 못 견디는데 체질식 후 1kg 정도 감소했는데도 문제 없었다고 한다. 그 덕택에 주원장한의원에 내원할 수 있었다고 한다. 전에는 상상도 못할 일이라고 하는데 환자의 말을 듣는 필자도 그녀가 여태까지 어떠한 상황에서 살아왔는지 잘 상상이 가지 않았다. 어쨌든 좋아졌다는 긍정적 사인임은 틀림없으니 기분은 좋았다. 의사의 감정은 흔히 환자의 그것과 동기화 되는 경향이 있다. 치료는 동일한 처방으로 하였다.

이 환자는 지방에서 거주한 까닭에 주원장한의원에 지속적으로 내원하여 치료받을 수 없었다. 아마도 그동안 해왔던 것처럼 스스로 본인에게 적합한 요법을 적용하면서 하루하루 살얼음 걷는 것처럼 생활하고 있는 것 같다. 어쨌든 수양체질이라는 확고한 건강의 나침반이 주어졌으니 그에 맞는 건강법을 잘 실천하여 평생 힘들게 살아온 고난의 삶에 보상이 있기를 바란다.

수양 사례_2: 우울증

J씨, 여, 내원 당시 35세

주소: 우울증, 만성피로, 알레르기피부, 역류성식도염.

환자는 수양체질 치고는 상당한 비만 체형이었다. 내원시 키 162cm, 체중 80kg으로 BMI가 30.5에 달했다. 겉으로 보면 복스럽게 보이는 풍만한 체격이었다. 보통 체형이거나 날씬 또는 매우 마른 체형인, 일반적인 수양체질의 성향과는 꽤 차이가 있었다. 그래도 그녀는 수양체질의 특징적 성향을 많이 가지고 있었다. 추위를 많이 타서 여름에도 두꺼운 담요를 푹 덮고 자야 새벽에 감기 걸리는 것을 막을 수 있었다. 팥칼국수 먹으면 배가 부글부글거리고, 오이 먹으면 거품 토를 하고, 얼린 블루베리 먹고 체한 적이 있다고 했다. 모두 냉한 성질의 음식이거나 온도가 차가운 상태로 먹어서 오는 전형적인 수양체질(또는 수음체질)형 소화 장애였다. 대부분의 한약도 그녀에겐 소화 장애를 일으켰다. 포도당 주사도 맞으면 몸이 부어서 도중에 빼야 했다. 수양체질은 포도당이 맞지 않은 체질임이 거듭 확인된다.

고기 먹으면 운동할 때 힘이 덜 든다고 한다. 돼지고기를 제외한, 소고기나 닭고기를 말하는 것이리라. 곱게 간 감자나 옥수수가 좋다고 한다. 수양체질에 좋은 식품이다. 녹용 먹으면 기분이 고양되고 기운이 난다고 한다. 원래 수양체질에 녹용은 아주 좋은 보약이다.

어렸을 적에 채소나 해물 위주로 음식을 먹으면 기운이 없고 몸이 매우 안 좋았다. 요즘 채소 안 먹으니 설사를 안 한다고 한다. 튀긴 닭과 맥주, 오징어를 같이 먹으면 체하고 두통이 생겼다. 닭은 좋은 음식이지만 튀기면 안 좋다. 굽거나 삶은 닭이 좋다. 닭고기 먹으면 다래끼 난다고 하는데 아마도 튀긴 닭을 말하는 것 같다.

환자는 우울증이 심해 정신과 약을 복용 중이었다. 세로토닌과 도파민을 조절해주는 약도 포함된 처방이었다. 도파민 조절약을 복용하지 않으면 기운이 나지 않았다. 만성피로는 그녀에게서 떠나지 않은 증상이었다. 항상 몸에 기운이 없어 몸이 축축 쳐졌다. 역류성식도염이 만성적으로 있어 속이 쓰리거나 이물감이 목에 자주 있었다. 평소 잔기침이 잦았고 피곤하면 목이 자주 붓고 미열이 자주 일어났다. 알레르기가 나면 그 자리에 여드름이 자리하곤 하여 피부 트러블이 잦았다.

원래 저혈압이었는데 약 두 달 전부터 정신과약을 복용하고부터 혈압이 상승하여 기운이 좀 올라 좋았다고 한다. 저혈압일 때는 몸이 축축 쳐져 너무 힘들었다. 그녀의 이런 증상들을 다스리기 위해 체질침 치료를 시작했다.

20XX. 12. 11. 우선 기본 처방으로 치료했다.

R. IX V (51) / L. IX III (42)

20XX. 12. 14. 체질침 치료 후 몸 괜찮았다. 살도 좀 **빠졌다**고 한다. 살이 빠졌다라기보다는 몸에 상존하던 부기가 빠진 것이리라. 트림이 많이 났다. 안 나던 트림이 많이 난 것이라면 위장이 활성을 얻어 좋아지는 소견이고, 평소 자주 나던 트림이 더 많이 난 것이라면 그건 소화력이

더 안 좋아진 것으로 볼 수 있다. 찬 음료 먹었더니 눈이 아팠다고 한다. 수양체질에 찬 건 쥐약이다. 체질식을 잘 준수하라고 조언했다. 체질치료 후 여드름이 많이 줄었다고 한다. 이는 몸의 독소가 빠지고 있음을 의미한다. 처음 치료치곤 결과가 나쁘지 않았다. 같은 처방으로 치료했다.

20XX. 12. 16. 찬 것 먹고 체했다. 아직 체질식에 대한 이해가 투철하지 않은지 철저히 지키지 못하는 것 같다. 아니면 결심이 굳지 못하든지. 오늘 위산이 역류해서 토했는데 신맛이 나지 않았다고 한다. 위에서 위산이 많이 분비되는 상태가 아님을 알 수 있다. 정상적이라면 시큼한 맛이 올라왔을 것이다. 평소에도 오이나 찬 것, 혹은 소화제 먹으면 신맛 나지 않는 거품토를 했다. 위산이 부족하다는 사인이다. 전날 누룽지 1인분을 먹었는데 그게 부담이 돼 복통이 왔다 갔다 하더니 오늘 새벽까지 몇 차례 토했다고 한다. 구토가 일상인 삶 같다. 처방을 다음과 같이 변경했다. R. IX V (55) / L. IX III III' (444).

20XX. 12. 18. 지난 번 침 맞자마자 발이 따뜻해졌다고 한다. 혈액이 돌기 시작했다는 말이다. 이런 데서 체질침의 위력을 실감한다. 또 위산이 생겼다고 한다. 이 말은 위의 활성이 올라 드디어 위산 분비가 되기 시작했다는 말이다. 위산이 과다한 사람에게는 안 좋은 소식이지만 거의 무산증이던 사람에게는 희소식이라 할 수 있다. 소화는 되는데 아침에 일어나면 역류기가 있어 속이 아프다고 한다. 이로운 음식 먹으면 소화 잘 되고 꼬르륵 소리가 난다고 한다. 원래 이런 소리가 안 났었다. 위가 항상 무력하게 쳐져 활동을 안 하고 있었던 것이다. 침도 이제 잘 나온다고 한다. 침 역시 소화에 매우 중요한 역할을 담당하는 요소다. 침은 사실 소화제인 것이다.

찬바람 알레르기가 있어 얼굴에 뭐가 나곤 했는데 이제는 안 생긴다고 한다. 모친도 찬바람 알레르기가 있었다. 엄마가 같은 수양체질인 모양이다. 같은 처방을 지속했다.

20XX. 12. 21. 발과 몸이 따뜻해졌다. 기운도 더 난다고 한다. 토요일에는 한 시간 넘게 걸었는데도 별로 힘들지 않았다고 한다. 피부도 좋아졌다. 다만 대변이 좀 묽어졌다. 금요일 저녁에 튀긴 닭날개 4조각 먹었는데 체기가 있었다. 민들레와 실리마린이 포함된 건강식품 먹고 좀 나아졌다고 한다. 처방은 역시 동일.

20XX. 12. 23. 발 따뜻해진 상태 지속. 월요일에 고추 먹었더니 화요일에 부종이 없었다고 한다. 수양체질의 부종은 비위의 활성이 좋아지면 치료된다는 점을 반복해서 보여준다. 같은 처방으로 치료.

20XX. 12. 26. 발 따뜻해졌다는 말을 또 한다. 이런 게 그녀에게 얼마나 좋은 일이면 올 때 마다 얘기하는지. 전에는 발이 차 매우 고통스러웠다는 반증이다. 피부도 좋아졌다고 한다. 피부 좋아지는 현상은 몸이 건강해지고 있다는 말임을 거듭 증명하고 있다. 신맛이 입에서 느껴진다고 한다. 전에는 없던 맛이다. 다만 역류성식도염은 계속 되고 있다는 말이다. 체질침을 맞은 날로부터 체중이 총 3kg 감소했다고 한다. 나날이 부종이 빠지고 있는 것이다. 찬바람 알레르기도 없어졌다. 전에는 찬 데서 따뜻한 데로 가면 알레르기가 피부에 일어났다.

20XX. 12. 28. 안 맞는 음식 먹었더니 두통이 생겼는데 홍삼차 먹고 호전됐다. 또 운동 시에 얼굴이 시뻘개졌는데 이제는 금방 홍조가 가라앉는다고 한다. 찬바람 알레르기는 완전히 없어졌다. 요즘엔 운동하면 살 빠진다. 전에는 운동해도 안 빠졌다. 혈액순환이 원활해졌다는 말이다. 치료는 동일한 처방.

20XX. 12. 30. 식욕이 생겼다. 수양체질이 식욕이 생긴다는 말은 비위의

활성이 좋아졌다는 말이다. 수양체질에 매우 중요한 건강의 징표다. 같은 처방을 고수했다.

20XX. 1. 5. 해가 바뀌어 새해 첫 내원이다. 식욕이 계속 유지되고 있고 역류성식도염도 좀 나아졌다. 오른쪽 다리를 며칠 전에 삐고, 설사 잦아 화장실 자주 간다고 한다. 처방을 변경했다. R. IX V III' (555) / L. X IV IV' VIII VI (44444). 오른쪽에 디스크방, 왼쪽에 자율신경방을 놨다. 그리고 소화력을 증진시키고 혈액순환을 촉진하며 심신을 안정시켜주는 체질약도 처방했다.

20XX. 1. 6. 힘들면 몸이 흔들거리던 증상이 사라졌다. 발목이 아직 아프긴 하나 잘 돌아간다. 어제 찜닭 먹었는데 너무 짜서 먹다가 말았다. 수양체질에 짠 음식은 좋지 않다. 짠맛의 귀경歸經은 신腎이므로, 신방광의 수기를 너무 항진시킬 수 있다. 딸기도 먹었는데 배가 아팠다. 딸기는 수양체질에 해로운 과일이다. 처방은 전과 동.

20XX. 1. 8. 체질약 복용하고 속이 편해졌다. 식욕이 증가하고 부기는 빠졌다. 더워서 전기매트를 끄고 잤다고 한다. 이는 매우 고무적인 현상이다. 전에는 한여름에도 두꺼운 이불을 둘러쓰고 자야했다. 양기 부족증이 많이 완화됐다는 소견이다. 체질침 치료 후 발목 간지럼증이 많이 나아졌다. 혈압이 약간 하강했는데 두통이 좀 있다. 치료는 동일한 처방.

20XX. 1. 11. 변비기가 있었는데 물 많이 마시고 괜찮아졌다. 원래 수양체질은 비위가 냉한 체질이어서 물마시기를 싫어하고 잘 마시지 않는데 환자는 비위의 활성이 좋아져 물도 많이 마실 수 있는 정도까지 몸이 올라온 것이다. 몸이 힘든 것도 나아져 하루 세 끼 잘 먹고 있다. 하지만 아침에 너무 졸려 일어나기 어렵다. 수양체질은 식욕이 좋아도 과식은 항상 경계해야 한다. 다리가 아프지 않아 어제 많이 걸었는데 오늘

다리가 아프다. 이런 것은 정상적인 소견이다. 생리통도 감소했다. 그리고 중요한 말을 했다. 정신과약 안 먹고 있는데 나쁘지 않다는 것이다. 이게 진짜 어려운 일인데 그녀는 잘 견뎌내고 있는 것이다. 치료는 같은 처방.

20XX. 1. 13. 정신과 간호사가 정신과약 끊으면 3개월 후 더 나빠질 수 있다고 해서 다시 약 먹기로 했다고 한다. 1년 먹으라고 했다는 것이다. 좀 실망했다. 정신과약에서 해방될 수 있는 절호의 기회였는데 다시 정신과약의 굴레로 들어간 것 같아서 안타까웠다. 어제 양약 먹으니 불안증이 생겨 체질약 먹고 좀 안정됐다고 한다. 병원 가서 정신과약 먹으면 불안증이 생긴다고 하자 약을 바꿔줬다. 불안증을 치료하는 약을 먹고 불안증이 생기는 그런 치료를 신뢰하는 건 무슨 경우일까? 정신과 약에 대한 의존성은 무서운 것이다. 1년이나 먹고 과연 그 약을 끊을 수 있을까? 무려 1년이나 된 그 관성을 어떻게 이겨낼 수 있을까? 의문이 들었지만 환자가 그렇게 결심했는데 어찌 할 도리가 없었다. 체질침 처방은 동일하게 유지했다.

20XX. 1. 15. 생채소 먹으면 배가 좀 아프다. 수양체질은 채소가 맞지 않은 게 많고 날것 또한 매우 좋지 않다. 채소를 먹으려면 뿌리채소를 익혀서 먹을 것이다. 동일한 처방으로 치료했다.

20XX. 1. 20. 월요일에 어느 곳에 가서 체질식을 지키지 못했더니 다음 날 두통이 오고 오늘까지도 속쓰리고 역한 냄새에 구역질이 난다고 한다. 밀가루 음식, 커피 등을 먹었더니 탈이 난 것이다. 체질침은 같은 처방을 시술하고 체질약을 추가 처방했다.

20XX. 1. 22. 체질침 맞으면 괜찮다가 음식 잘 지키지 않으면 다시 속이 쓰린다. 향수 냄새와 사람들 냄새가 너무 싫다. 매연 냄새, 술 냄새, 튀김

냄새 등이 구역질나게 한다. 수양체질의 냄새에 대한 민감성도 둘째가라면 서러울 수준이다.

환자는 멀리 지방에서 거주하는 까닭에 더 이상 주원장한의원에 내원하기가 어려웠던 것 같다. 체질 치료에 상당히 잘 반응하는 환자였는데 좀 애석하다. 체질섭생을 잘 지켜 건강을 회복하길 바란다.

수양 사례_3: 체하며 산다

G씨, 내원 당시 31세, 직장인
주소: 식체로 인한 가슴 통증, 울렁거림, 편두통.

환자는 먹으면 체하는 게 다반사라고 했다. 그리고 한번 체하면 한 달은 간다고 한다. 그녀의 말에 따르면 한 달에 대여섯 번은 체하는 것 같다. 그럼 계산이 어떻게 되는 건가? 그녀에겐 1년이 60개월이라도 된단 말인가? 아니면 체한 상태에서 또 체한다는 말인가? '중첩체함'이라는 병명이 탄생해야 할 것 같다. 하여튼 체함이 일상인 삶을 살고 있는 것이다. 필자의 경우 평생 한 번도 체한 기억이 없다. 가끔 고구마 같은 음식을 먹고 가슴에서 답답한 느낌을 받는 경우는 있지만. 그녀는 가방에 항상 바늘과 실을 갖고 다닌다고 했다. 체하면 손가락을 따기 위해서.

환자는 체하면 가슴에 통증이 있고 울렁거리고 오른쪽 머리에 편두통이 온다고 한다. 사실 이런 동반 증상은 대부분의 사람들에게 흔히 나타날 수 있는 상례다. 특히 두통이 그렇다. 그런데 사람들은 질병을 이렇게 종합적으로 인식하지 못하고 부분적으로 인식하는 경향이 있다. 그래서 식체 따로 두통 따로 생각하는 것이다. 이는 일반인뿐만 아니라 전문인이라는 의사도 흔히 저지르는 실수다. 그래서 환자는 소화기내과에도 가기도 하고 신경정신과에 가기도 간다. 그리고 따로따로 처방을 받는다. 사실 신경정신과에는 갈 필요가 없는 것인데.

문제는 두통이 더 괴로워 소화기내과는 미처 생각하지 못하고 신경정신과에만 가는 경우이다. 그러면 이 환자는 두통약만 먹게 되므로 병이 나을 기미가 없게 된다. 잠깐 두통을 없애는 데 진통제가 역할을 하겠지만 체한 상태가 계속 있으니 다시 두통이 되돌아온다. 그럼 또 두통약으로 두통을 눌러야 한다. 환자는 만성두통이라는 멍에를 안게 된다.

산부인과에서 검진 후 질염도 있다고 했다. 질염을 치료하기 위해 항생제 처방을 받아 복용했는데 설사를 했다고 한다. 다른 약으로 바꿨는데 이번엔 변비가 생겼다. 이런 걸 보면 서양의학이 얼마나 인체를 잘못 이해하고 있는가 하는 생각이 든다. 이것은 서양의학의 치료가 항상 부분적이기 때문이다.

인체라는 전체를 보고 지형에 맞게 전관적全觀的으로 치료를 해야 하는데 말엽적인 증상에만 매몰되니 풍선처럼 여기 누르면 저기가 튀어나오고, 저기 누르면 여기가 튀어나오는 우스꽝스런 현상이 일어나는 것이다. 체질의학은 이런 '부분의학Partial Medicine'을 지양하고 '전체의학Wholistic Medicine'을 지향한다. 병을 치료하는 것이 아니라 몸을 바로잡는 것이다.

그렇다고 체질의학이 부분을 간과하는 것은 아니다. 매우 디테일하게 부분도 챙긴다(앞에서 소개한 복합처방의 디테일을 봐라). 부분과 전체는 항상 같이 봐야한다. 그래야 '전관A Whole View'을 얻게 된다.

20XX. 12. 30. 첫 치료는 필자가 즐겨 쓰는 처방으로 갔다.

R. IX V (51) / L. IX III (42)

20XX. 12. 31. 다음 날, 말 그대로 연말에 내원했다. 어제 침 맞고 되게 쾌변을 봤다고 한다. 수양체질은 탈이 났을 때 설사도 잘 하지만 평소에는 변비도 잦은 편이다. 수양 체질침으로 변을 잘 봤다는 것은 질병의 치료 효과를 확인했다는 점도 좋지만, 체질진단도 정확했다는 증거가 된다. 이럴 경우 확신을 갖고 환자의 치료에 임할 수 있다.

그런데 그녀는 어제 스테이크와 스파게티를 먹고 속이 안 좋다고 한다. 수양체질에 스테이크는 좋지만 스파게티는 좋지 않다. 좋은 것과 좋지 않은 것을 동시에 섭취했을 때 사람들은 그럼 쌤쌤아니야? 하고 대충 구렁이 담 넘어가듯 넘어가려고 하는 경향이 있다. 자신에게 좋은 쪽으로 사실을 해석하고 싶은 것이다. 인간에겐 합리화의 본성이 있는 것 같다. 안 그러면 사실 하루라도 제대로 살수가 있겠는가? 순간순간 욕망에 휘둘려 잘못을 저지르고서 그를 상쇄할 구실을 찾는 것이다. 오늘은 연말이니 열심히 일한 내게 선물을 줄 거야! 하루쯤 괜찮지 않겠어? 혹은 이제 건강을 지켜줄 8체질침이 내게 있어. 먹고 싶은 것 마음껏 먹자! 하지만 몸은 냉정하다. 인센티브란 없다. 소화불량을 치료하기 위해 동일한 처방을 썼다. 이 처방의 효과를 방금 확인했으니. 변비 해소의 효력을 보인다는 것은 사실 대단한 효력이다. 임상에서 보면 변비 치료가 생각처럼 그리 호락호락한 것은 아니다.

20XX. 3. 5. 해가 바뀌고 두 달여 만에 환자가 내원했다. 생리량이 많아서 산부인과 갔더니 자궁근종의 씨앗이 있다고 한다. 그래서 없던 생리통이 생겼다고 한다. 질염 때문에 질염 약도 복용하고 있다고 했다. 그리고

혓바늘이 이유 없이 계속 났다 들어갔다 한다고 불평이다. 그런데 이유 없이 그럴 리가 있겠는가! 그동안 체질식 안 지키고 살았던 게 분명하다. "안 봐도 비디오"다. 물론 속도 불편하다고 했다. 이 모든 게 사실은 비위로부터 연유한 것이다. 체질의학은 확고한 치료의 지표를 준다. 이 환자는 우선 소화기를 치료해야 하는 것이다. 안 그러면 그녀는 산부인과 외에 구강내과, 소화기내과 같은 곳을 전전해야 한다. 전과 같은 처방으로 치료했다.

20XX. 3. 6. 속이 좋아졌다고 한다. 쾌변도 봤다. 거듭 말하지만 쾌변을 본다는 게 무척 중요하다. 몸에 독소가 빠져야 속도 편하고 몸도 편하고 면역도 정상화 하는 것이다. 동일 처방으로 계속 했다.

20XX. 3. 7. 오늘도 대변을 잘 봤다고 한다. 수양체질에 변비가 마치 정상적인 것처럼 알려져 있는데 사실을 그게 아니라는 걸 이 환자를 통해 알 수 있다. 수양체질도 몸이 좋아지면 매일 변을 보게 되는 것이다. 역시 동일 처방으로 치료했다.

20XX. 3. 8. 편도가 부어 아프다고 한다. 그리고 질염으로 성기가 약간 따끔하다고 한다. 하지만 대변은 오늘도 잘 봤다. 휴지에 변이 안 묻는다고 좋아한다. 완벽한 변은 화장지를 쓸 필요가 없다는 말이다. 개나 고양이 같은 동물이 변을 보면 대개 이와 같은 현상이 나타난다. 화장지 쓰는 개, 고양이 본 적 있는가? 있다면 그 개, 고양이는 병이 있다는 말이다. 처방을 바꿨다. R. IX V (51) / L. X IV IV' VI VIII (55555). 감기를 치료하는 처방을 왼쪽에 놓은 것이다.

20XX. 3. 10. 오늘도 대변 봤다고 한다. 양은 적더라도 매일 본다고 한다. 이런 적이 없었는데 너무 좋다고 한다. 쾌변을 매일 보는 것처럼 인생의 행복은 없다. 평생 못 느꼈던 행복을 그녀가 지금 구가하고 있는 것이다.

그리고 편도 붓는 것도 없어졌다고 한다. 편도 문제보다 대변 문제를 먼저 언급하는 걸 봐도 배변이 얼마나 중요한 사항인가를 깨닫게 한다. 처방은 전과 같이 유지했다.

20XX. 3. 11. 하루 세끼 먹는다고 한다. 이게 무슨 뚱딴지같은 얘기냐고 할 것이다. 하루 세끼는 상식적인 말이니까. 하지만 그녀에겐 이런 게 어쩌면 난생 처음 경험하는 일일지도 모른다. 수양체질은 식욕이 없기로 첫째가는 체질이니까. 그녀의 비위가 왕성하게 작동하고 있다는 증거이다. 동일한 처방을 계속 했다.

20XX. 3. 12. 그녀는 몸이 좋아짐을 확인하자 신이 나서 매일 내원하고 있다. 그리곤 요새 계속 배가 고프다고 한다. 먹는 재미를 알게 된 것이다. 일주일 내내 변보기도 난생 처음이라고 한다. 그녀의 몸에 혁명의 깃발이 휘날리고 있다. 역시 같은 처방으로 치료했다.

20XX. 3. 13. 생리 했는데 이번에는 하는 줄도 모르고 했다고 한다. 전에는 생리하기 며칠 전부터 짜증나고 우울했었다. 그녀의 생리 전 짜증은 상상을 초월했다고 한다. 심지어 생리 때 가족과 대판 싸운 적도 있다고 했다. 짜증이 극에 달하면 가만 걸어가는데도 화가 나서 혼자 씩씩거리기면서 길을 헤매기도 했다. 고도의 생리전증후군으로 말도 할 수 없이 힘들었던 것이다. 이런 생리전증후군도 여성이라면 겪게 되는 당연한 증상처럼 말하는데 그렇지 않을 수도 있었던 것이다. 그녀의 이번 생리는 사실 원래보다 1주 빨리 온 것인데 지난 달 1주 늦은 것을 감안하면 제대로 온 것이라고 했다. 한번 주기 바뀌면 그게 그대로 유지되는데 이번엔 원래 주기로 되돌아간 것이라고 신기해한다. 체질치료는 원상복구 같은 효과를 가져 온다. 치료는 동일한 처방을 지속했다.

20XX. 3. 14. 몸 괜찮다고 한다. 이제 아침에 변기에 앉아 힘주면 대변이

잘 나온다고 한다. 환자와 의사 사이엔 못할 말이 없다. 고해성사 듣는 신부가 된 느낌이다. 동일한 처방으로 치료했다.

20XX. 3. 15. 태어나서 10일 연속 변보기는 처음이라고 한다. 그녀는 계속 신기록을 갱신 중이다. 같은 치료를 했다.

20XX. 3. 17. 생리가 이제 혈은 안 나오고 3일 암갈색만 나온다고 한다. 그래서 슬슬 짜증나기 시작한다고 말한다. 감기기도 있어 목이 안 좋다고 한다. 주말에 과식했는데 많이 먹으면 오히려 대변이 잘 안 나온다고 한다. 몸이 안 좋아지는 데는 반드시 이유가 있다. 몸은 인과응보의 세계다. 처방을 일부 바꿨다. R. IX VIII (42) / L. X IV IV' VIII VI (55555). 왼쪽은 자율신경방으로 바꾸고, 오른쪽은 장을 염두에 두고 필자만의 처방으로 교체한 것이다.

20XX. 3. 18. 어제 우울한 것은 생리증후군이 맞았다고 한다. 이럴 때면 하루 이틀 지속되고, 우울감이 심해 혼자 울었다고 한다. 이런 건 사실 남자는 잘 이해하기 어렵다. 여성호르몬의 마법인데 이를 어찌 헤아릴 수 있겠는가! 하지만 『노자』에 다음과 같은 말이 있다. "표풍부종조飄風不終朝, 취우부종일驟雨不終日." 회오리는 아침 내내 불지 않고 소나기도 종일 내리지는 않는다는 뜻이다. 이 또한 지나가리라. 처방은 동일하게 했다.

20XX. 3. 19. 몸은 괜찮아졌다고 한다. 같은 처방에 우측 방의 횟수를 4:4로 했다.

20XX. 3. 20. 또 체했다고 한다. 처방을 다시 바꿨다. R. IX III (44) / L. X IV IV' VIII (4444). 오른쪽에 부계염증방, 왼쪽에 점막궤양방을 썼다.

20XX. 3. 21. 체한 게 안 내려가 가슴이 답답하다. 처방을 다시 바꿨다. R. IX III (44) / L. IX V III' (551). 왼쪽 방은 통증을 다스리기 위해 쓴 것이다.

20XX. 3. 22. 어제 결혼식장에 가서 과식하는 바람에 아침에 설사했다. 하지만 체한 것은 다 내려갔다고 한다. 어제와 동일한 처방으로 치료했다.

20XX. 3. 24. 어제 아침부터 오늘 오후까지 모두 너댓 번의 설사를 했다. 생리할 때 설사하는 경우가 많은데 과연 어제부터 생리가 시작했다. 1월에는 생리 혈에 덩어리 많았는데 2월에는 적었고, 이번 달에는 이틀 전부터 분비물 나오더니 생리가 시작했다. 처방을 바꿨다. R. IX III (44) / L. X IV IV' VIII (4444). 오른쪽에 부계염증방, 왼쪽에 점막궤양방이다.

20XX. 3. 25. 소화가 잘 안 된다. 전처럼 부글거리지는 않은데 트림이 나올 것 같으면서 나오지 않아 답답하다. 이번 환절기에는 감기 안 걸리고 지나가서 좋다. 전에는 항상 걸렸다(체질치료는 면역을 튼튼하게 한다). 그리고 꿀을 먹으니 너무 좋다고 한다. 속 부글거릴 때 뜨겁게 마시면 금방 가라앉는다. 차를 마시면 화장실 너무 자주 가는데 꿀차는 그런 것도 없다고 한다. 처방을 바꿨다. R. IX V (51) / L. X IV IV' VIII (4444). 오른쪽에 장계염증방으로 간을 치료하고 왼쪽은 동일한 점막궤양방으로 소화관을 치료했다.

20XX. 3. 27. 어제 별로 먹은 게 없어 소화 괜찮다고 한다. 수양체질은 소식이 매우 중요하다. 아무리 입맛이 좋아도 과식하면 결국 탈이 난다. 동일 처방을 시술했다.

20XX. 3. 28. 어제 설사했는데 우유 때문인 것 같다. 카푸치노 마셨는데 우유는 어떻게 먹어도 설사한다고 한다. 처방은 동일하게 갔다.

20XX. 3. 29. 어제 체질침 맞고 버스 타고 가는데 졸다가 한 정거장 지나쳐서 내렸다. 이 환자도 체질침 맞으면 몸이 릴랙스해져서 졸음이 쏟아지는 경향이 있다. 이번 달에는 여드름 많이 안 나고 지나갔다고 한다. 전에는 생리할 때 꼭 여드름이 큰 게 하나둘 났었다. 사춘기에 나는 호

르몬성 여드름과 다르게 성인여드름이란 몸에 독소가 있을 때 나타나는 피부 독성반응이다. 체질치료로 몸에 독소가 많이 제거됐다는 말이다. 처방은 약간 바꿨다. R. IX V (51) / L. X IV IV' VIII VI (44444). 왼쪽을 자율신경방으로 올린 것이다.

20XX. 3. 31. 쇠고기 샤브샤브 먹었는데 배변 상태 별로 안 좋다. 지난 번 체한 이후 대체로 배변상태가 나쁘다. 처방을 오른쪽에 부계염증방(4:2)으로 바꾸고 왼쪽은 동일하게 자율신경방으로 유지했다.

20XX. 4. 1. 속 좋아졌다. 배변상태도 되게 좋았다. 감기기가 있어 목이 간질간질하고 가래 나온다. 잠자는 시간이 준 것으로 봐 수면의 질이 높아진 것 같다고 한다. 처방은 오른쪽은 동일하게 하고 왼쪽은 감기 치료를 위해 다음과 같이 바꿨다. R. IX III (42) / L. X IV IV' VI VIII (44444).

환자는 이와 같이 꾸준히 체질침 치료를 받으면서 계속 내원하여 그때그때 발생하는 증상을 치료하고 건강을 관리했다. 뭔가 잘못 먹으면 영락없이 소화 장애가 오고 얼굴에 트러블이 일어나는 일이 반복됐다. 하지만 체질치료를 받으면 또 잘 제어되어 몸이 정상화 되곤 했다.

환자는 화장품 트러블도 심해, BHA나 AHA 성분이 들어간 것은 피부에 트러블이 난다고 했다. 그런 성분이 들어간 것을 피하면 괜찮다고 한다. 따뜻한 물로 샤워했더니 몸에 각질이 올라와 챙피하다는 말도 했다. 수양체질의 경우 너무 뜨거운 물로 목욕하는 건 좋지 않다는 말이다. 그런데 또 너무 찬물로 목욕하는 것도 무리일 수 있다. 적당히 찬 물이나 미지근한 물로 하기를 권한다.

앞에서 속 부글거릴 땐 꿀물이 좋다고 했는데, 소화 안 될 때 고추도 좋고 후추도 좋다는 말도 한다. 대개 매콤한 맛을 내는 향신료가 소화에 도움이 된다는 말이다.

체질 치료 받고 피부가 좋아졌다는 말도 잊지 않는다. 피부 상태는 건강의 매우 중요한 지표이다. 피부 나쁜 사람치고 건강한 사람 별로 없다. 피부가 좋아진다는 말은 건강이 크게 향상됐다는 증거이다.

광어회 먹고 죽는 줄 알았다는 말도 한다. 회 맛이 비리고 메스꺼웠는데, 먹은 후 심하게 설사했다. 토마토페이스트에 후추, 고추 넣어 먹고 좀 나아졌다고 한다. 후추의 경우 남들은 느끼한 냄새 잡으려고 쓰는데 이 환자는 소화 장애를 치료하는 약재로 쓰고 있다.

한번은 수박 두 쪽 먹고 배탈 나서 새벽에 화장실을 12번 정도 갔다고 한다. 소변을 그렇게 많이 봤는데도 목이 마르지 않았다고 신기해한다. 그리고 수박 먹으니 배가 차가워졌다는 말도 한다. 전에는 그런 느낌 없었다. 예전에 참외 먹고 복통이 나서 심히 혼난 적이 있었다고 한다. 속을 손톱으로 긁는 것 같은 통증에 때굴때굴 굴렀는데, 같은 느낌을 이번에 수박 먹고 받았다고 한다.

한번은 인중에 화상을 입고 내원했다. 의사가 처방해준 피부연고제 바르고 그렇게 됐다는 것이다. 일종의 화학적 화상이라고 한다. 병원 두 군데에서 처방 받은 약들인데 부작용 때문에 하나도 못 썼다고 한다. 의사에게 물어봐도 대답을 잘 안 해준다며 약에 대해 잘 모르는 것 같다고 평가를 내린다. 약에 대해 설명해주는 어떤 약사의 블로그를 보고 많은 도움을 받았다며, 병원 다니면서 재수 없으면 죽을 수도 있겠다는 생각이 들었다고 푸념했다. 그 블로거에 따르면 강한 항생제 처방이 필요 없는 질환에 항생제 남용이 심하다고 한다. 그녀는 의사가 권해준 신약을 바르고 지옥을 맛봤다며 부르르 떨었다. 수양체질도 양약에 대한 부작용이 상당함을 확인할 수 있다.

수음체질 임상 사례

수음 사례_1: 모든 병은 위胃로부터

Y씨, 여, 내원 당시 30세, 회사원

주소: 소화불량, 어지럼증, 구토, 만성피로, 알레르기비염

환자는 횟집에서 생선회를 먹고 심하게 체한 후 체기가 계속 되고 있다. 어지럽고 토할 것 같은 증상도 있다. 처음 체한 게 일주일 정도 됐는데 아직도 체기가 풀리지 않고 지속되면서 얼굴 피부가 아주 까칠해지고 턱 쪽에는 여드름이 자꾸 났다. 소화가 안 돼 어떤 걸 먹어도 명치까지 내려가면서 도중에 통증을 유발한다. 숨쉴 때마다 등도 아프고 어깨도 조여 오듯 아프다. 차라리 빈속이 편하다. 평소에도 가끔 체기 있을 때는 어지럽고 배가 아프곤 했는데 이번에 아주 된통 걸린 것이다. 특이한 점은 대변을 보면 토할 것 같은 느낌과 어지럼증이 완화된다는 것이다. 그리고 굉장히 피로하다고 한다. 기운이 하나도 없어 맥을 못 춘다는 것이다.

알레르기비염도 있는데 이것도 최근 회 먹고 체한 후 생긴 거라고 한다. 알레르기결막염도 생긴 지 3·4일 됐다고 한다. 이 모든 불편함이 회 먹고 생긴 거라니, 많은 환자들의 병인을 궁구하다 보면 그 양상이 만화경 萬華鏡(Kaleidoskop)처럼 현란하다는 걸 새삼 느낀다.

생리불순도 아주 심해 생리주기가 너무 불규칙하다고 한다. 생리통

도 무척 심한데, 모친이 자궁암이 있어 본인도 걱정이라고 했다.

평소 과식하면 쉽게 신물이 올라온다고 한다. 물이나 국물, 그러니까 평소 수분 섭취는 거의 안 한다. 짠 음식도 안 먹는다고 한다. 이런 식습관은 수음체질의 전형적인 특성을 잘 보여준다. 치료에 들어갔다.

20XX. 1. 9. 위궤양을 치료하는 두 처방을 동시에 썼다.

R. V I III' (442) / L. VI II IV' VIII (4444)

오른쪽은 궤양방, 왼쪽은 점막궤양방이다.

20XX. 1. 31. 근 3주 만에 내원했다. 그때 체질침을 맞고 소화가 많이 좋아졌다는 것이다. 체질침의 강력한 효력을 이 환자에게서도 확인했다. 알레르기비염은 계속 있어서 재채기가 심하다고 한다. 체질침 치료는 다음과 같이 시행했다. R. V I (ana 42) / L. II VI IV' I IX (44424). 오른쪽에 부계염증방 상초방, 왼쪽에 상초 알레르기방을 시술한 것이다.

20XX. 7. 23. 지난 번 치료 후 무려 6개월 후에 내원했다. 이 환자는 항상 체하는 것으로 병이 시작하는데 한번 시작하면 스스로 풀리지 않아 이렇게 내원해서 체질침을 맞아야 한다. 이번에도 일주일 전 체하고 체기가 계속되고 있어 아무 것도 못 먹는다고 한다. 흥미로운 건 이렇게 죽을 듯이 체해도 체질침으로 쉽게 풀린다는 것이다. 이런 환자에게 8체질 의학은 구세주라 할 수 있다. 체질침 치료는 다음과 같은 처방으로 했다. R. VI II IV' VIII (4444) / V I III' (442). 오른쪽에 점막궤양방, 왼쪽에 궤양방.

20XX. 7. 24. 어제 저녁 좀 나아지고 아침에 사과 요거트 먹었더니 체기가 쏙 내려갔다. 직후에 무른 변 보았는데 속이 좀 허한 느낌이 든다고 한다. 요즘 아침에 커피 한 잔 이상 마시면서 저녁에 잠이 잘 안 온다고 한다. 숨을 잘 내쉬지 못하고 등 쪽이 바늘로 찌르는 듯이 불편한 느낌이 든다고 한다. 위가 아직 완전히 복구되지 않았다는 사인이다. 위가 안 좋으면 명치와 대척점에 있는 등 쪽 척추의 지양혈至陽穴(독맥에 속함) 부위에 통증이 있는 경우가 많다. 체질침 처방은 같은 것으로 하고 소화에 도움이 되는 체질약 처방을 했다.

20XX. 7. 25. 점심 먹었는데 괜찮았다. 두근거림도 없어졌다. 하지만 가슴 부위 조이는 느낌은 아직 있어 큰 숨이 안 쉬어졌다. 위가 안 좋으면 폐에 압박이 가해져 숨쉬기가 편치 않게 되는 현상이 흔하다. 체질침 맞기 전에는 눕기가 힘들었는데 지금은 누울 수 있게 됐다고 한다. 어제 닭갈비 먹고 소화 안 될 것 같아 체질약 먹고 소화 잘 돼 잠 잘 잤다고 귀뜸했다.

어려서 하루 종일 아무 것도 안 먹다시피 해서 자주 혼나곤 했다고 한다. 환자만 그런 게 아니라 외가 쪽이 모두 본인처럼 몸집이 작아 애기 같고 먹는 걸 별로 좋아하지 않는다고 한다. 엄마도 체질이 수음체질이라는 강력한 추측을 낳게 한다. 체질침은 동일한 처방을 계속했다.

20XX. 7. 26. 나아지고 있다. 어제 저녁 닭튀김 돈부리 먹고 블루베리라테 먹었는데 너무 배불러 졸음이 쏟아졌다. 집에 가서 소화 안 될까 걱정했는데 괜찮았다. 하지만 아침에 피곤하고 또 하루 종일 피곤했다. 동일 처방으로 치료했다.

20XX. 8. 1. 낮에 메밀비빔국수와 군만두 2개 먹고 현미밥 먹었는데 소화 안 된다. 항상 몸이 좀 좋아지면 사람은 꾀가 나서 체질에 안 맞는 음

식을 먹는다. 같은 처방 치료.

20XX. 8. 6. 조금만 많이 먹어도 소화 잘 안 된다. 수음체질에 과식은 절대 금물인데 그걸 잘 지키지 못하는 게 안타깝다. 손에 가끔씩 물집(한포진)이 생겨 간지러워 터트리곤 했는데 이번엔 발바닥에 생겼다. 같은 처방으로 치료했다.

20XX. 9. 23. 한 달 넘게 안 오다 내원했다. 2주 전부터 팥빵, 호박빵 먹고 체한 것 같다. 거기다 1주 전에는 닭튀김 먹고 체했다. 이와 동시에 알레르기비염도 왔다. 한포진 손에 한두 개 났다. 손발에 열이 많아졌다. 여름이 제일 힘들다. 사무실 에어컨을 너무 세게 틀어서 되게 춥다. 수음체질은 거의 모든 질환이 체기로부터 시작해서 체기로 끝나는 것 같다. 항상 같은 문제로 내원한다. 전과 같은 체질침 처방을 시술하고 체질약도 처방했다.

20XX. 9. 24. 속 괜찮아지고 대변도 괜찮다. 동일한 체질침을 시술했다.

20XX. 9. 28. 소화는 잘 되는데 비염은 아직 있어 재채기가 계속 난다. 동일한 체질침 처방으로 치료.

20XX. 10. 7. 비염은 오락가락한다. 어제까지 5일 정도 푹 쉬었는데 위하수처럼 소화가 안 된다. 지난번에 체질침 맞고서 소주 많이 마시고 토했는데도 다음날 컨디션이 너무 좋았다. 노래도 평소 잘 안 되는데 그날은 노래도 잘 됐다고 한다. 체질침 믿고 이렇게 방탕하면 안 되는데 걱정이다. 동일 치료 지속.

20XX. 10. 24. 감기 걸렸는데 낫고 있다. 비염은 아직 있다. 배부르다 싶으면 바로 수저 놓는다고 한다. 그러면 소화 괜찮고 체하지 않는다고 한다. 이 정도 되면 이제 뭔가 수음체질의 도를 터득한 것 같다. 이 경지까지 가야 체질의학을 풀로 이해했다고 말할 수 있다. 체질침 처방을 바꿨다.

R. Ⅵ(ana 42) / L. ⅡⅥⅣ'ⅠⅨ(44424). 오른쪽은 부계염증방 상초방, 왼쪽은 상초 알레르기방이다.

환자는 이런 식으로 체질식을 잘 지키면서 몸이 안 좋을 때 가끔 내원해서 치료를 받았다. 수음체질의 섭생의 도를 어느 정도 터득한 것 같다. 이대로만 쭉 가면 큰 병 없이 무난하게 잘 살 수 있을 것이다.

수음 사례_2: 위腑가 살아나다

G씨, 여, 내원 당시 48세

주소: 위하수증, 소화불량

환자는 수음체질의 상징적 질환인 위하수증이 있었다. 다른 체질도 위하수증은 좀 있지만 이 사람처럼 위가 완전히 축 늘어지는 진짜 위하수증은 아니다.

수음체질의 장부구조는 '신방광 간담 심소장 폐대장 비위'로 위의 장부준위가 가장 낮다. 이러한 구조적 한계를 수음체질은 평생 안고 살아가야 한다. 이 한계 속에서 순응하고 체질섭생을 잘 하면 남부럽지 않게 건강하게 살 수 있을 것이요, 이 한계를 거부하고 체질섭생을 지키지 않으면 질병의 수렁 속에서 헤어날 길이 없다. 이는 수음체질뿐만 아니라 모든 체질이 그 장부구조라는 한계 속에서 가질 수밖에 없는 절대적 규범이다.

환자는 당연히 소화불량이 잦았다. 위하수가 있으면 식후 누워있으라고 조언하는데 이 사람은 누워있으면 더 속이 불편했다. 신경성위장염도 있어 조금만 스트레스 상황에 있어도 위가 불편했다. 소화가 안 될 때는 속이 니글거리고 물만 먹어도 속이 안 좋았다. 목마를 때 깜빡하고 물을 벌컥벌컥 마시면 급체하여 큰일 난다고 했다. 음식 중에 사과가 좋다고 했다. 먹으면 음식이 잘 내려가는 느낌이라고 한다. 이상한 점은 쌀밥을 먹으면 생목이 오른다고 한 것이다. 쌀이 좋은 체질인데 위장이 너무 허해져서 그런 것 같다. 이럴 경우는 찹쌀밥을 먹는 방법이 있다. 물론 체질 치료로 위기능이 회복되면 쌀밥 먹어도 문제없을 것이다. 소고기는 괜찮다고 한다. 치료에 착수했다.

20XX. 3. 29. 위장을 치료하기 위해 다음과 같은 처방을 내렸다.

R. V (5) / L. V I (42)

그리고 위장을 다스리는 체질약도 처방했다.

20XX. 3. 30. 다음 날 내원하여 체질약 복용하고 좋았다고 한다. 동일한 체질침 처방으로 치료했다.

20XX. 4. 4. 체기가 있어 트림이 올라오고 상복통이 있다고 한다. 목도 마르고 배가 통 안 고프다고 한다. 위의 활력이 아직 올라오지 않은 것이다. 처방을 다음과 같이 바꿨다. R. V I (44) / L. VI II IV' VIII (4444). 오른쪽에 부계염증방, 왼쪽에 점막궤양방이다.

20XX. 4. 5. 소화 잘 된다고 한다. 체질침이 먹히기 시작한 것이다. 동일한 체질침 처방으로 치료했다.

20XX. 4. 8. 생목이 오르고 위가 아프다고 한다. 동일한 체질침 처방으로 계속 했다.

20XX. 4. 11. 가끔 토끼똥처럼 변을 본다고 한다. 명치도 가끔 꽉 조이듯 아프다. 하지만 체질약 먹기 전보다는 좋아졌다. 아직 기운이 없다. 동일한 체질침 처방으로 치료했다.

20XX. 4. 14. 명치 괜찮아지고 대변도 괜찮다. 여기도 이제 정상궤도에 오르는 중인 것 같다. 동일한 처방으로 치료.

20XX. 4. 18. 잘 지냈다고 한다. 중국동포인 까닭에 6월말에 칭따오(靑島)로 얼마간 들어가야 한다고 한다. 체질침은 동일 처방으로 계속했다.

20XX. 4. 19. 체질약 먹을 땐 밥 잘 먹고 좋은데 중단하면 안 좋아지지 않을까 걱정이라고 한다. 여기서 치료 잘 받고 좋아지면 이후에 체질식을 잘 지키면서 관리하면 괜찮을 거라고 안심 시켰다. 동일한 체질침 처방으로 치료.

20XX. 4. 24. 요즘 대변이 아침 식후에 규칙적으로 나온다면서 신기해 한다. 전에는 시도 때도 없이 나왔다는 것이다. 대변이 이렇게 정상화 된다는 것은 매우 고무적인 현상이다. 생체리듬이 바로잡히고 있다는 뜻이기 때문이다. 동일 처방으로 체질침 치료를 했다.

20XX. 4. 25. 모든 게 괜찮다고 한다. 동일한 체질침을 유지했다. 체질약 처방도 같이 했다.

20XX. 4. 27. 내원해서 계획보다 일찍 중국에 들어가게 됐다고 한다. 감사하다는 인사도 건넨다. 동일한 체질침 처방으로 치료를 마쳤다. 중국에서도 쭉 건강하게 살기를 기원한다.

수음 사례_3: 일체개고一切皆苦

C씨, 여, 내원 당시 57세

주소: 식후 입이 쓰다.

환자는 뭘 먹기만 하면 입에 쓴맛이 돌았다. 특히 저녁 식사 후에 더 심했다. 최근 들어선 할 수 없이 저녁을 먹지 않고 아침과 점심 두 끼만 먹고 있는데 그게 더 차라리 나았다. 공복이 더 편하다는 것이다. 3년 전 다리 교정 수술을 받았는데 무통 주사를 맞고 항생제를 복용하고 난 다음부터 갑자기 신물과 구토가 올라왔다. 이후 이렇게 쓴맛을 계속 느끼면서 몸이 안 좋아졌다고 한다. 요즘 감자 생즙과 꿀을 섞어 미지근하게 덥혀 먹는데 속이 편안하고 좋다고 한다. 내원한 날에는 닭가슴살 먹고 왔는데 좀 낫다고 했다. 차가운 음식을 먹으면 속이 얼어버린다고 한다. 위장이 냉동창고처럼 굳어버리는 것이다. 찬물 먹기만 하면 바로 체한다고도 했다.

예전에 이상구 박사가 한참 TV에 나와 채식 예찬을 하던 때가 있었다. 그때 그 채식 건강법을 따라 했다가 오만가지 병이 다 생겼다는 말도 한다. 얼굴에는 시커먼 기미가 끼고, 위가 헐어 위궤양이 오고, 골다공증 생기고, 악성빈혈까지 덮쳤다. 채식할 땐 목에서 피가 올라오기도 했다. 위궤양에서 흘러나온 피가 넘쳐 목구멍으로 솟아올랐기 때문이었다. 다행히 골다공증은 초밀란醋蜜卵 먹고 나았다고 한다. 초밀란은 유정란을 식초에 담가 껍질을 녹인 후 꿀과 화분花粉(꽃가루로 만든 건강식품)을 넣어 숙성시킨 건강식품을 말한다. 구성 식품이 수음체질에 다 좋은 것들이다.

환자는 목양 체질식 후에 몸이 좋아지기 시작했다고 한다. 체질진단은 오진이었지만 두 체질 모두 육식이 좋고 뿌리채소가 좋아 공통점이 많은 바람에 운이 '억쑤로' 좋은 케이스였다. 하지만 체질침이나 체질약은 매우 다르므로 효과를 보기 어렵다. 체질식적 측면에서 식이요법이 비슷해 좋은 결과를 본 것이다. 그 당시 밥 먹을 땐 행복했다고 한다. 어쨌든 건강이 일부라도 좋아지고 있었으니까. 당시 그녀의 식사시간은 거의 한 시간이 걸렸다. 볶은 곡식을 꼭꼭 씹어 먹어야 했기 때문이었다.

환자는 고기를 먹지 않으면 몸이 좋지 않다고 한다. 그리고 꿀처럼 단게 그렇게 좋을 수가 없다고 한다. 숯가루도 먹으면 좋다고 한다. 다만 한약재 중에 부자를 먹으면 간수치가 상승한다고 했다. 이제마에 따르면 부자가 이 체질이 포함되는 소음인에 사용되는 약재로 나오는데, 환자가 부자에 간이 데미지를 받는다고 해서 좀 혼돈스러웠다. 이제마의 『동의수세보원』에 보면 소음인 병증론이나 소음인 처방에 부자 사용례가 자주 나오기 때문이다.

필자는 임상에서 부자를 그다지 사용하지 않았다. 부자를 사용하지 않아도 얼마든지 다른 처방으로 커버 가능하고, 또 체질침의 효용이 대부분의 병증에 두루 적용 가능할 정도로 막강해서 굳이 독성이 많은 부자 같은 약재를 쓸 필요가 없었기 때문이다. 야구에서 훌륭한 선수는 플레이가 그리 화려하게 보이지 않는다. 왜냐하면 타구의 판단이 빨라 미리 대처하여 쉽게 볼을 처리하기 때문이다. 판단이 느리거나 풋-워크 footwork가 좋지 않아 평범한 타구에도 온몸을 내던져 슬라이딩 캐취를 해야 하는, 위험 부담이 많은 플레이를 굳이 할 필요가 없는 것이다. 체질침이란 신속하게 판단하여 물 흐르듯 플레이하는 스타플레이어 같은 치료법이다. 치료를 개시했다.

20XX. 5. 13. 첫 치료는 일반적으로 필자가 선호하는 2단계처방으로 시작했다.

R. V IX (51) / L. V I (42)

20XX. 5. 15. 체질식을 아주 철저히 하고 있다고 한다. 오후 9시경에 침대에 들어 새벽 4시에 깨는 패턴으로 잔다고 한다. 체질침 치료는 동일한 처방으로 하고, 체질약 처방도 추가했다.

20XX. 5. 18. 수음 체질식이 먹을 게 많아 좋다고 한다. 사실 수음 체질식은 요즘 추세의 식생활 문화에 그리 불리하지 않다. 돼지를 제외한 대부분의 고기가 좋고 또 한국 음식의 특징인 고추, 마늘, 파, 생강, 후추, 계피 등 대부분의 매운 향신료도 다 좋다. 채소는 뿌리 계통이 대개 좋은데 이 또한 한국 음식에 자주 쓰이는 재료인 무, 우엉, 연근, 도라지 등이 있으므로 크게 어려움이 없다. 다만 밀가루 음식과 잎채소는 주의해야 한다. 체질침은 동일한 처방으로 실시했다.

20XX. 5. 22. 체질침 치료에 대한 몸의 반응이 좋다고 한다. 그동안 음식을 잘못 먹었던 모양이라면서. 체질식표가 다른 데와 다른데 필자의 체질식표를 지키니 불편한 증상의 강도가 많이 감소했다고 한다. 처방받은 체질약도 맛이 다른 8체질한의원과 달라 처음 느껴보는 맛이라고 했다. 겨자채, 부추 먹었는데 소화 잘 되고 좋았다는 말도 더한다. 대변도 가래떡처럼 아주 잘 나온다고 좋아한다. 다른 호전 증상도 물론 중요하지만 마지막에 말한 대변의 호전이야말로 가장 중요한 지표이다.

그만큼 대변이 차지하는 위치가 질병의 치료 측면에서 황제처럼 매우 높은 지위에 속하는 것이다. 소고기미역국 먹으니 참 편하고 좋았다고 한다. 체질침 처방은 동일하게 했다.

20XX. 5. 25. 근 13년 만에 처음으로 아침에 가지나물을 요리해 먹었다고 한다. 쑥 부침개도 먹었다고 하고, 고추도 먹으니 역시 좋다고 한다. 전엔 식후에 쓴맛을 제거하기 위해 바로 자일리톨검을 씹어야 했는데 그럴 필요가 없어졌다며 만면에 웃음이 넘친다. 그리고 물 안 마시니 속이 더 편하다고 한다. 전에 TV에 나온 의사들이 하루 물 2리터씩 마셔야 한다고 하도 떠들어대서 물 챙겨 먹는 게 정말 큰 고통이었다고 토로한다.

수음체질은 수양체질과 더불어 수기가 가장 많은 체질이다. 물은 이들 체질에 독약이다. 물을 많이 마시면 수기가 범람하여 몸에 수종이 발생하거나, 위장에 홍수가 나 극심한 소화불량에 시달릴 수 있다. 물의 과다 섭취로 수기가 태과하면 양기가 고갈되어 양허증이 발생한다. 유독 추위를 타거나 에너지의 결핍으로 극심한 무기력에 빠지기 십상이다. 수체질은 물을 많이 섭취할 필요가 없다. 갈증을 면할 정도만 약간 섭취하면 된다.

환자의 치료를 위해 체질침 처방 단계를 확 올렸다. L. VI II III' X VIII (55555) / R. V I III' IX VII (55555). 부계와 장계의 장부들의 균형을 총체적으로 맞춰주기 위해서이다.

20XX. 5. 29. 해피하다고 한다. 몸의 불편한 강도가 10퍼센트로 감소했다고 한다. 90퍼센트가 좋아졌다는 말이다. 감자가 그렇게 좋을 수 없다고 한다. 고구마를 전에 사과랑 먹을 때는 좋지 않았는데 이젠 사과만

먹으니 좋다고 한다. 가지도 어찌나 맛있는지 맛이 고기 같다고 예찬한다. 쑥도 20년 만에 먹는데 쑥 향이 너무 좋다며 황홀해한다. 모든 것이 아름다워 보이는 모양이다.

허기도 사라졌다고 한다. 전엔 충분히 먹으니 허한 느낌이 들어 기분 나빴는데 지금은 식사량이 감소했는데도 오히려 허기를 덜 느낀다고 한다. 허기를 메꾸려고 단 것을 자꾸 찾을 필요도 없어졌다. 식후 쓴맛을 가시게 하려고 항상 껌을 씹었는데 현재 안 씹은 지 3일 됐다고 한다. 치료는 같은 처방으로 했다.

20XX. 6. 1. 식후에 전과 같은 증상이 되돌아올까 봐 걱정이라고 한다. 양치한 물이 쓴물로 변했는데 현재 단물로 변했다는 말도 한다. 고통스런 쓴맛을 제거하기 위해 치약도 몇 번이나 바꿨다고 한다.

이제는 한 수저만 더 먹으면 만족하겠다는 생각이 들어도 과감하게 수저를 놔야 한다는 말도 한다. 식후 잘 먹었다는 생각이 들면 그건 실패한 식사라고 생각하게 됐다는 것이다. 이건 정말 도인의 경지, 아니 성인의 경지라 하지 않을 수 없다. 이 수준에 도달하기 위해 수많은 사람들이 수행하고 또 수행하는 것이다. 마음을 비우라는 둥, 모든 걸 내려놓으라는 둥, 이런 게 다 사실은 이 환자가 말하는 경지에 도달하는 것을 목표로 하고 있다고 해도 과언이 아니다. 환자는 마침내 인격적으로도 높은 경지에 도달하고 있는 것이다.

30대 초반부터 환자는 계속 감기 걸리고 중이염, 축농증에 시달렸다고 한다. 축농증 수술은 무려 3회나 했다고 한다. 이명도 환자를 괴롭힌 난치병의 하나였다. 지금이 본인 인생에 가장 좋을 때라고 했다. 축농증 약을 너무 많이 먹어 단백뇨가 나왔던 얘기도 한다. 이비인후과약이 그렇게 독하다면서. 그때부터 건강식을 찾고, 이상구 박사가 주창한 채식 건강법을 했는데 오히려 온갖 병이 다 생겨 죽을 고생을 다 했다고 또 그 말을 되뇐다. 그러다 어찌 어찌 해서 목양 체질식하고 몸이 많이 좋아졌는데, 어느 날부터 쓴물이 입에서 나오게 된 것도 재방한다. 심지어 주원장한의원에서 치료받고 쓴물이 없어지니 갑자기 할 일이 없어져 공허하기까지 하다고 너스레를 떤다. 체질침 처방은 동일하게 가져갔다.

20XX. 6. 5. 식후 쓴물 증상은 안 느낄 때도 있고 느낄 때도 있으나 있어도 1시간 정도 지나면 사라진다. 오늘 아침은 아예 못 느꼈다고 한다. 식욕도 좋고 맛도 좋고 다 좋다. 남편이 이런 나를 너무 좋아한다(체질의학은 부부지도夫婦之道를 고양한다). 동일한 체질침 처방을 하고 체질약도 추가로 처방했다.

환자는 식후 괴롭히던 쓴맛이 많이 줄어 몇 번 더 내원하여 치료 받고 이후엔 더 이상 내원하지 않았다. 필자가 준 체질식표를 지키면서 잘 생활하고 있을 것이다.

세상에는 참 이상한 병도 많다. 사람을 심히 괴롭히는 이런 희한한 병을 서양의학에서는 희한하게 병으로 간주하지 않는 경우가 많다. 검사에서 걸러지지 않는 질환이기 때문이다. 그래서 나오는 병명이 '신경성'이라는 말이다. 8체질의학은 환자가 호소하는 모든 증상을, 그것이 아무리 기이하게 보이더라도 여타 병과 동등한 하나의 병으로 간주한다. 중병이냐 경병이냐는 매우 상대적인 가름이다. 어떤 사람에게는 경병이 다른 사람에게는 중병이 될 수 있고, 어떤 사람에게는 중병이 다른 사람에게는 경병이 될 수 있다. 이 환자가 입에 쓴맛이 난다는 느낌은 이 환자에게는 삶의 행복을 좌우하는 중병이었다. 모든 병은 동등하게 중요하므로 동등하게 다뤄져야 한다.

8체질 임상 사례를 마치며

여기 소개한 임상 사례들에서 여러분은 체질마다 무지개처럼 다채롭게 펼쳐지는 변화무쌍한 '차이'의 변주곡을 만끽했을 것이다. 이렇게 사람은 한 사람 한 사람이 다 다르다. 체질의학은 이 다름을 존중한다. 끊임없이 일음일양一陰一陽하고, 변함없이 생생生生하는 역易의 변화의 세계관 속에 수 천 년을 살아왔던 우리 전통에서는 너무도 당연한 것이다.[13] '체질'이라는 인체관 자체가 동일한 인간이 아닌 차이의 인간을 의미하는 것이 아닌가!

체질의학은 전통철학이 중시했던 '동일성'보다 다름을 본질적인 것으로 봤던, 프랑스의 철학자 질 들뢰즈Gilles Deleuze(1925~1995)의 '차이'의 철학을 떠오르게 한다. 임상에서 보면 동일한 체질 안에서도 사람마다 다양한 차이가 존재함을 목격한다. 심지어 한 사람 안에서도 또다시 시시각각으로 변하는 차이가 존재한다. 이것이 들뢰즈가 말하는 "차이는 반복에 거주한다La différence réside dans la répétition."고 할 때의 '차이'의 진정한 의미일 것이다.

또한, 환자를 보면 한 환자의 동일한 질병의 무수한 차이의 반복을 경험한다. 동일한 질병이 다른 체질에서 또 다양하게 변신하는 모습도 역시 목격한다. 모든 사태에는 양면성이 존재한다. 동일성 속에 차이가 있

---

13) 一陰一陽之謂道(일음일양지위도). 한번 음이 되었다가 한번 양이 되곤 하는, 서로 갈마드는 기운 속에 있는 것이 도이다. 『도올 주역周易 계사전繫辭傳』, p.115. 生生之謂易(생생지위역). 끊임없이 창조하고 또 창조하는 것을 역이라 말한다. 『도올 주역周易 계사전繫辭傳』, p.124.

고 차이 속에 동일성이 있다. 양자는 언제나 공존한다.

　의사는 그가 가진 모든 역량을 동원해 환자의 병을 치료해서 심신을 온전히 치유케 할 책무가 있다. 체질의학은 모든 차이의 환자가 아픔으로부터 자유롭게 되는 순간까지 전력을 다해 치료하는 것을 결코 포기하지 않는다. 모든 다름의 환자가 몸과 마음의 평화를 얻는, 그 궁극의 경지까지 체질의학은 정진하고 또 정진할 것이다.

체질식의 원리와
개정 체질식표

체질식은
당신의 창자가 좋아하는
음식을 말한다.
입이 좋아하는 음식이
아니다.

체질식의 원리와 개정 체질식표

체질식은 권도원 선생이 독창적으로 고안한 것으로서 8체질의학의 매우 중요한 질병의 치료와 예방의 수단이다. 세계 어디에도 없는 우리만의 고유한 건강의 지혜이다. 8체질의학은 질병이 걸리는 가장 중요한 요인의 하나로 체질에 적합하지 않은 음식의 섭취를 꼽는다. 아래에 각 체질에 유익한 음식과 해로운 음식을 제시한다. 유익한 것들은 각 체질의 장부의 불균형을 감소시켜 동적 평형의 상태로 이끄는 것들이고, 해로운 것들은 각 체질의 장부의 불균형을 더욱 심화시켜 동적 평형이 깨지는 상태로 이끄는 것들이다.

체질식의 의미

체질식은 권도원 선생의 1974년 명지대 논문「체질침 치료에 관한 연구」에 체질침 치료법과 함께 최초로 발표되었다. 1965년 최초의 논문 발표 후 근 10년 만에 나온 것으로, 각 체질마다 축적된 풍부한 임상적 경험과 통계를 통해 이뤄진 결과물이다. 체질식 표는 1985년 이화여자대학교 식품영양학과 이필자의 석사논문[1]에서 학생들을 대상(가정대

---

1)『한국영양학회지』제18권 제2호, 김숙희, 김화영, 이필자, 권도원, 김용옥,「체

학 학생 124명)으로 한 음식과 체질과의 상관성 연구에도 이용된 바 있다. 그리고 계속 새로운 음식에 대한 임상적 경험이 축적되면서 꾸준히 개정되고 있다. 이 체질식 표는 거의 50년가량의 줄기찬 임상적 검증을 통해 결정되어 온 8체질의학의 산 역사인 것이다.

이 음식표가 의미하는 바는 단순하다. 체질에 이로운 음식과 해로운 음식을 명료하게 구획한 것이다. 해로운 음식에 분류된 것들은 해당 체질이 섭취했을 때 여러 가지 좋지 않은 반응을 일으킨다. 즉 배탈이나 설사, 복부팽만, 복통 등 소화기계에 장애를 일으키거나, 두통이나 불면, 불안과 같은 불쾌한 느낌을 유발하거나, 몸의 기력을 저하시키거나, 아니면 오랫동안 몸에 축적되어 만성내과질환을 유발하는 것들이다(단기적으로는 별 증상을 일으키지 않을 수 있으나 오래 누적되면 결국 병을 발생시킬 수 있다). 반면 유익한 음식에 분류된 것들은 소화기계에 장애가 없고, 활력을 주며, 궁극적으로 그 체질을 가진 사람의 건강을 증진시켜주는 음식들이다. 각 체질별로 유익한 음식과 해로운 음식을 좀 더 구체적으로 논해보자.

금양체질을 예로 들어 논해보자. 금양체질의 장부구조는 '폐대장 비위 심소장 신방광 간담'이다. 따라서 금양체질에 유익한 음식은 일차적으로 간담의 장부준위를 높이는 음식들이고, 다음으로 신방광의 장부

질의학의 체질분류법에 따른 식품기호도와 영양상태의 상관성에 관한 연구」, pp.155-166, 1985. 이것은 이 필자의 이화여자대학 식품영양학과 석사논문이다. 여기 체질식과 관련한 결론으로, 당시 학생들은 자신의 체질과는 무관한 식생활을 하고 있었지만, 자신에 맞는 체질식을 한 경우 혈액내 성분들이 유익한 방향으로 변화한다고 했다.

준위를 높이는 음식들이라는 것을 알 수 있다. 그리고 해로운 음식은 일차적으로 폐대장의 장부준위를 높이는 음식들이고, 다음으로 비위의 장부준위를 높이는 음식들이라고 생각할 수 있다.

목양체질은 금양체질과 장부구조가 정반대이다. 따라서 체질식도 반대이다. 즉 금양체질의 유익한 음식들이 목양체질에는 해롭고, 금양체질의 해로운 음식들이 목양체질에는 오히려 이롭다.

금음체질은 장부구조가 '폐대장 신방광 비위 심소장 간담'이다. 금양체질과 구조식의 양단이 같아 비슷하지만, 중간 장부들이 달라서 약간씩 다른 바가 있다. 주로 간담의 장부준위를 상승시키는 음식들과 폐대장의 장부준위를 하강시키는 음식들이 주축이 되므로 대체적으로 금양체질식과 비슷하다. 금양체질식과 금음체질식의 약간의 차이는 양필드와 음필드의 최외곽 장부들을 제외한 다른 세장부들의 배열의 차이때문에 발생한 것이다. 목음체질식의 음식 구성은 당연히 금음체질과 반대이다.

금양체질과 금음체질은 주로 쌀, 푸른채소와 바다생선, 해산물, 패류가 이롭고, 육식, 밀가루음식, 유제품, 뿌리채소들, 인공조미료, 화학 물질들이 해로운 것이 특징이다. 목양체질과 목음체질은 반대로 육식과 밀가루음식, 유제품, 뿌리채소들, 견과류 등이 이롭고, 바다생선이나 해산물, 패류 등은 해롭다.

토양체질은 장부구조가 '비위 심소장 간담 폐대장 신방광'이다. 따라서 토양체질에 유익한 음식은 일차적으로 신방광의 장부준위를 상승시키는 것들이고, 다음으로 폐대장의 장부준위를 상승시키는 것들이다. 해로운 음식들은 일차적으로 비위의 장부준위를 상승시키는 것들이고, 다음으로 심소장의 장부준위를 상승시키는 것들이다. 수양체질은 물론 이와 반대이다.

토음체질은 장부구조가 '비위 폐대장 심소장 간담 신방광'이므로 토양체질과 양단의 장부배열이 같아서 체질식의 구성도 비슷하다. 다만 양단의 최외곽 장부들을 제외한 가운데 세 장부들이 달라서 약간의 음식들은 서로 다르다. 수음체질은 토음체질과 반대이다.

토양체질과 **토음체질**은 비와 위에 열이 많은 체질이기 때문에 신과 방광의 수기를 보충하는 찬 성질의 음식이 주로 이로운 음식을 구성한다. 그리고 열을 낼 수 있는 매운 음식들과 소화기능을 돋구는 음식들은 대부분 해로운 음식으로 분류된다. 일반적으로 한의학에서 기를 보강한다는 따뜻한 성질의 음식들은 거의 해로운 것들이다. 물론 반대로 수양체질이나 수음체질에게는 이러한 음식들이 이롭다.

본능 상실

사람들은 순진하게 자신들이 좋아하는 음식이 곧 자신들에게 맞는 음식이 아니냐고 반문한다. 혹은 자신이 먹고 싶은 것은 몸이 부족한 것을 채우기 위해 스스로 원해서 그런 것이므로 먹고 싶은 것은 먹어야 하는 것이 아니냐고도 한다. 논리적으로 상당히 그럴 듯 하고 설득력이 있어 보인다. 하지만 그건 아니다. 이것이 또 음식에 대한 잘못된 미신 중의 대표적인 것이다.

　이 같은 말은 동물에게나 해당되는 말이다. 모든 행위가 본능이라는 메커니즘에 의해 자신의 의지와 무관하게 돌아가는 순수한 자연의 동물에게나 맞는 말이라는 것이다. 하지만 인간은 아니다. 인간이 하는 행위는 자연스러운 것이 거의 없다. 인간 행위의 대부분이 문명이라는 인위에 의해 조작된 행위인 것이다.

　사람들은 성행위를 본능이라고들 말한다. 그런 면도 좀 있지만, 인간의 성행위는 대부분 본능과 무관할 때가 많다. 그것은 자손의 번식, 즉 생식을 위한 것이라기보다는 쾌락을 추구하는 유희일 때가 훨씬 더 많다. 그런 유희의 결과물로서 가끔 아이들이 탄생하는 것이다. 아이를 가지려고 해서 아이를 낳을 때도 있지만, 대부분은 즐거움을 위해서 성행위를 한다는 말이다.

　인간의 식생활도 마찬가지다. 인간의 식생활이 본능적이라면 아까 사람들이 반문한 바와 같이 자신들이 먹는 음식이 다 몸에 유익한 것들일 것이다. 하지만 아니지 않는가?

　인간은 술을 즐겨 마신다. 우리 한국인은 특히 더 그러하다. 직장 다니는 사람들을 보면 일주일에 두세 차례는 꼭 마시는 것 같다. 매일 마시는 이들도 적지 않다. 이 술의 성분인 알콜은 인간의 체액의 조건과 거의 상극에 가깝다고 한다. 말하자면 인체에 독극물 같은 것이다. 그런 독극물을 일주일에 두세 차례, 아니면 매일 마신다면 이것이 과연 본능일까? 자신을 죽이려 하는, 프로이트Sigmund Freud(1856~1939)가 말하는 죽음의 본능(Thanatos, 타나토스)인가?

체질식은 배워야 한다

우리는 해로운 음식을 먹으면 불편하고 탈이 날 것을 알면서도 그것을 먹는다. 그리고 어김없이 그로 인해 고통을 받는다. 이렇게 인간은 본능적이지 않다. 타고난 본능의 감각을 대부분 상실한 것이다. 인간의 행위를 지배하는 것은 본능이 아니라 인간의 마음 즉 인간의 욕심이다. 이것은 문명을 일구면서 자연으로부터 끊임없이 이탈해온 결과라고 할 수 있다.

따라서 우리는 이러한 인위적인 과오를 교정하기 위하여 또다시 인위적인 교육을 통해 우리 각자의 체질에 맞는 음식을 배우고 그에 따라 생활하는 법을 익혀야 한다. 그렇게 함으로써 본능 상실의 갭을 메워야 하는 것이다. 여기에 8체질식이 존재하는 소이가 있다. 사람마다 자기에게 맞는 음식을 배우고 그에 맞춰 생활하는 습관을 들여라! 그러면 그대에게 건강이 임할 것이다.

다음에 권도원 선생이 제안한 8체질식표를 근간으로 필자가 임상 경험을 통해 보완한 8체질식표를 소개한다.

금양체질식

채소: 배추, 미나리, 깻잎, 숙주나물, 참나물, 고사리, 청경채, 취나물, 양상추, 오이, 양배추, 가지, 셀러리, 케일, 브로콜리, 세발나물, 비름나물, 겨자채, 쑥, 콜리플라워, 아스파라거스

곡식: 백미, 메밀, 녹두, 현미, 조, 차조, 호밀(rye), 기장, 완두콩

육식: 거의 없다.

생선과 해물: 가자미, 민어, 청어, 전어, 꽁치, 돔(참돔, 돌돔, 옥돔, 줄돔 등), 연어, 복어, 우럭, 병어, 방어, 참치, 도다리, 삼치, 광어, 숭어, 쥐포, 양미리, 열빙어, 멸치, 뱅어포, 문어, 조개류(바지락, 고막, 키조개, 맛조개, 대합, 가리비, 피조개), 전복, 해파리, 게(꽃게, 대게, 킹크랩), 새우, 바다가재, 해삼, 멍게, 붕어

양념: 감식초, 포도당분말, 현미식초, 발사믹식초, 양파, 겨자, 고추냉이(와사비), 천일염, 죽염, 아가베시럽, 케이퍼caper

식용기름: 현미유, 아마씨유, 캐놀라유, 해바라기씨유

과일: 키위, 바나나, 딸기, 복숭아, 파인애플, 체리, 앵두, 감, 청포도, 자두, 블루베리, 블랙베리, 망고스틴mangosteen, 파파야papaya

기호식품: 코코아(무가당), 다크초콜릿, 모과차, 감잎차, 메밀차, 매실차, 솔잎차, 유자차, 카모마일, 루이보스티, 현미차

해로운 음식

채소: 무, 당근, 콩나물, 감자, 고구마, 고추, 고춧잎, 호박, 연근, 우엉, 버섯, 피망, 파프리카

곡식: 모든 밀가루음식(빵, 냉면, 라면, 칼국수, 수제비, 자장면, 우동, 국수, 스파게티, 피자, 비스킷 등), 옥수수, 수수, 대두(메주콩=백태=흰콩=노란콩), 두부

육식: 돼지고기, 쇠고기, 닭고기, 양고기, 모든 유제품(우유, 치즈, 버터, 요구르트, 저지방우유, 무지방우유, 아이스크림, 케이크), 가공육(햄, 소시지, 핫도그, 햄버거 등)

생선과 해물: 메기, 가물치, 잉어, 민물새우, 재첩, 해조류(김, 미역)

양념: 마늘, 고추, 설탕, 화학조미료, 사과식초, 후추, 카레, 칠리소스chili sauce, 꿀, 물엿, 양조간장, 마요네즈

식용기름: 콩 식용유, 옥수수유, 호박씨유, 마가린

과일: 사과, 배, 밤, 멜론, 감귤, 오렌지, 수박, 견과류, 망고, 롱간龍眼, 살구

기호식품: 커피, 녹차, 인삼차, 율무차, 옥수수차, 가공음료수, 이온음료수, 국화차, 홍차, 칡차, 결명자차, 둥굴레차

금음체질식

채소: 배추, 미나리, 깻잎, 숙주나물, 참나물, 고사리, 청경채, 취나물, 양
상추, 오이, 양배추, 가지, 셀러리celery, 케일kale, 브로콜리broccoli,
세발나물, 비름나물, 겨자채, 쑥, 콜리플라워cauliflower, 아스파라
거스

곡식: 백미, 메밀, 녹두, 찹쌀, 호밀(rye), 기장, 완두콩

육식: 거의 없다.

생선과 해물: 가자미, 민어, 돔(참돔, 돌돔, 옥돔, 줄돔 등), 복어, 우럭, 방어, 참
치, 도다리, 삼치, 광어, 쥐포, 멸치, 뱅어포, 꽁치, 청어, 전어, 명태
류(명태, 동태, 코다리, 황태, 북어, 노가리), 조개류(바지락, 고막, 키조개,
맛조개, 대합, 가리비, 피조개), 전복, 해파리, 게(꽃게, 대게, 킹크랩), 바
다가재, 소라, 붕어

양념: 겨자, 생강, 양파, 고추냉이(와사비), 천일염, 죽염, 포도당분말, 화이
트 발사믹식초, 레드 발사믹식초, 아가베시럽, 레몬, 케이퍼caper

식용기름: 포도씨유, 아마씨유, 캐놀라유, 해바라기씨유

과일: 포도, 복숭아, 앵두, 파인애플, 딸기, 자두, 체리, 키위

기호식품: 메밀차, 생강차, 모과차, 매실차, 유자차, 카모마일, 루이보스티,
레몬차

해로운 음식

채소: 무, 당근, 콩나물, 감자, 고구마, 고추, 고춧잎, 호박, 연근, 우엉, 버섯류, 파프리카paprika

곡식: 모든 밀가루음식(빵, 냉면, 라면, 칼국수, 수제비, 자장면, 우동, 국수, 스파게티, 피자, 비스킷 등), 옥수수, 수수, 대두(메주콩＝백태＝흰콩＝노란콩), 흑태(검은콩), 두부, 보리, 찰보리, 팥

육식: 돼지고기, 쇠고기, 닭고기, 양고기, 모든 유제품(우유, 치즈, 버터, 요구르트, 저지방우유, 무지방우유, 아이스크림, 케이크), 가공육(햄, 소시지, 핫도그, 햄버거 등)

생선과 해물: 장어, 메기, 가물치, 잉어, 재첩, 민물새우, 새우, 굴, 해조(김, 미역)

양념: 마늘, 설탕, 고추, 칠리소스, 후추, 화이트페퍼, 양조간장, 꿀, 물엿, 사과식초, 마요네즈

식용기름: 콩식용유, 호박씨유, 옥수수기름, 마가린

과일: 배, 사과, 멜론, 밤, 수박, 견과류, 오렌지, 감귤, 롱간, 살구

기호식품: 커피, 녹차, 율무차, 이온음료, 가공음료수, 홍차, 국화차, 인삼차, 칡차, 두충차, 결명자차, 박하차, 옥수수차, 둥굴레차

토양체질식

채소: 배추, 오이, 당근, 호박, 참나물, 우엉, 취나물, 양배추, 청경채, 아욱, 콩나물, 비름나물, 치커리, 케일, 셀러리, 숙주나물, 브로콜리, 콜리플라워, 고사리, 미나리, 고구마

곡식: 백미, 보리, 두류(흑태, 메주콩, 강낭콩, 완두콩, 서목태, 서리태, 두부), 팥, 면류(칼국수, 수제비, 우동, 국수 등), 찰보리, 녹두, 귀리, 메밀

육식: 돼지고기, 쇠고기, 우유, 치즈, 요구르트(요거트)

생선과 해물: 가자미, 민어, 복어, 장어, 삼치, 대구, 광어, 도다리, 병어, 방어, 숭어, 양미리, 쥐포, 돔(참돔, 돌돔, 옥돔, 줄돔 등), 아귀, 우럭, 미꾸라지, 뱅어포, 새우, 게(꽃게, 대게, 킹크랩), 바다가재, 조개류(바지락, 홍합, 고막, 키조개, 대합, 가리비 등), 소라, 해파리

양념: 감식초, 된장, 전통간장, 양조간장, 천일염, 죽염, 양파, 메이플시럽, 아가베시럽, 케이퍼, 레몬, 마늘, 박하

식용기름: 콩식용유, 호박씨유, 올리브유, 아마씨유, 해바라기씨유, 캐놀라유

과일: 감, 바나나, 배, 참외, 수박, 멜론, 딸기, 파인애플, 견과(호두, 아몬드, 피스타치오, 마카다미아, 캐슈넛, 도토리, 밤), 블랙베리, 블루베리, 리쯔, 롱간, 망고스틴, 파파야

기호식품: 보리차, 감잎차, 구기자차, 이온음료, 두충차, 국화차, 백련차, 루이보스티, 자스민차, 치커리차, 복분자주스

해로운 음식

채소: 감자, 고추, 상추, 고춧잎, 부추, 피망, 파프리카, 겨자채, 갓, 쑥

곡식: 현미, 찹쌀, 누룽지, 참깨, 옥수수, 수수, 일부 밀가루음식(빵, 라면, 자장면)

육식: 닭고기, 염소고기, 계란, 양고기, 오리고기, 개고기

생선과 해물: 해조류(김, 미역, 다시마, 파래), 고등어, 홍어

양념: 고추, 후추, 생강, 파, 카레, 겨자, 꿀, 계피, 사과식초, 현미식초, 마요네즈, 물엿, 고추냉이(와사비), 칠리소스, 설탕

식용기름: 참기름, 포도씨유, 현미유, 옥수수기름, 마가린

과일: 사과, 감귤, 오렌지, 망고, 토마토, 포도, 복숭아, 키위, 땅콩

기호식품: 인삼차, 벌꿀차, 대추차, 생강차, 계피차, 탄산음료수, 칡차, 옥수수차, 모과차, 결명자차, 솔잎차, 녹차, 홍차, 둥굴레차

토음체질식

이로운 음식

채소: 배추, 오이, 호박, 참나물, 우엉, 취나물, 양배추, 청경채, 아욱, 콩나물, 비름나물, 케일, 셀러리, 숙주나물, 브로콜리, 콜리플라워, 고사리, 미나리, 고구마

곡식: 백미, 보리, 두류, 팥, 찰보리, 녹두, 귀리, 호밀, 메밀

육식: 돼지고기

생선과 해물: 가자미, 민어, 복어, 장어, 참치, 방어, 연어, 숭어, 삼치, 병어, 도다리, 대구, 광어, 열빙어, 양미리, 뱅어포, 돔(참돔, 돌돔, 옥돔, 줄돔 등), 아귀, 우럭, 조개류(바지락, 홍합, 고막, 키조개, 대합, 맛조개, 가리비 등), 게(꽃게, 대게, 킹크랩), 새우, 오징어, 문어, 굴, 전복, 바다가재

양념: 전통간장, 양조간장, 된장, 천일염, 죽염, 양파, 포도당분말, 아가베 시럽, 감식초, 발사믹식초, 케이퍼, 박하

식용기름: 콩식용유, 호박씨유, 포도씨유, 아마씨유

과일: 감, 배, 참외, 파인애플, 딸기, 바나나, 포도, 수박, 복숭아, 블루베리, 블랙베리, 망고스틴, 땅콩, 리쯔, 파파야, 롱간

기호식품: 보리차, 감잎차, 다크초콜릿dark chocolate, 코코아(무가당), 이온 음료, 구기자차, 두충차, 유자차, 백련차, 루이보스티, 복분자주스

해로운 음식

채소: 감자, 고추, 상추, 고춧잎, 부추, 피망, 파프리카, 겨자채, 갓, 쑥

곡식: 현미, 찹쌀, 누룽지, 옥수수, 수수, 참깨, 밀가루음식

육식: 닭고기, 염소고기, 계란노른자, 양고기, 오리고기, 쇠고기, 가공육 (햄, 소시지, 핫도그, 햄버거 등), 대부분의 유제품(우유, 치즈, 버터, 요구르트, 아이스크림, 저지방우유, 무지방우유, 케이크), 개고기

생선과 해물: 해조류(김, 미역, 다시마, 파래), 고등어, 꽁치, 홍어

양념: 고추, 후추, 생강, 파, 카레, 겨자, 계피, 현미식초, 사과식초, 꿀, 마늘, 고추냉이(와사비), 칠리소스, 설탕, 물엿, 마요네즈

식용기름: 참기름, 현미유, 옥수수기름

과일: 사과, 감귤, 오렌지, 망고, 토마토, 멜론, 견과류, 키위

기호식품: 인삼차, 대추차, 벌꿀차, 계피차, 생강차, 탄산음료수, 커피, 녹차, 홍차, 결명자차, 옥수수차, 국화차, 모과차, 칡차, 솔잎차, 둥굴레차, 카모마일

목양체질식

채소: 무, 감자, 고구마, 당근, 연근, 우엉, 버섯류(송이, 표고, 싸리, 팽이, 느
타리, 새송이), 고추, 호박, 고춧잎, 콩나물, 파프리카, 달래, 냉이, 부추

곡식: 밀가루음식(빵, 칼국수, 수제비, 우동, 국수), 백미, 대두(메주콩=백태=
흰콩=노란콩), 기타 두류, 두부, 수수, 옥수수, 참깨

육식: 돼지고기, 쇠고기, 닭고기, 양고기, 우유, 치즈, 버터, 요구르트

생선과 해물: 민물장어, 미꾸라지, 메기, 해조류(김, 미역, 다시마, 파래), 조기,
굴비

양념: 마늘, 설탕, 고추, 생강, 후추, 카레, 칠리소스, 전통간장, 양조간장,
된장, 꿀, 물엿

식용기름: 콩식용유, 호박씨유, 옥수수기름, 올리브유, 참기름, 마가린

과일: 배, 수박, 사과, 견과(호두, 아몬드, 피스타치오, 마카다미아, 캐슈넛, 밤),
오렌지, 토마토, 망고, 멜론, 롱간, 살구

기호식품: 커피, 이온음료, 국화차, 칡차, 율무차, 결명자차, 인삼차, 옥수
수차, 둥굴레차, 녹차, 홍차, 보이차

해로운 음식

채소: 배추, 양배추, 오이, 양상추, 깻잎, 청경채, 취나물, 고사리, 참나물, 미나리, 케일, 근대, 셀러리, 브로콜리, 세발나물, 비름나물, 겨자채, 숙주나물, 가지, 콜리플라워

곡식: 메밀, 보리, 찰보리, 녹두, 팥, 호밀, 현미

육식: 개고기

생선과 해물: 가자미, 민어, 고등어, 꽁치, 삼치, 참치, 방어, 병어, 숭어, 연어, 광어, 도다리, 쥐포, 뱅어포, 양미리, 돔, 복어, 우럭, 문어, 성게알젓, 해파리, 게, 새우, 바다가재, 조개류, 굴, 전복, 소라, 멍게, 해삼, 붕어

양념: 감식초, 겨자, 고추냉이(와사비), 천일염, 죽염, 포도당분말, 현미식초, 발사믹식초, 마요네즈, 케이퍼, 아가베시럽, 레몬

식용기름: 포도씨유, 현미유, 아마씨유, 해바라기씨유, 캐놀라유

과일: 감, 체리, 청포도, 포도, 바나나, 딸기, 키위, 복숭아, 자두, 앵두, 땅콩, 망고스틴, 파파야, 블랙베리, 블루베리

기호식품: 코코아, 초콜릿, 모과차, 감잎차, 탄산음료수, 메밀차, 매실차, 솔잎차, 두충차, 구기자차, 루이보스티, 카모마일

목음체질식

채소: 무, 감자, 고구마, 당근, 연근, 우엉, 버섯류(송이, 표고, 싸리, 팽이, 느타리, 새송이), 고추, 호박, 고춧잎, 콩나물, 파프리카, 달래, 냉이

곡식: 밀가루음식(빵, 칼국수, 수제비, 우동, 국수), 대두(메주콩=백태=흰콩=노란콩), 기타 두류, 두부, 수수, 옥수수, 참깨, 보리, 찰보리

육식: 돼지고기, 쇠고기, 양고기, 우유, 치즈, 버터, 요구르트

생선과 해물: 민물장어, 미꾸라지, 메기, 해조류(김, 미역, 다시마, 파래), 조기, 굴비, 굴, 새우

양념: 마늘, 설탕, 된장, 고추, 칠리소스, 전통간장, 양조간장, 물엿, 마요네즈

식용기름: 콩식용유, 호박씨유, 옥수수기름, 올리브유, 참기름, 마가린

과일: 밤, 배, 멜론, 사과, 수박, 오렌지, 감귤, 견과(호두, 아몬드, 피스타치오, 마카다미아, 캐슈너트, 도토리), 롱간, 살구

기호식품: 커피, 율무차, 이온음료, 국화차, 칡차, 결명자차, 옥수수차, 녹차, 홍차, 보이차, 둥굴레차

해로운 음식

채소: 배추, 상추, 양배추, 오이, 양상추, 깻잎, 청경채, 취나물, 고사리, 참나물, 미나리, 케일, 근대, 셀러리, 브로콜리, 세발나물, 비름나물, 겨자채, 숙주나물, 가지, 콜리플라워

곡식: 메밀, 녹두, 호밀

육식: 개고기

생선과 해물: 가자미, 민어, 고등어, 꽁치, 삼치, 참치, 방어, 병어, 숭어, 연어, 광어, 도다리, 쥐포, 뱅어포, 양미리, 돔, 복어, 우럭, 명태류, 문어, 성게알젓, 해파리, 게(꽃게, 대게, 킹크랩), 바다가재, 조개류, 전복, 소라, 붕어

양념: 감식초, 생강, 계피, 겨자, 고추냉이(와사비), 죽염, 아가베시럽, 포도당분말, 발사믹식초, 레몬, 케이퍼

식용기름: 포도씨유, 캐놀라유, 아마씨유, 해바라기씨유

과일: 포도, 청포도, 체리, 감, 복숭아, 앵두, 땅콩, 바나나, 딸기, 키위, 블루베리, 블랙베리, 망고스틴, 파파야, 자두, 토마토, 망고

기호식품: 코코아, 초콜릿, 모과차, 탄산음료수, 감잎차, 메밀차, 구기자차, 매실차, 두충차, 루이보스티, 카모마일

수양체질식

채소: 무, 감자, 상추, 고추, 고춧잎, 달래, 냉이, 부추, 생강, 피망, 파프리카, 갓, 겨자채, 가지, 버섯류(송이, 표고, 팽이, 느타리 등), 우엉, 도라지, 쑥

곡식: 백미, 현미, 찹쌀, 참깨, 옥수수

육식: 닭고기, 소고기, 양고기, 염소고기, 오리고기, 계란, 개고기

생선과 해물: 해조류(김, 미역, 다시마, 파래), 조기, 굴비

양념: 고추, 후추, 파, 카레, 생강, 계피, 겨자, 꿀, 칠리소스, 고추냉이(와사비), 파프리카, 설탕, 물엿, 쌀엿, 포도당분말, 사과식초, 현미식초, 발사믹식초

식용기름: 참기름, 현미유, 옥수수기름, 포도씨유

과일: 사과, 오렌지, 토마토, 망고, 감귤, 포도, 복숭아

기호식품: 인삼차, 계피차, 생강차, 벌꿀차, 대추차, 옥수수차, 현미차, 홍차, 둥굴레차

해로운 음식

채소: 오이, 배추, 콩나물, 미나리, 참나물, 고사리, 케일, 청경채, 호박, 브로콜리, 콜리플라워, 숙주나물

곡식: 보리, 팥, 찰보리, 녹두, 밀가루음식(빵, 칼국수, 수제비, 우동, 국수, 라면, 자장면)

육식: 돼지고기, 돼지가공육(햄, 소시지, 핫도그)

생선과 해물: 가자미, 민어, 복어, 장어, 고등어, 참치, 삼치, 연어, 광어, 방어, 병어, 대구, 쥐포, 도다리, 돔, 아귀, 우럭, 게(꽃게, 대게, 킹크랩), 새우, 바다가재, 굴, 전복, 조개류(바지락, 홍합, 고막, 키조개, 대합, 맛조개, 가리비 등), 오징어, 문어, 소라, 해파리

양념: 감식초, 간장, 천일염, 죽염, 박하

식용기름: 아마씨유, 해바라기씨유, 캐놀라유, 호박씨유, 마가린

과일: 감, 참외, 수박, 딸기, 바나나, 배, 멜론, 자두, 키위, 앵두, 체리, 견과류, 파파야, 롱간, 블루베리, 블랙베리

기호식품: 보리차, 구기자차, 이온음료, 감잎차, 커피, 국화차, 코코아, 초콜릿, 복분자차, 두충차, 솔잎차, 칡차, 모과차, 카모마일, 루이보스티

수음체질식

이로운 음식

채소: 무, 감자, 상추, 고추, 고춧잎, 달래, 냉이, 부추, 생강, 피망, 파프리카, 갓, 겨자채, 가지, 버섯류(송이, 표고, 팽이, 느타리 등), 도라지, 쑥

곡식: 백미, 현미, 찹쌀, 참깨, 옥수수

육식: 닭고기, 소고기, 양고기, 염소고기, 오리고기, 계란, 우유, 치즈, 버터, 요구르트, 개고기

생선과 해물: 해조류(김, 미역, 다시마, 파래), 미꾸라지, 조기, 굴비

양념: 고추, 후추, 파, 카레, 생강, 계피, 꿀, 마늘, 칠리소스, 겨자, 고추냉이(와사비), 파프리카, 고량강, 설탕, 쌀엿, 물엿, 사과식초, 현미식초, 마요네즈

식용기름: 참기름, 현미유, 옥수수기름, 마가린

과일: 사과, 감귤, 오렌지, 토마토, 망고, 밤

기호식품: 인삼차, 계피차, 생강차, 대추차, 벌꿀차, 옥수수차, 현미차, 둥굴레차, 카모마일

해로운 음식

채소: 오이, 배추, 콩나물, 미나리, 참나물, 고사리, 케일, 청경채, 호박, 브로콜리, 콜리플라워, 숙주나물

곡식: 보리, 팥, 찰보리, 녹두, 밀가루음식(빵, 칼국수, 수제비, 우동, 국수, 라면, 자장면)

육식: 돼지고기, 돼지가공육(햄, 소시지, 핫도그)

생선과 해물: 가자미, 민어, 복어, 장어, 고등어, 삼치, 도다리, 돔, 병어, 연어, 방어, 쥐포, 참치, 광어, 대구, 열빙어, 아귀, 우럭, 오징어, 문어, 조개류(바지락, 홍합, 고막, 키조개, 대합, 맛조개, 가리비 등), 게(꽃게, 대게, 킹크랩), 새우, 바다가재, 굴, 전복, 소라, 해파리

양념: 감식초, 천일염, 죽염, 간장, 박하

식용기름: 포도씨유, 호박씨유, 아마씨유, 해바라기씨유, 캐놀라유

과일: 감, 참외, 바나나, 딸기, 포도, 청포도, 키위, 복숭아, 자두, 앵두, 체리, 수박, 배, 견과류, 파파야, 블루베리, 블랙베리

기호식품: 보리차, 초콜릿, 코코아, 이온음료, 감잎차, 솔잎차, 두충차, 구기자차, 모과차, 칡차, 녹차

부록

8체질의 특징

다음은 각 체질의 핵심적인 특성을 일목요연하게 요약한 것이다. 이러한 대체적 윤곽을 머리에 담고 각 체질의 특성을 살펴보면 8체질의학을 보다 더 잘 이해할 수 있을 것이다.

먼저 체질의 특성에 대해 총론적으로 말하면, 일부 차이는 있으나 대체로 금양체질과 금음체질('금체질'로 통칭)이 유사하고, 토양체질과 토음체질('토체질')이 유사하며, 목양체질과 목음체질('목체질')이 유사하고, 수양체질과 수음체질('수체질')이 유사하다. 이런 점을 미리 염두에 두고 다음의 체질별 특성을 면밀하게 파악해 보기 바란다.

음식과 관련해서 꼭 짚고 넘어가야 할 것이 있다. 그것은 체질과 식성은 생각보다 관련성이 없다는 것이다. 흔히들 체질에 적합한 음식을 선호하고 체질에 적합하지 않은 음식은 배척할 것 같지만, 사실은 그렇지 않다. 사람이 음식을 좋아하는 건 체질과 무관한 경우가 더 많은 것 같다. 그 사람이 어떤 음식을 다른 음식보다 차별적으로 좋아하는 이유는 여러 가지가 있겠지만 알고 보면 사실은 이와 같이 단순하다. 그것이 입맛에 좋기 때문이다. 그것이 그 사람 입에 더 맛있기 때문이다. 그것이 체질에 맞기 때문에 더 선호한다는 신화는 결코 없다(물론 체질에 맞으니까 자연스레 더 좋아할 수도 있다). 그러니까 체질에 맞아서 그 음식을 좋아할 것이라는 섣부른 기대는 애초부터 접어두는 것이 좋다.

또 하나, 그럼 체질에 적합하지 않은 음식을 먹으면 그 결과 소화 장애나 불편감을 반드시 느낄까 하는 것이다. 예를 들면 체질에 안 좋은 음식을 먹고 소화불량이나 복통, 설사, 팽만감, 변비 등을 일으킬까? 이론적으로 혹은 논리적으로 생각하면 그래야 할 것 같다. 하지만 그렇지 않다. 물론 체질에 맞지 않은 음식을 먹으면 당장 그런 불편감이나 소화관 질병을 일으키는 경우도 당연히 있다. 하지만 대부분은 별 불편감이나 증상을 보이지 않는다. 오히려 기운 나고 좋은 것 같은 기분이나 혹은 착각이 들기도 한다. 그러니까 먹고 아무렇지도 않거나 기분이 좋다고 그 음식이 체질에 꼭 맞을 것이라고 전적으로 믿어도 안 된다.

그리고 체질에 적합하지 않은 음식이 소화에 문제없고 당장 질병을 일으키지 않는다고 계속 먹어도 된다는 뜻도 아니다. 단지 그 시점에 당장 증상을 일으키지 않았을 뿐이다. 따라서 체질에 적합하지 않은 음식을 먹었을 때 별 불편감을 받지 않았더라도 가급적이면 먹지 않는 것이 건강이라는 장기적 관점에서 보면 훨씬 더 옳은 식사법이라는 사실을 꼭 명심해야 할 것이다.

금양체질의 특징

장부구조

(양필드)			(음필드)	
폐·대장	비·위	심·소장	신·방광	간·담

음식과 관련된 특징

쌀이나 채소, 생선, 해물 등이 적합하고, 밀가루 음식이나 육식, 유제품, 매운 음식 등이 부적합한 체질이다. 이는 권도원 선생이 창안한 체질식(특정 체질에 맞는 음식과 맞지 않는 음식의 분류로서 뒤에 논의한다)으로부터 밝혀진 사실이다. 하지만 이로운 음식인 채소나 생선, 해물을 좋아하지 않고 오히려 해로운 음식인 고기와 밀가루 음식을 더 좋아하는 사람들도 많다. 일반적으로 자기 체질에 맞는 것을 선호할 것이라는 통념이 항상 맞는 건 아니라는 사실을 알 수 있다.

건강상의 문제는 항상, 이로운 음식을 잘 먹지 않고 해로운 음식을 많이 먹을 때 일어날 확률이 높다. 사실, 해로운 음식은 소화가 안 되고, 이로운 음식은 소화가 잘 된다면 말하지 않아도 사람들이 체질식을 잘 지킬 텐데 실제로는 그렇게 이론처럼 딱딱 들어맞지 않아서 결국 질병이나 여러 가지 건강상의 문제가 생기는 것이다.

육식: 금양체질을 가장 괴롭히는 음식의 하나이다. 금양체질 중에 체질에 맞지 않음에도 불구하고 평소 고기를 즐겨 먹는 사람이 적지 않다. 이 중 어떤 사람은 소화 장애나 불편한 증상을 일으키고 어떤 사람은 그런 증상을 일으키지 않는다.

민감한 사람은 육식을 하면 잘 체해서 거의 먹지 않거나 살코기 부분만 약간 먹기도 한다. 냄새가 역겨워 아예 어릴 때부터 고기는 입도 대지 않았다는 사람도 종종 있다.

하지만 육식해도 별 문제가 없거나, 육식을 채식이나 생선보다 훨씬 더 좋아하는 사람들이 생각보다 많다(그래서 육식이 본인에게 잘 맞는다고 생각하는 경향이 많다). 비록 육식이 곧바로 문제를 일으키지 않더라도 장기적으로 건강에 큰 문제(중풍처럼 뇌혈관 질환이나 심근경색 같은 심혈관계 문제, 그리고 알레르기 질환, 타 장기의 질병 등)를 일으킬 수 있으므로 가능하면 섭취하지 않는 것이 좋다(육식을 즐기는 금양체질 중에 고지혈증이나 고혈압, 당뇨병 등을 지닌 사람들이 매우 많다).

튀긴 음식이나 기름진 음식에 소화 장애를 일으키는 사람들이 많다. 닭튀김이나 기름진 중국음식이 대표적이다(중국음식에 특히 소화불량을 잘 겪는 경향이 있다).

분식: 밀가루 음식에 체하거나 속이 더부룩하거나 생목이 올라온다는 사람이 많은 편이다.

하지만 쌀보다 밀가루음식(빵이나 면)을 더 좋아하고 먹어도 그다지 문제가 없는 사람들 역시 적지 않다. 그러나 나이 들수록 밀가루 음식에 부담을 느끼는 경우가 흔하다.

우유: 속이 불편하거나 설사를 하는 사람이 다른 체질에 비해 상대적으로

많다. 하지만 우유 많이 마셔도 아무렇지도 않고 하루에 몇 리터씩 먹는 사람들도 드물지 않다.

채소: 이 체질은 채소(푸른 잎채소)가 매우 좋은 체질이다. 그래서 순수한 채식주의자들 중에 이 체질이 많은 편이다. 하지만 채식주의자들이 육식 대신 즐겨 먹는 요거트나 치즈, 그리고 두류와 버섯, 일부 과일은 이 체질에 맞지 않으므로 주의를 요한다.

채소가 맞는 체질임에도 채소 먹기를 매우 싫어하는 사람도 있다(이런 경향은 나이가 어릴수록, 그리고 여자보다는 남자에게 더 심하게 나타나는 경우가 많다). 거듭 말하지만 자기 체질에 적합하다고 반드시 그것을 좋아하리라는 법은 없다. 인간은 자유의지가 있어 상규에 어긋나는 행동을 하는 경우가 매우 흔한 동물임을 여기서도 재삼 확인할 수 있다.

과일: 이 체질 중에 과일을 좋아하는 사람이 꽤 많다. 유감스러운 점은 우리에게 친숙한 과일들이 이 체질에 적합하지 않은 것들이 많다는 사실이다. 예를 들어 사과, 귤, 오렌지, 배, 수박 등이 그것이다. 이 땅에서 가장 흔한 과일이 이 체질에 해로운 부류에 속한다는 것은 참 안타까운 일이다.

그리고 이 체질에 맞는 것으로 분류되는 일부 과일(키위나 복숭아 등)에도 알레르기를 일으키는 사람이 있다. 이 경우 금양체질로 진단받으면 체질이 맞는지 혼란스러워하기도 한다. 하지만 체질침이나 체질약 등 체질치료로 알레르기를 적극 다스리면 이런 과일에 대한 알레르기가 결국 없어진다.

생선 및 해물: 대체로 생선이나 해물을 즐기는 사람이 많지만 흔히 냄새나 기타 이유로 싫어하는 사람도 상당히 많다. 익힌 생선은 싫어하나

회는 좋아한다는 사람도 있다.

생선회 역시 이 체질이 매우 선호하는 음식이지만 종종 날것을 싫어하는 사람도 적지 않다.

고등어 같은 기름기 많은 생선에 속이 불편함을 느끼는 사람은 생각보다 많다. 지방을 소화 시키는 데 특히 약한 사람에게 흔한 현상이다.

조개와 같은 패류에 속이 불편한 사람도 종종 눈에 띈다. 그 중 조개구이는 그런 증상을 일으키는 가장 유력한 주범이다. 하지만 찌개나 탕에 넣어서 조리하면 대체로 그런 문제를 야기하지 않는 편이다.

생굴 또한 심한 복통, 설사와 같은 소화 장애를 일으키는 대표적 식품이다. 이 역시 잘 익힌 경우는 별 문제가 없는 편이다.

새우나 게와 같은 갑각류에 알레르기 반응을 보이는 경우도 심심 찮게 보인다. 역시 체질침이나 체질약으로 알레르기를 치료하면 그런 경향은 줄어든다.

술: 대체로 음주를 싫어하며 조금만 마셔도 아주 힘들어 하거나 심지 어는 한 방울도 못 마시는 사람도 많은 편이다.

반면 의외로 술을 매우 즐기며 평균적인 수준보다 잘 마시는 사람 도 흔하다. 이런 애주가 중에 알콜중독에 이른 사람도 드물지 않으 며, 도를 넘으면 알콜성 간경화나 간암으로도 진행하는 확률도 상 대적으로 높다.

체질식을 위반했을 때 나타나는 질환

알레르기: 이 체질에 흔하고 특징적인 질병으로는 여러 가지 알레르기 질

환을 들 수 있다. 두드러기(urticaria), 원인 불명의 가려움증, 접촉성 피부염, 금속알레르기, 피부묘기증(dermographism) 등 알레르기 피부질환에 시달리는 사람들이 많다.

또한 음식 알레르기로 인한 두드러기도 흔하며, 심하면 기도의 부종으로 호흡곤란을 일으켜 응급실에 실려 가는 경우까지 있다. 알레르기 초기의 경우 피부가 건조한 경우가 많다.

알레르기 피부질환뿐만 아니라, 알레르기비염(allergic rhinitis)이나 천식(asthma) 등 호흡기 알레르기도 많다. 원인이 주로 꽃가루, 동물털, 먼지, 진드기, 찬 공기 등으로 알려져 있지만, 사실은 체질에 맞지 않은 음식과 섭생이 더 근본적인 선행 요인이다.

폐질환: 양필드의 최외곽 장기에 속하는 폐나 호흡기가 주된 발병의 루트인 경우가 종종 있다. 이 경우 심한 감기 후에, 혹은 알 수 없는 이유로 면역이 저하되면 오랜 동안 기침이나 만성 폐질환(chronic pulmonary disease)을 앓는 사람들이 많다. 코로나 팬데믹 이후 이런 경향은 더욱 흔해졌다.

가래나 기침, 운동 시 호흡곤란 등이 계속 되는 만성폐쇄성폐질환(chronic obstructive pulmonary disease)도 이 체질에 드물지 않다. 만성폐쇄성폐질환은 비강으로부터 시작하여 기관, 기관지 그리고 폐포에 이르기까지 호흡기도(respiratory tract)의 일부가 막히는 만성기관지염(chronic bronchitis), 폐렴(pneumonia), 폐기종(emphysema) 등이 대표적인 질환들이다. 이 체질은 과거에 폐결핵(pulmonary tuberculosis)을 앓은 병력이 있는 사람들이 종종 눈에 띈다.

소화기 질환: 양필드에 속하는 비위의 소화계가 주된 발병 경로일 경우 식체, 복부팽만, 속쓰림, 역류성 식도염, 변비, 설사 등 소화기질환에

시달리기 쉽다. 대개 체질식을 잘 지키지 않는 사람들에게서 흔히 나타난다.

대사성 질환 혹은 생활습관병: 체질식을 잘 지키지 않으면 당뇨병이 발생하는 경우가 적지 않다. 같은 이유로 혈액이 탁해져 혈액순환이 나빠지거나 고혈압, 고지혈증 등이 동반되는 경우가 흔하다.

면역계 질환: 체질섭생을 오랫동안 지키지 않은 삶이 근본 원인이 되는 질환이다. 대표적으로 아토피피부염(atopic dermatitis)을 들 수 있다. 피부에 심한 가려움, 각질화, 태선화, 염증, 발열 등을 일으키는 일종의 자가면역 질환(autoimmune disease)이다. 하지만 체질적 관점에서 보면 체질에 적합하지 않은 음식이나 스트레스 등 섭생의 부조화가 주된 요인으로 꼽힌다.

또 다른 면역계의 대표적 질환으로서 류머티스관절염(rheumatic arthritis, RA)이 있고, 그 밖의 여러 자가면역 질환이나 희귀병으로 시달리는 사람들도 다른 체질에 비해 상당히 많다.

간담계 질환: 음필드에 속하는 간담에도 질병이 발생할 수 있다. 이 경우 간의 해독 능력이 저하하여 만성피로가 상존하게 되고, 심할 경우 간염이나 간경화, 간암과 같은 질환으로 진행할 수 있다. 간과 상보관계를 이루는 담낭에도 다양한 질병이 발생할 수 있는데, 예를 들면 담낭염, 담석증, 담낭암과 같은 병을 들 수 있다.

비뇨생식기 질환: 음필드의 신방광에도 종종 관련 질환이 발생한다. 흔히 빈뇨나 방광염, 신장염 등 비뇨기계 질환의 빈도가 높은 편이다. 여성의 경우 자궁이나 난소 질환이 잦고, 난임도 종종 보이며, 남성의 경우 이른 나이에 유정이나 발기부전 등 성기능저하가 자주 눈에 띈다.

신경증: 대체로 감성적이고 심리적으로 예민한 편이어서 불안증이나 불면증, 우울증, 공황장애 등의 신경정신과적 질환에 시달리는 사람들이 적지 않다.

이와 같은 정서적 성향을 잠재적으로 가지고 있어 쉽게 긴장을 잘하고, 그럴 경우 손발이나 머리에 다한증을 보이는 사람들이 흔하다. 땀을 많이 흘리면 흔히 태음인, 즉 목체질(목양이나 목음체질)이라는 선입견을 갖기 쉬운데 사실은 반대인 금체질(금양이나 금음체질)의 경우가 많다. 체질의학적으로 볼 때 전자는 생리적인 땀이고 후자는 병리적인 땀에 속한다. 따라서 발한을 볼 때 병리적이냐, 생리적이냐를 잘 분간해야 할 것이다.

기타: 음필드에 속하는 간의 해독 능력이 낮은 편이므로 항생제나 진통제, 호르몬제 등 화학적 약물(chemical drugs)에 부작용이 많다. 심지어 마취제나 조영제 등에 쇼크를 일으켜 생명이 위중한 상태에 이르는 사람도 상대적으로 많다. 약물에 극히 주의해야 하는 체질이라는 점을 깊이 명심해야 한다.

금음체질의 특징

(양필드)   (음필드)

폐·대장 신·방광 비·위 심·소장 간·담

음식과 관련된 특징

금양체질과 유사하게, 채소와 생선, 해물이 적합한 체질이다. 하지만
이들 식품을 싫어해서 잘 먹지 않고 오히려 육식이나 밀가루 음식, 유제
품을 더 잘 먹고 좋아하며 자주 먹어도 별 탈 없는 사람도 드물지 않다
(거듭 말하지만 먹어서 당장 탈이 없다고 먹어도 된다는 뜻은 아니다. 체질에 맞지
않은 식생활이 누적되면 그것은 결국 큰 병으로 돌아온다).

육식 및 분식: 일반적으로 육식이나 밀가루 음식을 먹으면 소화 장애가
　　많은 것이 이 체질의 전형적인 특징이다. 하지만 이런 음식을 좋아
　　하고 먹어도 아무렇지 않은 사람도 드물지 않다.

기름진 음식: 튀긴 음식이나 기름진 음식에 소화 장애를 일으키는 사람들
　　이 많다. 닭튀김(fried chicken)이나 기름진 중국음식이 이 체질에 대
　　표적인 부적합 음식들이다.

유제품: 우유 마시면 속이 좋지 않거나 설사를 하는 사람들이 많다. 하지만 아무리 마셔도 문제없는 사람들도 있다.[2] 그렇다고 먹어도 된다는 말은 아니라는 점은 앞서 누차 강조했다.

매운 음식: 매운 음식에 속이 불편하거나 설사를 하는 사람들이 많다. 하지만 소수에서 매운 음식을 좋아하고 아무런 불편을 보이지 않는 사람들도 있다.

채식 및 생선과 해물: 정상적인 경우 채식과 생선, 해물을 주로 즐기며, 이럴 때 대변은 매우 굵고 다량으로 속히 나와 극적인 쾌변을 경험한다. 이것이 이 체질의 가장 완벽한 건강의 지표가 된다.

간혹 고등어 같은 기름기 많은 생선에 속이 불편함을 느끼는 사람이 있다. 기름진 음식을 받아들이는 데 역부족인 경우라 할 수 있다.

갑각류나 패류에 속이 불편하거나 설사하는 사람도 있다. 특히 새우나 생굴은 이 체질에 적합하지 않은 식품이다.

채소나 과일을 좋아하는 사람이 많지만 간혹 싫어하고 소화도 잘 되지 않는 사람이 있다.

술: 대개 술에 약하고 술을 싫어하는 사람이 많지만, 간혹 술을 좋아하고 술이 아주 센 사람이 있다(이런 사람은 알콜중독의 경향을 보인다).

---

2) 유제품에 대한 검토되지 않는 신화가 있다. 완전식품이라는 것이다. 그래서 체질에 적합하지 않은데도 부득불 유제품을 먹으려고 하는 사람이 있다. 칼슘 수요가 많은 성장기의 어린이나 골다공증에 대한 공포가 심한 중장년 혹은 노년층에서 그러한 경향이 두드러진다. 우유는 완전식품이 아니다. 반드시 먹어야 하는 그런 음식이 아니다. 유제품을 대체할 수 있는 체질에 적합한 음식은 주위에 차고 넘친다. 그런 음식을 섭취하면 된다.

체질식을 위반했을 때 나타나는 질환

소화기 질환: 체질에 맞지 않은 음식을 먹거나 스트레스가 심한 경우 설사가 나거나 대변이 가늘어지면서 자주 마려운 이른 바 과민성대장 증상이 나타날 수 있다.

대개 배가 차고 아랫배가 아픈 경우가 흔하다(목양이나 목음체질과 유사한 증상이므로 감별진단이 필요하다). 특히 육식이나 밀가루 음식, 콩 음식 등을 많이 먹으면 장에 가스가 많이 차서 하루 종일 방귀가 심해진다.

가슴이 답답하거나, 체하거나, 무른 변 또는 잦은 변의便意 등이 나타날 수 있다. 특히 대변이 가늘거나 무르면서도 변 보기가 어려운 증상인 '난변難便'은 이 체질에서 흔히 나타나는 특징적 증상이다. 이 경우 설사를 하면 기운이 쫙 빠진다고 한다.

체질에 맞지 않은 음식에 대한 반응은 피부나 호흡기의 알레르기 증상도 나타나지만, 소화기계의 증상으로 더 자주 나타나는 경향이 있다.

신경증: 가끔 혹은 주기적으로 가슴 부위에 말로 표현할 수 없는 미묘한 불편감을 느끼는 경우가 있다고 한다. 이로 인해 심장에 문제가 있지 않나 하는 불안감에 시달린다. 하지만 이는 대개 위장과 관련된 연관통(referred pain)의 일종이다. 이런 증상에 신경을 꽤나 써서 건강염려증(hypercondria)도 상당히 많은 편이다.

생활습관병: 체질식을 잘 지키지 않을 경우 혈액이 맑지 않아 혈액순환이 나빠지거나 고혈압, 고지혈증 등이 동반되는 경우가 많다.

간담계 질환: 간의 해독 능력이 낮아서 상대적으로 간염이나 간경화, 간암의 빈도가 높고, 담석증이나 담낭염, 담낭암 역시 다른 체질보다

잦은 경향이 있다.

알레르기: 음식이나 약물에 대한 알레르기 반응의 빈도가 상대적으로 높으며, 알레르기비염, 피부 건조증, 가려움증, 피부묘기증, 금속 및 햇빛 알레르기의 빈도도 역시 높은 편이다.

피부병: 건선(psoriasis)으로 고생하는 환자가 이 체질에 많다. 건선이란 은백색의 인설에 덮여있는 경계가 뚜렷하고 크기가 다양한 붉은색의 구진이나 판을 이루는 발진이 전신의 피부에 반복적으로 나타나는 만성 염증성 피부병으로, 주로 팔꿈치나 무릎, 엉덩이, 두피, 손발바닥의 피부 등에 나타난다. 심한 경우 가려움을 동반하지만 일반적으로 크게 가려움을 동반하지 않으며, 또 팔꿈치나 무릎의 내측 접힌 부분보다 외측의 돌출부에 더 자주 나타나는 점이 아토피피부염과 구별된다.

찬바람이 불면 손가락 끝마디 내측 피부가 갈라지면서 심하면 피가 나고 아픈, 습진과 유사한 특징적 피부질환이 발생하기도 한다.

아토피피부염과 유사한 피부병을 가진 사람들도 자주 보인다.

근육-신경계 질환: 평소 스트레스가 많고 체질에 맞지 않은 음식을 자주 먹은 경우 중증근무력증(myasthenia gravis)이나 루게릭병(Lou Gherig's disease), 파킨슨병(Parkinson's disease), 근 이영양증(muscular dystrophy) 등 난치의 근육-신경계 질환이 발생할 수 있다.

중증근무력증은, 평소 체질에 맞지 않은 음식을 많이 먹은 사람이, 특히 심한 스트레스의 누적이나 격심한 분노 등에 노출되었을 때 갑자기 팔다리가 무력해지면서 발생하는 진행성의 난치 질환이다. 본격적으로 이환되기 전에 전조증으로 흔히 극심한 피로가 온다. 이제마 선생의 태양인 병증에 해역증解㑊證이라고 언급한 병이 있는데 이것이 근무력증이나 루게릭병에 해당되는 것으로 추정된다.

루게릭병은 미국의 전설적인 야구선수 루 게릭이 걸려 널리 알려진 근 위축·마비의 치명적인 질환으로, 영국의 세계적인 천체물리학자 스티븐 호킹Stephen Hawking(1942~2018) 박사 역시 이 병으로 투병하였다.

파킨슨병은 또 하나의 전설적인 스포츠 스타였던 헤비급 복서 무하마드 알리Muhammad Ali(1942~2016)가 걸려 투병했던, 진전, 근육강직 등을 특징으로 하는 진행성 근육 마비 질환이다.

로널드 레이건Ronald Reagan(1911~2004) 전 미국 대통령이 앓은 중추신경계의 퇴행성 질환인 알츠하이머병(Alzheimer's disease) 역시 금음체질에 특히 많은 질환이다. 흔히 노인성치매로 알려진 병.

이 병들은 체질의학적으로 볼 때 금음체질이 오랫동안 육식 등 체질에 맞지 않은 음식을 많이 먹거나, 갑작스럽고 심한 분노가 빈번하게 그리고 오래 반복, 축적돼서 걸리는 병으로 판단된다.

기타: 금음체질 역시도 양약에 대한 부작용이 많다.

토양체질의 특징

(양필드)   (음필드)

비·위 심·소장 간·담 폐·대장 **신·방광**

음식과 관련된 특징

일반적으로 식욕이 좋고 먹는 것을 즐기는 식도락가가 많다. 하지만 드물게 조금밖에 안 먹는 사람도 있다. 아무 음식이나 다 잘 먹는 편인데 가끔 육식을 싫어하여 거의 먹지 않는 사람이 있다. 이들은 대개 채식을 위주로 식생활을 하는데 그럴 경우 피로를 많이 타고 맥이 없는 편이다(예외적으로 주원장한의원의 환자 중에 살이 많이 찐 토양체질인 중견 연예인이 있었는데 이분은 매우 극단적인 채식을 실천하여 체중도 많이 빠지고 건강도 많이 좋아졌다고 한다).

육식: 고기를 좋아하고 고기를 먹지 않으면 기운을 잘 차리지 못하는 사람들이 많다. 소고기, 돼지고기, 닭고기 등 종류를 가리지 않고 다 잘 먹는 편이지만, 종종 닭고기 먹으면 잘 체하는 사람도 있다(닭고기는 이 체질에 가장 유해한 식품 중 하나이다).

생선 및 해물: 생선이나 해물도 대체로 잘 먹고 좋아하지만, 간혹 냄새에 민감한 사람의 경우 싫어해서 잘 먹지 않는 사람이 있다.

채소: 대체로 채소를 좋아하고 잘 먹는 편이다(종종 채소를 아주 싫어하는 사람도 있는데 나이가 어릴수록 이런 경향이 심하다).

과일: 과일을 좋아하고 잘 먹는 사람들이 많다(드물게 싫어하는 사람도 있다).

매운 음식: 이 체질에 매우 해롭지만 아무 탈 없이 잘 먹는 사람도 있고, 속이 쓰리거나 설사를 하는 사람도 있다. 심한 경우 먹기만 하면 설사를 해서 아예 매운 것은 입도 못 대는 사람도 있다. 하지만 병이 심해지기 전에는 위장이 강하고 위벽이 두꺼워 자극적인 음식을 좋아하며 특히 청양고추 같은 지극히 매운 음식을 즐기는 사람도 많다. 이런 식생활이 누적되면 결국 위장에 큰 병이 발생하는 경우가 종종 있다.

찬 음식: 대개 얼음이나 빙수, 냉수 등 차가운 음료를 매우 좋아하며 이런 찬 음식을 많이 즐겨도 탈이 나는 경우는 거의 없다. 하지만 찬 음식을 싫어하고 먹으면 탈이 나는 경우도 드물지만 있다.

날 음식: 생선회나 육회처럼 날 것을 좋아하는 사람들이 많으며 소화도 잘 시키는 편이다.

술: 대개는 잘 못 마시고 싫어하나 일부 좋아하고 잘 마시는 사람도 있다.

체질식을 위반했을 때 나타나는 질환

소화기 질환: 매운 음식을 즐겨하면 속이 쓰리거나 소화성 궤양(peptic ulcer)으로 위염이나 위궤양이 생길 수 있다. 위암(gastric cancer)도 다른 체질에 비해 잘 생기는 편이다.

먹기만 하고 운동을 게을리 하면 비만이 잘 되는데, 한 번 살이 찌면 좀체 잘 빠지지 않는 특징이 있다. 별로 먹지도 않고 운동도 열심히 하는데 체중이 요지부동으로 안 빠지는 사람도 적지 않다. 체질에 맞지 않은 음식을 자주 먹으면 신장 기능이 저하돼 몸이 잘 붓게 된다. 이렇게 부종이 고착되어 비만이 되는 경우가 많다.

생활습관병: 살이 찌면 그 여파로 당뇨병이 발생하는 경우가 상대적으로 흔하다.

체질식을 잘 지키지 않을 경우 혈액순환이 나빠지거나 고혈압, 고지혈증 등이 동반되는 경우가 많다.

비뇨 생식기 질환: 다른 체질에 비해 신장 기능이 약하여 평소 몸이 잘 붓고 소변보는 횟수도 잦은 편이다.

여성의 경우 난소에 물혹이나 종양, 자궁에 근종 등 생식기 질환이 많은 편이며, 타 체질에 비해 불임(infertility)도 상당히 많지만 일반적으로는 임신에 별 문제가 없다.

성적관심이 상대적으로 적은 편이어서 독신이나 신부, 수녀, 승려 등 종교인이 타 체질에 비해 많은 편이다.

신경증: 심장이 잘 흥분하여 심계항진, 불안 등이 잘 나타나고, 가정불화나 장기적인 스트레스에 처하면 화병, 우울증 같은 정신적 고통을 잘 겪는다.

다한증을 가진 사람이 종종 눈에 띈다. 손발에 나는 사람도 있지만, 신체 상부, 특히 머리에 긴장하거나 신경을 쓰면 비 오듯 땀이 많이 흐르는 사람이 있다.

알레르기: 알레르기비염, 천식, 두드러기, 과민성 피부 등 알레르기 질환이 많은 편이며, 꽃가루, 동물털, 먼지, 햇빛, 금속 등에도 알레르기 반응을 보이는 사람이 종종 있다.

아토피피부염: 이 질병은 금양체질에만 독점적으로 나타나는 질병으로 알려져 있지만 임상에서 보면 다른 체질에도 가끔 확인된다. 여기 토양체질에도 아토피피부염이라고 진단할 수 있는 피부질환이 발생한다. 팔꿈치나 무릎의 내측 접히는 부위 등 일반적인 아토피피부염의 동일한 호발 부위에 거의 동일한 성상으로 나타난다.

아토피피부염이 없더라도 흔히 닭살 같은 피부를 갖는 경우가 많다.

약제 부작용: 약물에 대한 부작용이 많으며, 특히 항생제에 과민하여 위장 장애나 면역학적 과민반응, 눈이나 귀 등의 감각기관에 심각한 장애가 발생하기도 한다.

토음체질의 특징

장부구조

(양필드)			(음필드)	
비·위	폐·대장	심·소장	간·담	신·방광

음식과 관련된 특징

육식이나 밀가루 음식, 그리고 매운 음식에 대해서 소화 장애를 일으키는 사람이 많다. 대체로 채소나 생선, 해물 같은 금체질식에 유사한 식생활이 적당한 체질이다. 고기는 돼지고기가 좋다.

육식: 소고기나 닭고기에 소화 장애를 일으키는 사람이 많으나 젊은 시절 또는 소화력이 좋은 경우는 별 문제를 느끼지 않는다.

　　　이 체질에 육식으로서 가장 부작용이 덜한 것이 돼지고기라 할 수 있다. 하지만 나이가 들어감에 따라 고기를 싫어하는 성향이 강해져서 채식이나 잡곡을 즐기는 방향으로 선회하는 사람이 많다.

　　　원래부터 채식을 좋아하는 사람도 많으며 채식 위주로 생활해도 크게 영양상의 부족은 별로 느끼지 않는다.

매운 음식: 이 체질은 매운 음식이 매우 해로우며 이런 음식에 소화 장애나

알레르기질환, 피부 트러블 등과 같은 부작용을 종종 일으킨다. 물론 매운 음식에 별다른 부작용이 없는 사람도 적지 않다.

밀가루 음식: 밀가루 음식에 소화 장애를 일으키는 경우가 많다. 특히 피자나 자장면, 국수, 라면 같은 밀가루 음식에 생목이 오른다는 사람이 많다. 하지만 밀가루 음식을 좋아하고 별 다른 부작용이 없는 사람도 적지 않다.

생선 및 해물: 대체로 바다에서 나는 식품들이 이 체질에 좋다. 하지만 생선 중에는 고등어 같은 등푸른 생선들에 생목이 잘 오른다고 한다. 반면 흰살 생선들에는 그런 문제가 없다. 김이나 미역 같은 해조류를 제외한 대부분의 해산물이 좋다.

차가운 음식: 위열이 많은 체질이라 얼음이나 빙수, 냉한 음료 등 찬 음식을 좋아하고 자주 먹어도 별 탈이 나지 않는다. 하지만 드물게 찬 음식에 속이 불편한 사람이 있는데, 이는 위장 기능이 상당히 나빠져서 일어나는 현상으로서 위장이 치료되면 찬 음식을 먹어도 괜찮다.

이 체질이 뜨거운 음식을 좋아하면 식도나 위의 염증 또는 암을 일으킬 수 있다. 식욕은 대개 좋은 편이다.

술: 대체로 음주를 싫어하며 술에 약한 편이다.

체질식을 위반했을 때 나타나는 질환

소화기 질환: 체하거나 소화불량으로 인한 잦은 위장 질환, 그리고 설사, 치질, 혈변, 대장염 등 대장질환이 많다. 대개 매운 음식을 즐기거나 육식, 밀가루 음식, 가공 식품 등 체질에 맞지 않은 음식을 많이 먹어서 그런 경우가 많다.

알레르기 질환: 두드러기, 가려움증, 접촉성 피부염, 기타 알레르기 등으로 인한 피부질환이 잘 생긴다. 알레르기비염 같은 질환도 잘 발생하는 편이다.

아토피피부염: 토음체질에도 이 피부질환이 꽤 많은 것으로 확인된다. 오히려 금양체질보다 심한 경우도 있다. 특히 전신이 각질로 뒤덮인 극심한 아토피피부염으로 고생하는 사람들이 임상에서 종종 있었다.

다한증: 머리, 손발 등 국소부위에 지나치게 땀이 많이 나서 일상생활에 큰 불편을 호소하는 다한증 환자가 종종 있다.

약제 부작용: 항생제에 대한 부작용이 심한데 특히 페니실린 쇼크는 이 체질에 대표적으로 나타나는 과민반응으로 알려져있다. 나의 임상 경험에 마취제에 대한 쇼크로 사경을 헤맨 환자가 있는 것으로 봐 다른 약물에도 부작용이 많을 것이다.

기타: 토음체질은 생리·병리적으로 금양체질과 매우 유사한 바가 많다. 육식, 밀가루 음식, 유제품, 매운 음식 등에 부작용이 많은 점, 육식을 하지 않고도 무난하게 건강을 유지할 수 있는 점, 약물에 대한 부작용이 많은 점, 그리고 알레르기질환이 많은 점 등이 그렇다. 특히 금양체질에 흔한 아토피피부염이 토음체질에도 가끔 나타난다는 것 또한 두 체질의 유사성을 더욱 강하게 한다.

목양체질의 특징

장부구조

(양필드)   (음필드)
간·담 신·방광 심·소장 비·위 **폐·대장**

음식과 관련된 특징

대체로 서구적 식생활(육식과 분식, 낙농식품 위주)에 가장 적합한 체질
이라고 할 수 있다. 따라서 평소 음식으로 인한 부작용은 적은 편이다.
식성이 매우 좋고 식탐이 많은 편이다(하지만 과식하면 소화불량이 잦다).
몸이 아파도 대체로 식욕이 떨어지는 경우는 별로 없다.

육식: 자주 육식을 해야 체력이 유지되는 체질이다. 오랫동안 육식을 하지
않으면 기운을 차리지 못하며 정신적인 집중력이 매우 떨어진다.
어떤 목양 환자는 고기를 먹지 않으면 입안에 침이 고여 침을 질질
흘린다고도 한다. 하여튼 하루 삼시세끼 고기만으로도 식생활을
할 수 있는 사람들이며 아침부터 삼겹살을 구워 먹는다는 사람도
종종 있다. 동물 분류로 말하면 육식동물에 속하는 체질이라고 할 수
있다.

밀가루 음식: 한국 사람이지만 쌀보다 밀가루가 더 맞는 체질이다. 빵이나 칼국수, 피자, 스파게티 등 대부분의 분식이 이 체질에 좋고 역시 삼시세끼 빵이나 국수만 먹을 수도 있는 체질이다.

유제품: 우유, 요거트, 치즈, 버터 등 대부분의 유제품이 좋은 체질이다. 속이 불편할 때 우유 마시면 속이 편해지기도 한다. 변비가 있는 경우 우유나 요거트를 먹으면 대체로 쉽게 해결이 된다.

잎채소 또는 생선과 해물: 잎채소나 생선, 해물을 좋아하는 사람도 많은데 자주 먹지 않으면 별 반응이 없다. 하지만 자주 먹게 되면 점점 피로감이 심해지고 대변 상태가 나빠진다. 특히 잎채소나 생선을 많이 먹으면 속이 아프고 복부팽만이 올 수 있으며 사람에 따라 가끔 목이 죄는 느낌이 발생할 수 있다. 대체로 뿌리채소와 육식을 하면 이런 일은 발생하지 않는다.

술: 술이 센 사람이 많으나, 약한 사람도 드물지 않다. 심지어는 얼굴이 새빨개지고 한 잔도 못 하는 사람도 있다.

체질식을 위반했을 때 나타나는 질환

소화기 질환: 일반적으로 체질에 맞지 않은 음식을 먹을 경우 위장 질환이 있을 수 있으나, 대개 육식과 분식, 유제품이 대세인 요즘의 식생활이 몸에 잘 맞아 상대적으로 소화기 질환에 덜 걸리는 편이다.

이 체질이 음식과 관련해 주의해야 할 것은 과식이다. 식탐이 많은 대신에 위장의 기능이 상대적으로 약한 면이 있어 과식하면 더부룩해지거나 소화불량을 일으킬 수 있다.

장이 짧은 편이어서 식후에 대변을 자주 보는 사람들이 종종 있다. 배가 차가우면 바로 설사하는 사람도 있다. 따라서 항상 아랫배를 따뜻하게 유지하는 것이 중요한 건강법의 하나다.

항상 물이나 음식을 따뜻하게 먹는 것이 좋다. 찬 음식이나 날 것을 자주 먹으면 배탈이 날 수 있으며 하복냉증이 발생하여 건강이 크게 위협받을 수 있다.

생활습관병: 체질식을 잘 지키지 않고 운동을 게을리 하면 복부 비만이 잘 오며, 당뇨병 같은 대사성질환이나 중풍·심장병 같은 순환계 질환에 걸릴 수 있다.

정신과 질환: 정신적 충격으로 인한 불안, 환청, 강박증 같은 정신과 질환을 앓는 사람이 가끔 있다. 특히 환청은 목체질(특히 목양체질)의 특징적 질환의 하나이다. 의외로 소심하거나 겁이 많은 편이다.

폐 질환: 폐의 준위가 가장 낮은 체질이어서 호흡기에 약점이 많다. 기침이나 가래, 천식 등을 앓는 사람들이 종종 있다(근육질의 강인한 외모와 달리 장거리 달리기에 약한 면을 보인다). 환절기에 꼭 감기에 걸리는 사람들이 이 체질에 많다. 주 증상은 심한 기침과 가래, 발열, 호흡곤란 등이다. 심하면 천식까지 올 수 있다. 금체질의 경우 폐의 준위가 심하게 항진되어 극도로 민감해진 호흡기도로 인해 알레르기 성향을 띤 폐질환이 나타난다면, 목체질은 폐의 준위가 심하게 저하되어 도래하는 폐기능부전의 질환이라고 볼 수 있다.

면역계 질환: 자가면역이나 기타 면역계 희귀병은 상대적으로 적다. 하지만 체질식을 잘 지키지 않으면 목체질도 면역계질환이 빈발할 수 있다.

알레르기: 알레르기비염이 있는 사람이 가끔 보이나, 요즘 육식과 분식이 지배적인 식생활 트렌드가 이 체질에 유리하게 작용하여 알레르기 질환은 그다지 많지 않은 편이다. 하지만 체질식을 잘 지키지 않는

사람 중에 몸이 민감한 사람은 피부 가려움증이나 호흡기 알레르기 같은 면역 과민 증상이 나타날 수 있다.

혈압: 체질적으로 혈압이 높은 사람이 많은데, 의외로 혈압이 낮게 형성되는 사람도 종종 눈에 띈다.

기타: 목양체질은 건강한 경우 땀을 많이 흘리는데 실제 임상에서 보면 땀이 많은 사람이 다른 체질보다 꼭 많은 것은 아니다. 특히 의료기관을 찾는 목양체질 환자는 대개 질병으로 정상적인 몸 상태가 아닌 경우가 많아 그런 경향이 더 심하다. 목양체질은 몸 컨디션이 나빠지면 땀이 잘 나지 않기 때문이다. 반대로 건강한 목양체질의 경우 귀찮을 정도로 땀이 많이 나서 다한증을 의심케 할 정도다.

　금체질이나 수체질의 경우는 반대로 건강할 때 땀이 잘 나지 않은데, 몸의 상태가 나빠지면 땀이 많아지는 경우가 흔하다. 따라서 몸이 건강한가, 그렇지 않은가에 따라 땀이 나는 양태가 달라짐을 항상 유념해야 한다. 목양체질은 비록 명확한 질병의 징후가 보이지 않더라도 평소 땀이 나지 않으면 일단 건강에 적신호가 켜졌다고 의심하고 대처하는 것이 옳다.

목음체질의 특징

장부구조

(양필드)   (음필드)

간·담 심·소장 비·위 신·방광 **폐·대장**

음식과 관련된 특징

식욕이 좋으며 육식, 밀가루 음식뿐만 아니라, 채식, 생선, 해물도 잘 먹는다. 목양체질과 더불어 육식이 좋은 체질이나 의외로 육식을 즐겨 하지 않는 사람들이 눈에 띈다. 그러나 분식은 대개 좋아한다. 잎채소 많이 먹으면 피로감을 느낀다.

육식: 고기가 좋은 체질이므로 평소 육식을 자주 해야 건강을 유지할 수 있다. 대체로 돼지고기는 선호하지 않고 소고기 위주로 먹는 경향이 있다.

밀가루 음식: 밀가루가 좋은 체질이므로 평소 분식을 자주 하는 것이 좋다.

유제품: 우유나 치즈, 요거트가 맞는 체질이나 찬 우유는 배탈을 일으킬 수 있으므로 따뜻하게 마셔야 한다. 유제품뿐만 아니라 다른 음식도 반드시 따뜻하게 먹는 것이 건강에 좋다.

생선: 고등어 먹으면 생목이 오르거나 두드러기가 날 수 있다. 다른 생선은 부작용이 덜하지만 대체로 체질에 맞지 않는 경우가 많으므로 가능한 한 덜 섭취하는 것이 좋다.

술: 술이 센 사람이 종종 있으나, 대개 술을 그다지 좋아하지 않으며, 얼굴이 심하게 빨개지거나 거의 못 마시는 사람도 있다.

체질식을 위반했을 때 나타나는 질환

소화기 질환: 맥주나 찬 음식을 먹으면 설사를 하거나 뱃속이 불편함을 잘 느낀다. 아랫배가 차가워지면 설사를 하거나, 또는 다리가 무거워지고 허리가 아픈 경우가 있다. 항상 음식을 따뜻하게 먹는 것이 이 체질 건강의 철칙이다.

우유가 맞는 체질이지만 찬 우유는 배탈을 일으킬 수 있으므로 따뜻하게 데워서 마시는 것이 좋다.

생선이나 해물을 먹으면 위가 잘 아프거나 배탈이 나는 사람이 있다.

과민성대장증상이나 대장 용종(polyp)이 있는 사람이 종종 있다. 드물게 궤양성대장염을 앓는 사람도 있다.

대변: 건강상 큰 문제가 없어도 대변을 하루 서너 번 자주 보는 사람이 이 체질에 종종 보인다. 이는 대장이 다른 체질에 비해 짧아서 생기는 것으로 현상이다. 체질식을 잘 지키면 대변 횟수가 하루 1번 혹은 2번 정도로 보통 사람과 비슷한 빈도를 보이게 된다. 그러니까 이 체질도 사실 대변 빈도가 높으면 좋은 몸 상태가 아니라는 것을 알 수 있다.

생활습관병: 운동을 게을리 하면 살이 잘 찌며 그로 인해 고혈압이나 당뇨와

같은 대사성 질환이 발생하는 경우가 있다.

알레르기: 피부가 예민하여 음식이나 약물, 먼지, 꽃가루 등에 갑자기 두드러기가 나거나 가려움증이 발생하는 사람이 종종 있다. 생선 중에 고등어 먹고 생목이 오르거나 두드러기가 나는 사람이 많으며 심한 사람은 찬 물이나 찬 공기만 닿아도 피부가 붉어지는 사람이 있다.

피부를 긁으면 붉혀 오르는 피부묘기증(dermographism)도 종종 나타난다. 피부에 아토피피부염 유사증상을 보이는 사람도 있다.

일반적으로 금체질이 알레르기를 독점하는 체질로 널리 알려져 있지만 사실 모든 체질이 체질식이나 체질섭생을 지키지 않으면 피부나 호흡기에 알레르기를 일으킬 수 있음을 알 수 있다.

폐질환: 목양체질과 더불어 폐의 준위가 가장 낮은 체질이므로 호흡기가 약해 가래가 잘 끼는 사람이 있고 천식이 있는 사람도 가끔 있다.

기타: 운동이나 목욕 등을 통해 땀을 내면 대체로 컨디션이 좋아진다.

배가 차면 건강이 나빠지기 때문에 여름에도 배를 꼭 덮고 자는 사람이 많으며, 복대 등을 이용해 배를 따뜻하게 해주는 것이 이 체질의 중요한 건강법 중 하나이다.

수양체질의 특징

장부구조

(양필드)   (음필드)

신·방광 폐·대장 간·담 심·소장 **비·위**

음식과 관련된 특징

장부구조상 비·위의 장부준위가 가장 낮은 체질이어서 대개 식욕이
별로 없고 잘 먹지 않으나, 간혹 잘 먹고 과식을 자주 하는 사람도 있다
(이런 사람은 식사를 거르다가 폭식을 하는 경향이 있다). 이렇게 과식을 하면
속이 부대끼고 체하거나 설사를 하는 경우가 많다. 이 체질에 맞지 않게
비정상적으로 잘 먹고 소화 장애도 별로 없는 사람이 있는데 이런 사람
중에 간혹 살이 많이 찌거나 비만이 되는 경우가 있다.

차가운 음식: 찬 음식을 싫어하거나 전혀 먹지 못하는 사람이 많지만 어릴
때나 위가 심히 나빠지기 전에는 빙과류나 냉수 등 찬 것을 먹어도
별탈을 느끼지 않는 경우도 흔하다. 어릴 때는 양기가 넘쳐 대개
체질 불문하고 찬 것을 잘 먹는 경향이 많은데 어릴 때부터 찬 것을
잘 먹지 못한다면 이 체질(또는 수음체질)일 확률이 높다.

병으로 인해 열증熱證이 있는 사람은 오히려 뜨거운 것을 싫어

하고 찬 것만 찾는다. 이렇게 외면적으로 열증이 보인다 할지라도 그에 현혹되지 않고 따뜻한 음식을 먹고 따뜻한 성질의 약으로 치료받아야 병이 나을 수 있다. 서양의학에서는 쉽게 찾아볼 수 없는 매우 중요한 건강의 지혜이다.

돼지고기: 돼지고기 먹고 체하거나 복통, 설사를 일으키는 경우가 많다(평소 돼지고기를 즐기며 별 탈을 느끼지 못 하는 사람도 있다).

생선 및 해물: 생선이나 해산물을 대체로 싫어하며, 먹으면 체하거나 소화 장애를 일으키는 경우가 흔한 편이다(간혹 생선이나 해물을 잘 먹고 별탈이 없는 사람도 있다). 특히 회는 급체나 심한 복통 설사를 유발할 수 있다.

예외적으로 회를 먹어도 그다지 문제를 일으키지 않는 사람이 있지만 그런 식습관을 오래 지속하면 결국 위가 크게 나빠질 수 있다.

기름진 음식 또는 육식: 전반적으로 기름진 음식은 싫어하나 지방이 적은 부위의 소고기나 닭고기는 좋아하며, 과식하지 않으면 소화도 잘 되는 편이다(수체질은 육식을 할 때 기름이 적은 살코기만 먹는 경향이 있다).

육식 중 닭고기는 이 체질에 가장 잘 맞는 음식인데도 역시 싫어하고 안 먹는 사람이 있다. 비·위가 약하여 느끼한 맛이나 냄새에 역함을 잘 느끼기 때문이다.

채소: 채소를 싫어하는 사람이 많다(잘 의식하지 못하지만 뿌리채소보다 잎채소에 불편감을 잘 느끼는 편이다).

과일: 대체로 과일을 싫어하는 사람이 많다. 흔히 과일을 냉장 보관하는 경우가 많아 체질상 차가운 음식을 싫어하는 성향 때문이라고 할 수 있다. 체질에 맞는 사과나 귤, 오렌지, 포도 몇 가지 과일만 조금 먹는 편이다(이마저도 차지 않게 해서 먹어야 소화 장애를 예방할 수 있다).

생선 및 해물: 대체로 생선이나 해산물은 성질이 차기 때문에 비위가 냉한 이 체질에 식체, 소화불량, 설사 등 소화 장애를 일으킬 수 있다.

생선회나 생굴, 산낙지 같은 익히지 않은 해물이나 새우, 게, 조개 같은 갑각류는 특히 해로우며 식중독이나 식체, 소화불량 등 심한 소화계 증상을 일으킬 수 있다.

술: 대체로 술 한 잔만 해도 얼굴이 빨개지고 술을 전혀 못 하는 사람이 많으나 간혹 술을 좋아하며 잘 마시는 사람이 있다.

소식: 이 체질로서 건강한 삶을 유지하려면 반드시 소식을 하고 항상 따뜻하게 음식을 먹는 것이 중요하다.

체질식을 위반했을 때 나타나는 질환

소화기 질환: 체질식을 지키지 않는 경우 식욕부진, 식체, 설사 등 위나 장의 소화나 흡수에 장애가 많다. 상습적으로 잘 체하는 사람이 있는데 소화가 장기간 잘 되지 않으면 심한 무기력증이나 극도의 피로를 느낄 수 있다.

대변: 대체로 대변보는 횟수가 적은 편이어서 며칠에 한 번 보는 경우가 흔하다. 하지만 아주 건강한 상태에 이르면 수양체질도 매일 대변을 보는 것이 이상적이다. 수양체질도 너무 오랫동안 변을 보지 않는다면 심한 변비를 앓을 수 있다.

거식증: 드물게 위장이 약함에도 불구하고 심리적 요인으로 식욕이 항진되어 극심하게 과식하고선 그를 감당할 수 없거나 혹은 살이 찔까봐 걱정하여 상습적으로 토하는 사람이 있다. 이런 현상이 반복되면 거식증을 일으킬 수 있다.

당뇨병: 수양체질 중에 식욕이 왕성하여 종종 과식을 하는 사람이 있는데

이런 사람들 중에 가끔 당뇨병이 발병할 수 있다. 대개의 수양체질은 매우 소식하는 편이기 때문에 이런 경우는 의외라 할 수 있다.

알레르기 질환: 웬만한 화장품은 거의 다 트러블을 일으킬 정도로 피부가 예민한 사람이 있다. 두드러기나 피부건조, 피부발진이 나는 사람도 종종 있다.

　주위의 역한 냄새에 매우 민감하다. 금속·햇빛·꽃가루·먼지 등에 알레르기를 일으키는 사람도 많다.

정신과 질환: 심한 정신적 충격을 받으면 두통이나 수전증, 강박증, 그리고 기타 정신분열증에 걸리는 사람이 있다.

　정신적인 스트레스를 많이 받아 갑자기 분노하거나 깊은 생각에 장시간 골몰하면 몸 상태가 매우 나빠진다.

다한증: 스트레스를 심하게 받거나 소화 장애가 많을 경우 혹은 몸이 대단히 허약해졌을 때 몸에서 땀이 많이 나는 경우가 있다. 이는 수양체질에 상당히 나쁜 증후이다. 손발 또는 겨드랑이 등 국소에만 땀이 많이 나는 경우도 있다. 건강한 수양체질의 경우 심한 운동을 해도 땀을 한 방울도 흘리지 않는 사람도 있다.

생리전증후군: 생리 때 얼굴이 홍조를 띠고 붓거나, 인후가 붓고 아프거나, 몸에 열이 나 더위를 참지 못하거나, 식욕이 이상 증대하여 과식을 하거나, 온몸이 두들겨 맞은 듯 아파서 꼼짝할 수 없거나, 극심한 피로로 몸을 가누지 못하는 사람이 있다. 대개 생리가 끝나면 아무 일도 없었다는 듯 호전된다.

기타: 우리나라 한약의 대표로 인삼을 꼽는데 인삼이 가장 잘 받는 체질이 바로 수양체질이라고 할 수 있다. 컨디션이 나쁠 때 인삼차만 마셔도 금방 기운이 난다고 말하는 사람도 있다.

수음체질의 특징

(양필드)				(음필드)
신·방광	간·담	심·소장	폐·대장	**비·위**

음식과 관련된 특징

일반적으로 육식을 매우 좋아한다(돼지고기를 제외한 소고기나 닭고기가 체질에 잘 맞다). 채소나 과일을 싫어하는 사람이 많으며 생선이나 해물도 그다지 선호하지 않는다.

소식: 식욕이 좋아 과식하는 사람도 있으나 과식하면 급체나 배탈이 잘 나므로 대개는 적게 먹는다.

기름진 음식: 기름진 음식에 식체나 소화불량을 일으키는 경우가 많다.

밀가루 음식: 빵이나 국수, 피자 등과 같은 밀가루 음식에 체하거나 소화 불량을 일으키는 경우가 흔하다.

우유: 우유, 특히 찬 우유에 체하거나 설사하는 사람이 많다.

돼지고기: 돼지고기에 체하는 사람이 많지만 위가 매우 나빠지기 전에는 그런 증상을 일으키지 않을 수 있다. 하지만 한번 크게 체하면 심

한 복통 설사 등 큰 곤란에 처할 수 있다.

차가운 음식: 찬 음식을 먹으면 속이 불편한 사람이 많으며, 특히 빙과류나 냉수, 맥주, 보리밥, 참외, 수박과 같이 비·위를 냉하게 하는 음식에 체하거나 배탈 나는 사람이 흔하다. 어릴 때부터 찬 음식을 못 먹고 차가운 거라면 질색하는 사람이 종종 보인다.

매운 음식: 대개 고추나 마늘과 같이 매운 음식을 먹으면 소화가 잘 되고 몸 컨디션이 좋아진다. 매운 음식에 가장 잘 맞는 체질이라고 할 수 있다.

술: 술을 잘 마시는 사람이 간혹 있으나 대개는 얼굴이 빨개지고 술을 잘 하지 못하는 사람이 많다.

체질식을 위반했을 때 나타나는 질환

소화기 질환: 체질에 맞지 않은 음식이나 찬 음식을 먹었을 때, 또는 자신의 한계를 넘어서는 과식을 했을 때 설사하는 경우가 종종 있다. 특히 돼지고기나 생선, 해물 등을 많이 먹으면 갑자기 심한 설사병을 장기간 앓을 수 있다. 체하거나 설사를 하는 경우 기력이 많이 저하된다.

위하수증: 과식을 자주 하거나 체질에 맞지 않은 음식을 많이 먹으면 중증의 위하수증(gastroptosis)이 발생할 수 있다. 이런 사람을 복진服診하면 저 아래 하복부에서 위가 촉진된다(심하면 방광까지 위가 축 늘어진다). 이런 사람 중에 가끔 자신이 배가 잘 나온다고 생각하는 사람이 있다.

위하수증은 수음체질뿐만 아니라, 수양, 금양, 금음, 토양, 토음 체질과 같이 여러 체질에 두루 나타날 수 있지만 특히 수음체질에 심하게 나타날 수 있다.

상습적으로 구토를 하는 사람도 있는데 음식을 먹을 땐 문제가 없으나 먹은 후 일정 시간이 지나 그러는 경향도 있다. 간혹 아침에 일어나 전날 먹은 음식을 토하는 사람도 있다.

배가 찬 공기나 물에 노출되면 설사를 하는 사람이 있다.

평소 설사를 자주 하고 변비는 거의 없는 사람이 있는가 하면, 반대로 평소 변비는 있으나 설사는 거의 하지 않는 사람이 있다.

알레르기 질환: 갑작스레 두드러기가 나거나, 피부를 긁으면 붉혀 오르거나, 금속 · 먼지 · 꽃가루 등에 알레르기를 일으키는 사람이 있다.

새우나 게 등 갑각류에 알레르기가 있거나 문어나 조개 등 해산물에 알레르기가 있는 사람도 있으며, 알레르기비염을 가진 사람도 드물지 않다.

하여튼 모든 체질에 알레르기가 있음을 알 수 있다. 다만 그 원인이 체질마다 다를 뿐이다. 체질섭생을 잘 지켜야 하는 이유가 바로 이것이다.

신경정신과 질환: 스트레스에 민감하며, 스트레스가 오래 지속되거나 소화장애가 심할 때 가슴이 답답하거나 두근거리는 사람이 있다. 수체질은 걱정, 근심, 충격, 노심초사 이런 심리적 스트레스에 특히 약한 면이 있다.

다한증: 머리에 땀이 흠뻑 젖을 정도로 두부에 땀이 많이 나는 반면, 그 아래에는 전혀 땀이 나지 않는 사람이 있다. 일반적으로 겨드랑이나 사타구니, 손발바닥 등 국부에 땀이 많다. 특히 긴장하면 손바닥에 땀이 흥건히 젖는 사람이 있다.

기타: 가슴이나 머리 등 신체 상부는 뜨겁고 복부와 손발 등 신체 하부는 매우 찬 사람이 있다.

에필로그

체질의학은
차이를 인정한다.
하지만 특정 장부의 독주는
허용하지 않는다.
체질의학은
조화를 꿈꾸기 때문이다.

체질의학은
차이를 긍정한다.
그러나 특정 체질의 우월은
용인하지 않는다.
체질의학은
평화를 추구하기 때문이다.

체질의학은
차이의 의학이다.
체질의학은
공존의 의학이다.
세상을 고칠
새로운 인간의학이다.

이제마의 눈물과
권도원의 피땀과
이 땅의 사람들이 일궈온
대지의 의학이다.

그들의
땀과 눈물이 아니었다면
체질의학은
애초부터 불가능했으리라.

탈고의 이 순간, 문득 밥 딜런Bob Dylan의 노래
'나의 지난 시절My Back Pages'의 한 구절이 떠오른다.
"Ah, but I was so much older then. I'm younger than that now!"
(아, 하지만 그때 난 훨씬 늙었었지. 지금 나는 그때보다 더 젊어!)

그동안 수북하게 쌓였던
8체질의학에 대한 생각들을 여기 쏟아내니
지금, 이 순간 필자도 한결 젊어진 느낌이다.
만해 한용운 선생의 싯구절이 다가온다.
"이별은 미의 창조입니다."
이 한권의 책이 아름다움의 창조에 기여했으면 좋겠다.

몸은 역易의 세계다.
영원한 변화의 장이다.
8체질의학의 여정은 끝나지 않는다.
언제나 다시 시작이다!
미제未濟!

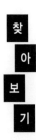

찾아보기

8체질의학 _ 핵심 원리와 체질침 치료법

2025년 3월 19일   초판 발행
2025년 5월 16일   1판 2쇄

지은이 _ 주석원
펴낸이 _ 남호섭
편집책임 _ 김인혜
편집 _ 임진권 · 신수기
제작 _ 오성룡
표지디자인 _ 박현택
인쇄판 출력 _ 토탈프로세스
인쇄 _ 봉덕인쇄
라미네이팅 _ 금성L&S
제책 _ 우성제본

펴낸곳 · 통나무

서울특별시 종로구 동숭동 199-27
전화: 02)744-7992
출판등록 1989. 11. 3. 제1-970호